临床肌骨疾病
功能解剖和治疗性运动

原书主审 / 〔日〕北村清一郎　　〔日〕马场麻人
主编 / 〔日〕工藤慎太郎
主译 / 马玉宝　谢　地　梁弘扬
主审 / 郭瑞君　赵　宇　张新安

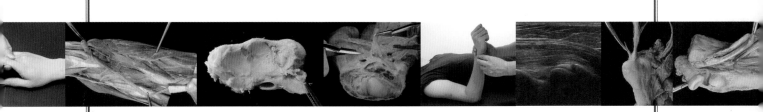

北京科学技术出版社

Authorized translation from the Japanese language edition, entitled
運動療法 その前に! 運動器の臨床解剖アトラス
ISBN: 978-4-260-04313-7
監修: 北村清一郎 馬場麻人
編集: 工藤慎太郎
published by IGAKU-SHOIN LTD., TOKYO Copyright© 2021
All Rights Reserved. No part of this book may be reproduced or transmitted in any form or by any means, electronic or mechanical, including photocopying, recording or by any information storage retrieval system, without permission from IGAKU-SHOIN LTD.
Simplified Chinese Characters edition published by Beijing Science and Technology Publishing Co., Ltd, Copyright©2023

著作权合同登记号 图字: 01-2023-0371

图书在版编目(CIP)数据

临床肌骨疾病功能解剖和治疗性运动 /(日)工藤慎太郎主编;马玉宝,谢地,梁弘扬主译. — 北京:北京科学技术出版社,2023.9
    ISBN 978-7-5714-3127-3

    Ⅰ.①临… Ⅱ.①工…②马…③谢…④梁… Ⅲ.①肌肉骨骼系统–功能解剖学 Ⅳ.①R322.7

    中国国家版本馆CIP数据核字(2023)第123115号

责任编辑:张真真 安致君	网 址:www.bkydw.cn	
责任校对:贾 荣	印 刷:北京捷迅佳彩印刷有限公司	
图文制作:北京永诚天地艺术设计有限公司	开 本:889 mm × 1194 mm 1/16	
责任印制:吕 越	字 数:550千字	
出 版 人:曾庆宇	印 张:23	
出版发行:北京科学技术出版社	版 次:2023年9月第1版	
社 址:北京西直门南大街16号	印 次:2023年9月第1次印刷	
邮政编码:100035	**ISBN** 978-7-5714-3127-3	
电 话:0086-10-66135495(总编室)		
0086-10-66113227(发行部)		

定 价:228.00元

主审简介

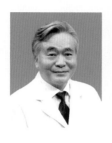

郭瑞君，首都医科大学附属北京朝阳医院超声医学科主任，主任医师，硕士研究生导师。中国康复医学会肌骨康复专业委员会主任委员，中国研究型医院学会肌骨及浅表超声专业委员会主任委员，中国中医药信息学会超声医学分会会长，北京中西医结合学会影像专业委员会主任委员。获得省部级科技进步三等奖4项（第一主研人）。参编专著20余部，发表论文逾百篇，其中SCI 15篇。

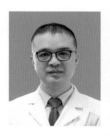

赵 宇，北京协和医院骨科教授，主任医师，博士研究生导师，博士后指导教师，重大疾病共性机制研究全国重点实验室PI，国家重点研发计划椎板切除机器人项目首席科学家。国际矫形与创伤学会（SICOT）中国部常委兼秘书长，第一届计算机与赋能技术委员会主任委员，中国高科技产业化研究会第一届医工融合产业工作委员会主任。

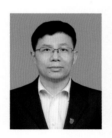

张新安，中国医科大学博士，沈阳体育学院运动健康学院院长，教授，博士研究生导师。研究方向：肌肉骨骼系统疾病的运动干预及机制。主持、参与国家自然科学基金面上项目3项。近年来在国际知名刊物上发表学术论文20余篇，累计影响因子超过100，于人民体育出版社出版专著1部。承担辽宁省一流重点建设课程1门。获辽宁省省级教学成果奖一等奖1项、二等奖2项，荣获辽宁省"优秀科技工作者"称号。

主译简介

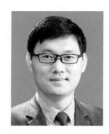

马玉宝，日本国立广岛大学理学疗法学博士（RPT，PhD），首都医科大学附属北京康复医院肌骨康复中心—肌骨运动治疗科负责人，沈阳体育学院运动健康学院外聘硕士研究生导师。主持与参与国家级、省部级及校局级课题5项，已发表论文40余篇，编著、译著图书10余部。曾获首都医科大学青年教学奖，中国康复医学会科学技术奖三等奖，中国康复医学会优秀青年康复治疗师。中国康复医学会肌骨康复专业委员会副秘书长。擅长下肢肌骨康复。

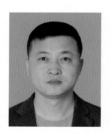

谢　地，日本国立广岛大学理学疗法学博士（RPT，PhD），广州体育学院副教授，硕士研究生导师，康复治疗师。主持国家自然科学基金青年基金1项，国家自然科学基金面上项目1项，山东省重点研发项目1项。获得专利10项，发表论文30余篇，其中SCI 10篇。主编、副主编、参编、翻译图书多部。擅长骨、关节、软组织损伤与修复，特别是骨外科手术、运动损伤后的康复，运动员的赛前的损伤预防、赛中及赛后的损伤处理。

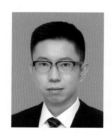

梁弘扬，日本国立广岛大学理学疗法学硕士，首都医科大学附属北京康复医院肌骨康复中心康复治疗师，主管康复治疗师。中国康复医学会作业治疗专业委员会青年委员，北京康复医学会骨科康复专委会委员，中国康复医疗机构联盟肌骨康复委员会委员。参与多部课题，参与多部外文康复著作的翻译。

编译者名单

原书主审　北村清一郎　　日本森之宫医疗大学保健医学部
　　　　　　　马场麻人　　　日本德岛大学研究生院

主　　编　工藤慎太郎　　日本森之宫医疗大学保健医学部

编　　者（以执笔先后为序）
　　　　　　　安友正幸　　　日本三野田中医院
　　　　　　　北村清一郎　　日本森之宫医疗大学保健医学部
　　　　　　　工藤慎太郎　　日本森之宫医疗大学保健医学部
　　　　　　　冈部孝生　　　日本土佐康复学院
　　　　　　　野口七惠　　　日本桥本医院

主　　译　马玉宝　　　　首都医科大学附属北京康复医院
　　　　　　　谢　地　　　　广州体育学院
　　　　　　　梁弘扬　　　　首都医科大学附属北京康复医院

主　　审　郭瑞君　　　　首都医科大学附属北京朝阳医院
　　　　　　　赵　宇　　　　北京协和医院
　　　　　　　张新安　　　　沈阳体育学院

副 主 译　陈卉芳　　　　广州医科大学
　　　　　　　崔　旻　　　　桂林医学院附属医院
　　　　　　　陈潇潇　　　　锦州医科大学

译　　者　付云飞　　　　日本神户大学
　　　　　　　虞中添　　　　日本京都大学
　　　　　　　陈　硕　　　　首都医科大学附属北京康复医院
　　　　　　　崔英爱　　　　广东医科大学
　　　　　　　崔正爱　　　　日本广岛大学
　　　　　　　喻悦铭　　　　日本广岛大学
　　　　　　　徐燕峰　　　　首都医科大学附属北京康复医院
　　　　　　　吴　艳　　　　美国锡拉丘兹大学
　　　　　　　张云鹤　　　　日本京都大学
　　　　　　　范博文　　　　首都医科大学附属北京友谊医院

翻译秘书　樊志娇　　　　首都医科大学附属北京康复医院
　　　　　　　王艺伟　　　　首都医科大学附属北京康复医院

序

　　本书的编写契机是德岛大学研究生院口腔颌面形态学教授北村清一郎先生主持的解剖学学习会。现在学习会仍在继续进行，只是主持人换成了我。参与编写本书的年轻的物理治疗师和作业治疗师，在学习口腔颌面形态学课程的过程中，投入大量时间和精力研究了解剖学，并且，他们将从中获得的知识和见解还原到物理治疗和作业治疗的临床实践中，策划了本书。在临床上，以医学证据为基础进行治疗是基本中的基本，本书的作者从解剖学标本中验证他们在临床中积累的经验，然后将这些经验还原到临床实践，并再次进行探讨，如此反复进行，积累了大量成果。这些成果通过物理治疗师和作业治疗师的研修会进行公开。2019年，第54届日本物理治疗学术研讨会迎来了日本的170余名参加者，会议期间，这些成果被汇总到一起。借此机会，我决定将一直以来的努力成果以书籍的形式发表。

　　在包括解剖学在内的形态学的世界里，观察者根据自己的认知，从各种各样的角度观察对象，分析其功能，这也是从多角度解析"人"这种生物的复杂性的过程。本书不仅展示了一般的教科书都会展示的解剖学知识，而且提供了正在临床中实践的物理治疗师、作业治疗师基于自身认知的关于解剖学的新观点，成功总结了相关功能与疾病的联系。我通过在学习会上和他们讨论，发现了新的切入点。拿起本书，读者应该能在脑海中浮现出立体的人体结构画面吧。希望读者也能从本书中获得一些更新、更好的学习方法。

　　本书的出版，归功于通过遗体捐献让我们受益匪浅的德岛大学白菊会的会员及其家属，归功于他们"通过培养医疗工作者来支持医疗事业"的热情和真心。特别是在他们生前签署的同意书中，他们将在解剖学教育和研究中广泛活用其解剖结果的权利授予我们，正是因为有他们的同意，本书才得以发行。在读本书时，请读者怀着对遗体捐献者的感谢之情来学习。最后，我将本书的出版告知同意捐献遗体的家属，并向他们表示深深的谢意。

德岛大学研究生院口腔颌面形态学教授　马场麻人

2021 年 3 月

致谢

本书所刊载的解剖照片都是在本书的主编北村清一郎和马场麻人的指导与监督下拍摄的。我要向捐献遗体的德岛大学白菊会的各位表示感谢。

本书所刊载的解剖照片（引用自其他书的照片除外）大部分来自德岛大学研究生院口腔颌面形态学教研室所藏的解剖标本，这些标本由本书作者北村清一郎、冈部孝生、野口七惠、安友正幸解剖，参与解剖工作的成员还包括以下 7 位，我对他们的帮助深表感谢。

秋山健太（医疗法人陆奥医院作业治疗师）
天野裕纪（整形外科诊所物理治疗师）
笠井千夏（物理治疗师）
涩谷光敬（桥本医院物理治疗师）
永田泰仁（日间护理西高松物理治疗师）
桥本欣弥（医疗法人社团六心会恒生竹笋医院作业治疗师）
村尾茜（医疗法人德寿会鸭岛医院作业治疗师）

另外，在进行解剖和拍摄时，德岛大学研究生院口腔颌面部形态学教研室的教师和学生给予了我们很多的帮助和指导，我向他们深表谢意。

北村清一郎

第1章　上肢

第**2**章 **下肢**

第 3 章 躯干

第1章　上肢

I ▶ 肩胛带

I_A 肩部僵硬的解剖学分析

本节涉及的人体运动结构
▶ 斜方肌
▶ 肩胛提肌
▶ 菱形肌

许多人都有肩部僵硬的问题。肩部僵硬不是疾病名称，而是一种症状。该症状常被描述为"有沉重感""紧张""疼痛""变硬"等，涉及部位由枕骨下缘经过颈部、上背部至肩关节部。肩部僵硬的常见部位位于**斜方肌**、**肩胛提肌**和**菱形肌**所在的区域（**图1.1**，**表1.1**）。

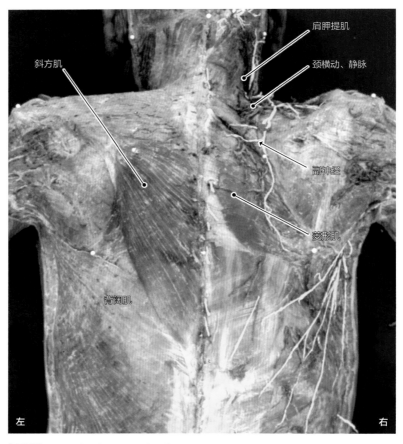

图1.1 表层（左）和深层（右）背部浅筋膜

图左侧是位于背部浅筋膜层的斜方肌和背阔肌的解剖示意。图右侧显示了去除表层的筋膜后解剖分布在斜方肌和背阔肌的血管和神经，以及深层的肩胛提肌和菱形肌

上肢运动时，上述肌肉与附着在**上肢带骨**（肩胛骨和锁骨）的其他肌肉一起工作，使上肢带骨活动，同时改变肩关节囊的位置和方向，增加肩关节的可活动范围。当上肢不运动时，这些肌肉将上肢悬挂起来对抗重力，持续不断地进行等长收缩，这可能是造成肩部僵硬和疼痛的原因之一。

为了达到缓解这些僵硬和疼痛的目的，有必要尽快消除因为持续的等长收缩而在肌肉中累积的疲劳物质，避免肌肉进入**疼痛循环**的状态。为了实现这一目标，必须确保肌肉的血液供应和血液回流的顺畅运行。**颈横动脉**是斜方肌、肩胛提肌和菱形肌的供血途径，而**颈横静脉**是血液回流途径（**图1.1**）。

肩部僵硬可能涉及的肌肉

斜方肌

斜方肌（**图1.2**，**表1.1**）起于枕外隆凸、上项线、项韧带、第7颈椎至12胸椎的全部胸椎棘突及棘上韧带，并从肩胛骨通过肩峰连接到锁骨外上缘。根据肌束的走向，纤维分上、中、下3个部分，分别止于锁骨外侧1/3、肩胛冈和肩峰。斜方肌**下降部**也被称为上部，肌束从起点斜向外下走行至止点；**横向部**也被称为**中部**，肌束从中间开始几乎水平地横向走行；**上升部**也被称为下部，肌束从下斜向外上方走行。

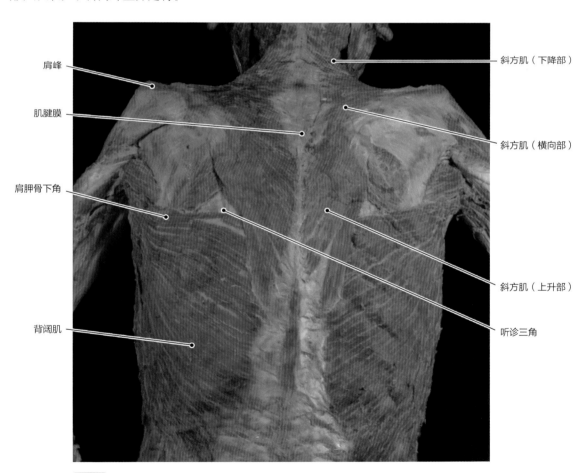

图1.2 斜方肌

枕外隆凸起至第12胸椎棘突的斜方肌全貌解剖示意图。其位于第7颈椎的肌肉起点范围广泛，形成了菱形的肌腱膜

▶斜方肌的作用

　　斜方肌整体的作用是帮助肩胛骨进行内旋活动。但由于肌束的走行不同，**下降部**与锁骨和肩胛骨的抬高及上旋有关，**横向部**与肩胛骨的内旋有关，**上升部**与肩胛骨的下降和上旋有关。从反重力的角度来看，人们认为，参与肩胛骨抬高动作的下降部更有可能成为肩部僵硬的因素。根据肌电图检查显示，当上肢下垂于身体两侧而肩胛骨上提时（即耸肩时），斜方肌下降部和中部较活跃，而上升部几乎无活动。

　　在肩部僵硬的患者中，肌张力增加和触痛的部位有：① 两侧颞骨乳突连线上的肩峰区域与**斜方肌**的前缘相吻合的部位；② 头颈部中央略微偏向外侧的**头板状肌**的外侧边缘；③ **肩胛骨上角**周围的区域，即肩胛提肌和斜方肌附着到肩胛骨的区域。

肩胛提肌

　　肩胛提肌（**图 1.3**，**表 1.1**）位于颈项两侧，其上部位于胸锁乳突肌深面，下部位于斜方肌的深面，为一对带状长肌，起自第 1～4 颈椎的横突，肌纤维斜向后外下行，止于肩胛骨上角和肩胛骨内侧缘的上部，有上提肩胛骨并使肩胛骨下旋的作用。颈后部的肩胛提肌分为内侧和外侧两部分。肩胛提肌外侧部跨过分布在斜方肌上的**副神经和颈横动脉浅支**，沿菱形肌的**肩背神经和颈横动脉深支**形成肩胛提肌的内侧部。

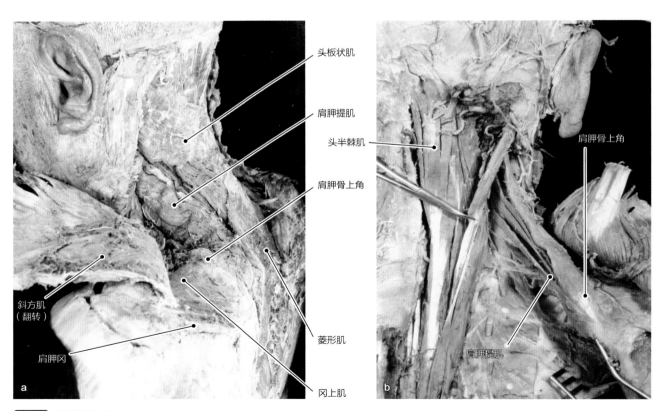

　　头板状肌

　　肩胛提肌

　　头半棘肌

　　肩胛骨上角

　　肩胛骨上角

　　菱形肌

　　斜方肌（翻转）

　　肩胛提肌

　　肩胛冈

　　冈上肌

a　　　　　　　　　　　　　b

图 1.3　肩胛骨肌肉

a：从左后方观察，斜方肌在左肩胛骨的顶部横向向上翻转。可见肩胛提肌起自肩胛骨上角附近

b：切除斜方肌和头板状肌后，可以看到右侧的肩胛骨上、肩胛骨和肩胛间区域。菱形肌已被切断。图片显示了起自上位颈椎的横突的肩胛提肌的肌腹，以一边旋转一边并的形式止于肩胛骨上角

菱形肌

　　菱形肌分为小菱形肌和大菱形肌（**图1.4**，**表1.1**）。**小菱形肌**起自第6和第7颈椎的棘突，止于肩胛骨的内侧缘（三角形肩胛骨的颅侧）。**大菱形肌**起自第1至第4胸椎的棘突，止于肩胛骨的内侧缘（三角形肩胛骨的尾侧）。大、小菱形肌都参与了肩胛骨的内收、提升和下旋运动。菱形肌内侧层较薄，呈肌状，而外侧层则比较厚，呈韧带状。肌状区域较韧带状区域更加有韧性。

　　菱形肌的支配神经（**肩胛背神经**）沿着肩胛骨内侧缘深入菱形肌的外侧（**第13页**）。菱形肌的浅层下行着斜方肌支配神经的副神经（**图1.4**）。

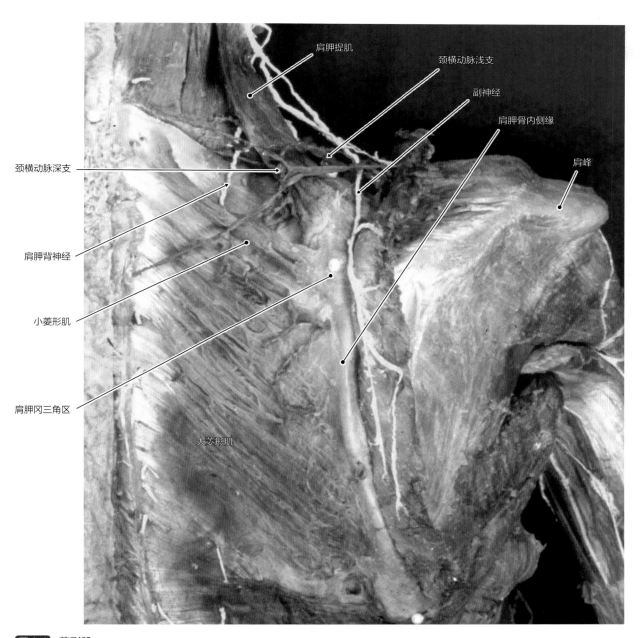

图1.4 菱形肌

图片显示在切除斜方肌后，可看到位于右侧肩胛间区域的大、小菱形肌。分布在下部斜方肌的上半部的颈横动脉深支出现在大、小菱形肌之间

表 1.1　与肩部僵硬相关的肌肉

肌肉	起点	止点	支配神经	收缩 ⇒ 伸展动作	受损时受限的动作	临床相关
斜方肌	枕外隆凸、上项线、项韧带、第7颈椎至第12胸椎的棘突及棘上韧带	肩胛骨的肩胛角及肩峰，锁骨外侧1/3区域	副神经外支颈丛肌支	**整体**：肩胛骨内收 **下降部**：肩胛骨上提、上旋 **横向部**：肩胛骨内收（压缩） **上升部**：肩胛骨内收、下降、上旋	肩胛骨外展（前伸）	过度紧张会引起颈横动脉循环障碍，导致肩部僵硬 斜方肌上部止点为肩胛骨运动起支点作用
肩胛提肌	第1~4颈椎横突后结节	肩胛骨上角和上内侧缘	颈丛肢支肩胛背神经	肩胛骨上提	肩胛骨下降	过度紧张也会引起颈横静脉循环障碍，造成肩部僵硬
小菱形肌	第6和第7颈椎的棘突和颈韧带	肩胛骨内侧缘上侧	肩胛背神经	肩胛骨的内收、上提和下旋	肩胛骨外展、下降、上旋	与前锯肌一起将肩胛骨拉至胸廓
大菱形肌	第1~4胸椎棘突和棘上韧带	肩胛骨内侧缘下2/3	肩胛背神经			

肩部僵硬涉及的肌肉的血管营养

颈横动脉的走行

颈横动脉分布于上肢上回旋肌群。锁骨下动脉分离出的甲状腺颈动脉分支即颈横动脉，沿着斜角肌的浅层向背侧延伸（**图 1.5**）。颈横动脉到达肩胛提肌止点附近，分支为浅支（**颈浅动脉**）和深支（**肩胛深降动脉**），共同下行至肩胛骨内侧缘（**图 1.4**）。浅支在肩胛提肌外侧部处的菱形肌上缘移行入浅层，在斜方肌之间穿行，而深支在肩胛提肌内侧部经菱形肌上缘移行至深层，沿着肩胛骨内侧缘在后锯肌上部和前锯肌之间走行（**第 13 页**）。浅支伴行有**副神经**，深支伴行有**肩胛背神经**。从颈横动脉到浅支的走行路线相当稳定，但从深支起点到肩胛骨内侧缘的走行路线则多变化。无论如何，由于以上这些动脉的走行路线上伴随着数量较多的静脉，且静脉在数量上超过了动脉，因此肩胛提肌止点部位的血管非常丰富（**图 1.6**、**1.7**）。

高藤根据大体解剖检查了斜方肌肌内动脉的分布，发现斜方肌下部和中部为颈横动脉浅支，肩锁关节附近的肌束为肩胛上动脉上行部分。上行部上半束走行着颈横动脉深支，下半束更多由肋间动脉背支提供营养（44 例中有 24 例，54.5%）。各动脉分布区域占斜方肌的面积比为：浅支占48.3%，肩胛上动脉占 5.9%，深支占 22.7%，肋间后动脉支占 23.1%。

此外，岩泽等人根据大体解剖检查了肩胛骨上角的突出程度，发现肩胛提肌或完全覆盖肩胛骨上角，或仅覆盖了部分肩胛骨上角，或肩胛骨上角未被肌肉所覆盖而完全暴露在外这 3 种情况，且每种情况的出现存在个体差异，如肩胛提肌未覆盖肩胛骨上角，则颈横动脉的浅支多迂曲走行，浅支走行越曲折，颈横动脉越易发生怒张的情况。

在大多数情况下，肩胛骨周围的斜方肌是从颈横动脉浅支处接受血液供给的。因此，如果说**斜方肌循环障碍**是造成肩部僵硬的原因之一，那么**浅支**对此有很大的影响。

　　此外，三森等人将招募人群分为肩部僵硬组和正常组，并请他们进行了 3 种类型的等长运动：① 伸展颈部；② 耸肩运动；③ 外展肩胛骨运动。之后，通过超声技术分别观察颈横动脉浅支和深支的血管阻力，发现与浅支相比，深支的外周血管阻力增加。因此，有必要思考何种运动有助于**菱形肌**和**前锯肌**的颈横静脉深支的血液回流。

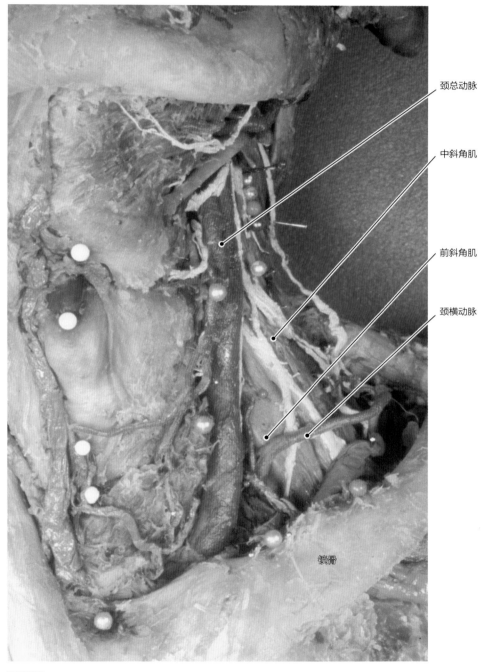

颈总动脉

中斜角肌

前斜角肌

颈横动脉

锁骨

图 1.5 从前面观察颈横动脉

本图展示了切除左颈前区肌肉和颈内静脉后显露出的颈前区深层结构，可看出作为甲状腺颈动脉分支的颈横动脉向背侧走行

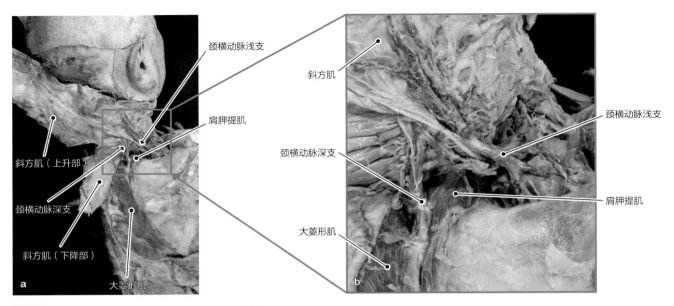

图1.6 肩胛提肌终点周围的颈横动、静脉分布状况

a：从侧后面观察右侧肩胛上部，斜方肌向颅内侧翻转。由此可直观看到从肩胛骨上侧伸出的颈横动脉浅支在斜方肌上的走行
b：a中方框的放大图。从肩胛提肌周围到斜方肌深层和菱形肌表层布满了血管。此外，可以确认斜方肌深层的筋膜和结缔组织错综复杂地缠绕在颈横动脉浅支的周围

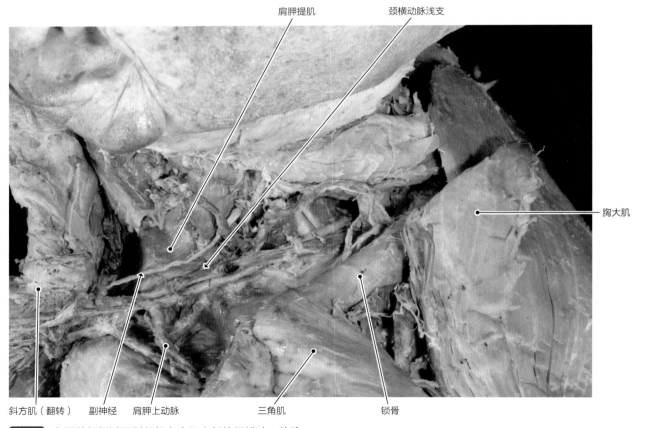

图1.7 自颈前部经过颈侧部朝向肩胛上部的颈横动、静脉

从外侧观察右颈部。本图所示为胸锁乳突肌已被切除的状态。由图可知颈横动脉浅支经肩胛提肌外侧到达斜方肌的深层

颈横动脉周围的结缔组织

在斜方肌的深面，从肩胛提肌止点到斜方肌内、外缘的部分，再经过冈上肌及菱形肌的表层，特别是跨越肩胛骨内侧缘的区域，可以看到**纤维性脂肪组织**的分布（**图1.8**）。在**图1.1**右侧，可以看到清除这些脂肪组织后埋在其中的血管、神经，包括分布在斜方肌、肩胛提肌、菱形肌中的**颈横动、静脉和副神经**等。

大量脂肪组织的存在被认为有助于这些相邻肌肉的运动和滑动，并增强它们作为肌肉泵的功能，尤其是促进静脉血液循环。然而，当持续的强制性等张收缩活动造成这些肌肉产生酸痛和疼痛时，肌肉的运动和滑动会受到阻碍，颈横动、静脉发生循环障碍，进一步加深肌肉酸痛和疼痛，进入恶性循环。

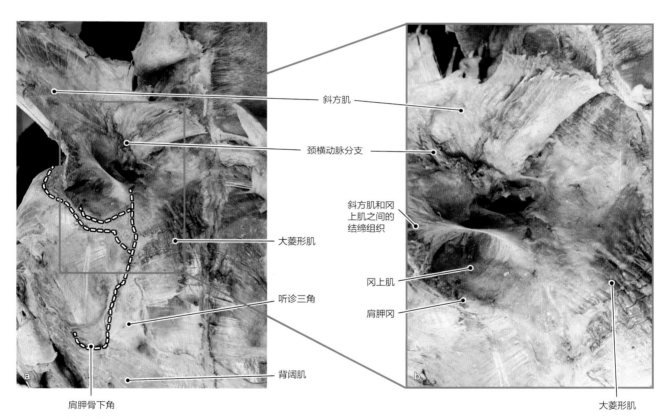

图1.8 **分布在斜方肌深层的纤维性脂肪组织**

从外侧观察右颈部。胸锁乳突肌已被切除。颈横动脉浅支经肩胛提肌外侧部到达斜方肌深面

a：展示的是斜方肌止点部位切断后向外上翻转的解剖图。纤维性脂肪组织介于斜方肌和深层肌肉之间。白色虚线显示了肩胛骨的轮廓。这种脂肪组织分散到了由背阔肌上缘、斜方肌外侧缘和肩胛骨内侧缘下部包围的区域（听诊三角）

b：a中方框的放大图。冈上肌间有丰富的纤维性脂肪组织，内部可见血管

颈横动脉的超声解剖

　　图 1.9 为颈横动脉浅支的正常走行图。另外，从**颈横动脉深支**起点到肩胛骨内侧缘的路线多变（**图 1.10**）。可以确认位于肩胛提肌和大菱形肌止点部位附近区域深处的是颈横动脉深支。

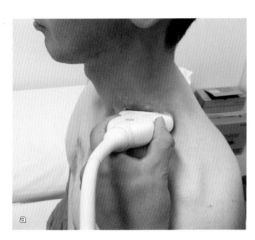

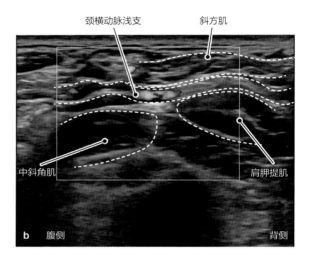

图 1.9 颈横动脉浅支

a：扫描部位。通过对颈部底部和前后径中心从头至尾的方向移动探测，可以看到在颈部浅层中走行的颈横动脉浅支

b：超声图像。描绘了颈横动脉浅支走向斜角肌背侧的路线。该路线（**图 1.5**）对应于从锁骨下动脉的甲状腺颈动脉分支到背侧的颈横动脉的起始部分

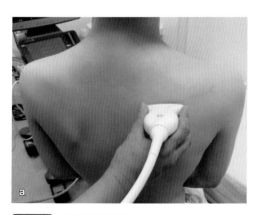

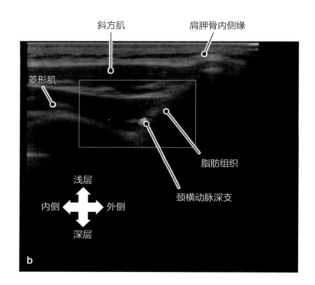

图 1.10 颈横动脉深支

a：扫描部位。在肩胛冈听诊三角的正内侧探测。该区域靠近肩胛提肌和小菱形肌的终止处，是肌腹的边界（**图 1.4**）

b：超声图像。描绘了颈横动脉深支在菱形肌深部的走行路径。纤维化脂肪组织在颈横动脉深支的周围，即图中白色线方框内

肩部僵硬的治疗性运动

　　想要改善肩部僵硬，就要改善**颈横动**、**静脉**的血液循环。颈横动、静脉的浅支广泛分布于斜方肌深层、肩胛提肌止点附近（**图1.6**、**1.7**）。因此，可先在肩胛骨上角附近触诊斜方肌、肩胛提肌和菱形肌，然后直接牵伸斜方肌、肩胛提肌和菱形肌（**图1.11**、**1.12**）。

　　此外，我们还可松解肩胛提肌和菱形肌之间的脂肪组织（**图1.13**）。

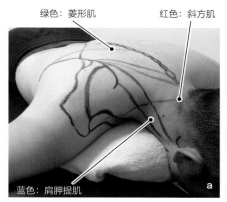
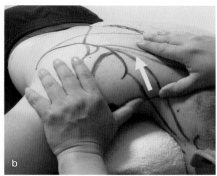

绿色：菱形肌　　　红色：斜方肌

蓝色：肩胛提肌

图1.11　牵伸斜方肌

a：黑色线表示肩胛骨和棘突，红色线表示斜方肌，绿色线表示菱形肌，蓝色线表示肩胛提肌

b：治疗师将手指放在斜方肌上部的前外侧缘，进行直接牵伸，使肌腹向后移动。该操作还可松解在冈上肌和斜方肌之间存在的纤维性脂肪组织（**图1.8b**）

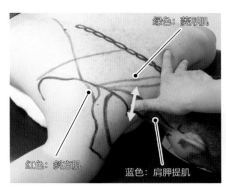
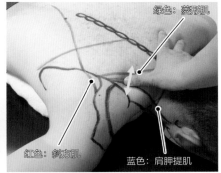

图1.12　直接牵伸肩胛提肌

检查肩胛骨上角附近的肩胛提肌并进行直接牵伸

图1.13　直接牵伸菱形肌

治疗师确认肩胛提肌止点及菱形肌后可进行直接牵伸。该操作还可使在肩胛提肌和斜方肌深层的菱形肌之间存在的纤维性脂肪组织（**图1.6**）得到松解

参考文献

[1] 高岸憲二：肩こりに関するプロジェクト研究（平成16-18年）．日整会誌82：901-911，2008

[2] Gibbons J（著），赤坂清和（監訳）：骨盤と仙腸関節の機能解剖—骨盤帯を整えるリアラインアプローチ．pp39-40，医道の日本社，2019

[3] 高藤豊治：ヒトの僧帽筋の動脈分布について．解剖誌59：110-121，1984

[4] 岩澤大輔，他：肩こりの解剖学的検討．Modern physician26：189-194，2006

[5] 佐藤達夫：頸部の筋の解剖．PTジャーナル49：383-392，2015

[6] 児玉公道：上肢の動脈．佐藤達夫，他（編）：日本人のからだ—解剖学的変異の考察．pp220-237，東京大学出版会，2000

[7] 三森甲宇，他：頸横動脈の血管抵抗による肩こり患者の検討．肩関節37：821-823，2013

I_B 肩胛骨周围肌肉力量低下的解剖学分析

本节涉及的人体运动结构
▶ 肩胛胸壁关节
▶ 前锯肌、菱形肌、腹外斜肌
▶ 胸锁关节
▶ 肩锁关节
▶ 喙锁韧带

　　进行伸展运动并将手臂伸向目标是肩关节的重要作用。这里的**肩关节**不仅仅指解剖结构的**盂肱关节**（狭义的肩关节），还包括参与上肢运动的胸锁关节、肩锁关节，能够使肩胛骨在胸廓上滑动的肩胛胸壁关节，肩峰 – 喙肩韧带 – 喙突和肱骨头之间形成的第 2 肩关节，以及喙锁韧带（菱形韧带和锥状韧带）上的肩锁关节和胸锁关节的运动调节结构（C-C 机制），它们是广义上的肩关节（**肩关节复合体**）（**图 1.14**）。然而，肩胛胸壁关节、第 2 肩关节、C-C 机制并不是解剖学意义上的关节，而是功能性关节。

　　与盂肱关节相关的肌肉大多附着在肩胛骨上。**肩胛骨**通过锁骨与胸廓相连，但胸锁关节和肩锁关节使肩胛骨与胸廓相连，是一种不稳定的状态（**图 1.14**）。因此，这些肌肉为了发挥足够的力量，必须使肩胛骨充分贴近胸廓，并使肩胛骨在肩胛胸壁关节处稳定滑动。稳定肩胛骨的肌肉群是连接胸廓和肩胛骨的**肩胛间胸廓肌**（inter scapula-thoracis muscles，IST muscles），主要包括**斜方肌、肩胛提肌、小菱形肌、大菱形肌**和**前锯肌**（**图 1.15**）。这些肌肉都属于背浅层肌或胸浅层肌。

　　只有当这些肌肉配合上肢的运动稳定肩胛骨时，才能充分发挥肩关节的运动能力。

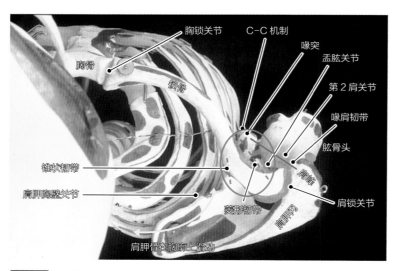

图 1.14 广义的肩关节

从颅侧开始观察胸壁、胸骨、锁骨、肩胛骨和肱骨头的连接。盂肱关节（狭义的肩关节）通过胸锁关节、肩锁关节、肩胛胸壁关节、第 2 肩关节和连接这些关节的 C-C 机制与躯干（胸廓）相连形成了广义的肩关节。肩关节运动即是以上这些关节的组合运动

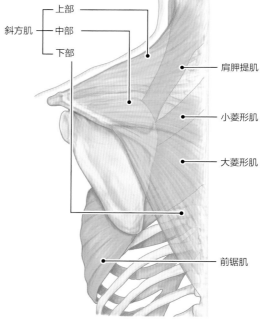

图 1.15 参与肩胛胸壁关节稳定性的肌群

此外还有胸小肌作为肩胛骨和胸廓连接的肌肉

肩胛胸壁关节的结构

　　肩胛胸壁关节并非解剖学上的关节结构。肩胛骨通过胸锁关节和肩锁关节这 2 个关节的运动在胸廓上滑动（**图 1.14**、**1.16**）。肩胛骨和胸廓之间的这种结构被视为 1 个功能性关节。**胸浅肌**和**背浅肌**连接肩胛骨和胸廓（**图 1.15**），肩胛骨被锁骨和这些肌肉悬挂并贴近胸廓，在肌肉的作用下在胸廓上滑动。

　　图 1.17a 显示了肩胛胸壁关节的横截面。由于前锯肌斜穿插于肩胛骨与胸廓（肩胛胸壁关节）之间，所以肩胛胸壁关节的滑动间隙被一分为二，形成**肩胛 - 前锯肌间隙**和**胸壁 - 前锯肌间隙**。在**图 1.17b** 显示了斜方肌和菱形肌被切除后，胸壁 - 前锯肌间隙从后侧展开。2 个间隙都充满了极其松散的结缔组织，在解剖过程中可以用刀分开。此外，由于此区域的血管和神经不交叉，关节的滑动不会被干扰。

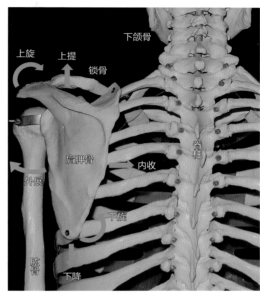

图 1.16 肩胛骨在肩胛胸壁关节处滑动示意

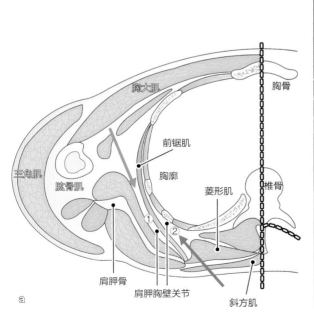

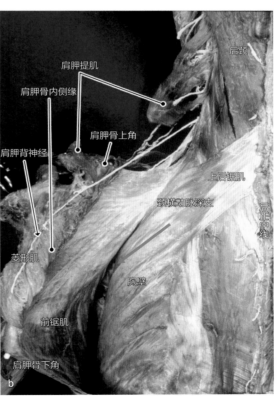

图 1.17 肩胛胸壁关节

a：在平横截面中观看到的肩胛胸壁关节的构成。①为肩胛 - 前锯肌间隙；②为胸壁 - 前锯肌间隙
b：从后面看肩胛胸壁关节。胸壁 - 前锯肌间隙从后侧展开（ ➡ ）

与肩胛胸壁关节稳定性相关的肌肉

前锯肌

前锯肌是胸外侧较大块的肌肉，起自第 1~8 肋的外侧，附着于肩胛骨上角至下角的内侧缘（**图 1.18，表 1.2**）。前锯肌肌束分为上、中、下 3 个部分。上部肌束起自第 1~2 肋和肋间，中部肌束起自第 2~3 肋，上部和中部肌束近于横行走向后内侧，止于肩胛骨内侧缘。下部肌束起自第 4 肋，止于肩胛骨下角。从上至下肌束逐渐变大变长，下部肌束相对较厚。

前锯肌的作用是帮助肩胛骨外展和上旋。当肩胛骨外展时，前锯肌与斜方肌的中部肌束呈力偶（force couple）关系；而当肩胛骨上旋时，前锯肌与斜方肌的上部和下部肌束形成协同肌。

▶ **从各肌束的形状看其功能**

前锯肌肌束的厚度因分布部位不同而异。

上部肌束（**图 1.19a**）与其他肌束不同，它的横截面积大，肌纤维的长度短，且止点在腹侧肩胛骨上角并延伸至背部。中部肌束（**图 1.19b**）和下部肌束（**图 1.19c**）都很薄，但下部肌束因在肩胛骨下角处汇聚致其止点处较厚。

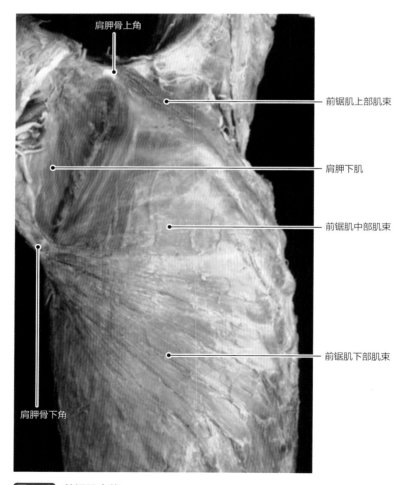

肩胛骨上角

前锯肌上部肌束

肩胛下肌

前锯肌中部肌束

前锯肌下部肌束

肩胛骨下角

图 1.18 前锯肌全貌

移除锁骨、胸大肌和胸小肌及锁骨下肌肉，肩胛骨前面肩胛胸壁关节的肩胛-前锯肌间隙向背侧方向翻转（**图 1.17b** ➡ ）

前锯肌上部和下部肌束因横截面积较大而有较强的**肌力**。根据 Gregg 和滨田等人的研究，上部肌束作为固定肩胛骨上角与胸部的锚，形成了肩胛骨的旋转中心，并使中部和下部肌束更容易发挥作用。工藤指出，上部肌束也有助于肩胛骨的前倾，在肩胛骨固定的状态下，胸椎伸展从而使胸骨靠向肩胛骨。下部肌束使肩胛骨外展和上旋，通过在肩胛骨下角大范围集中肌纤维，可以使肩胛骨在较大范围内进行有力的旋转。

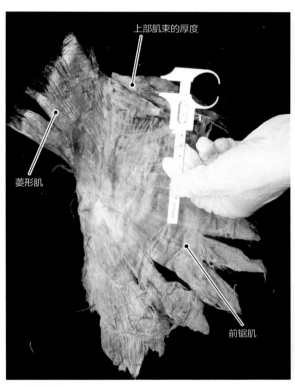

a：上部肌束

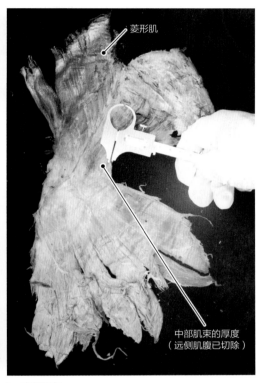

b：中部肌束

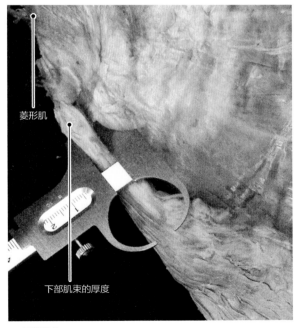

c：下部肌束

图1.19 测量前锯肌各肌束的厚度

中部肌束可使肩胛骨外展。虽然肌肉很薄，但人们认为它们可以从一侧起点至肩胛骨内侧缘的广泛止点使肩胛骨稳定运动。

▶ 作为协同肌的作用

胸长神经麻痹导致整个前锯肌不能发挥作用，此时肩胛骨内侧缘整体升高（**翼状肩**）且无法充分地上旋，导致肩关节一旦屈曲即出现上肢活动受限。

浜田认为与**三角肌**的协同作用是前锯肌的功能之一。当三角肌收缩时，盂肱关节外展会抬高肱骨，但肩胛骨会受到向相反方向施加的向下的旋转力。此时，前锯肌通过向上的旋转力固定肩胛骨，帮助三角肌抬高上臂。这也适用于斜方肌，斜方肌的止点面向三角肌的起点，斜方肌上部可使肩胛骨上旋。因此，前锯肌对肩胛骨的稳定和肩关节的运动起着重要作用。

▶ 从肋骨附着部看相关作用

前锯肌下部肌束与肋骨相连，并在较长的范围内与腹外斜肌的附着部相交（**图 1.20**）。在此处可以看到肌肉连接的状态。可以想象，腹外斜肌将附着在前锯肌下部肌束的肋骨进行固定，然后前锯肌收缩使肩胛骨紧贴在躯干上。

图 1.21 显示了前锯肌附着在肋骨侧面部分的放大视图。前锯肌附着在肋骨外表面的区域很小（**图 1.21a**），它通过松散的结缔组织与肋骨连接（**图 1.21b**）。前锯肌与肋骨的松散连接，增加了起点处肌肉的活动性和柔韧性，以便于下部肌束跟随肩胛骨下角的各种运动。

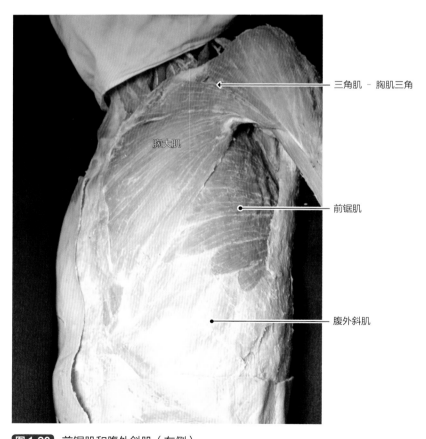

三角肌 - 胸肌三角

胸大肌

前锯肌

腹外斜肌

图 1.20 前锯肌和腹外斜肌（左侧）

图中显示了躯干左侧的前锯肌和腹外斜肌之间的边界

表1.2　前锯肌

肌肉	起点	止点	支配神经	收缩 ⇒ 伸展动作	受损时受限的动作	临床相关
前锯肌	第1~8肋外侧	肩胛骨上角、内侧缘和下角	胸长神经	肩胛骨外展、上旋	肩胛骨内收、下旋	菱形肌与前锯肌作为一个整体，收缩使肩胛骨的内侧缘紧贴胸廓

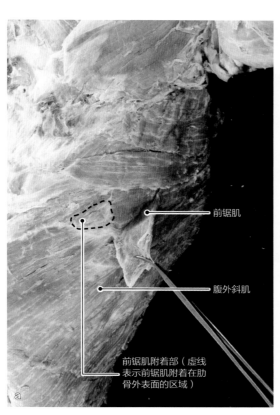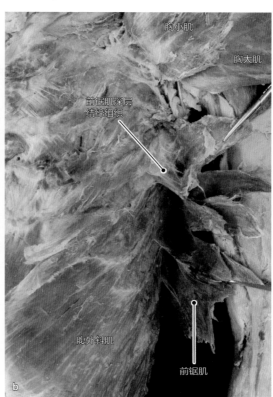

图 1.21　前锯肌下部肌束与肋骨的连接部

a：从肋骨上切除了下部肌束的一个附着点

b：进一步去除附着部分，在狭窄的附着骨面后，可观察到松散的结缔组织存在于肌束和肋骨之间

菱形肌和肩胛提肌

　　菱形肌和肩胛提肌通过腱膜与**前锯肌**连为一体，并通过该腱膜从肩胛骨上角到下角附着于**肩胛骨内侧缘**的前面。

　　图 1.22a 显示了菱形肌和前锯肌整体与肩胛骨分离，并从前面进行观察。菱形肌与前锯肌中部肌束通过肩胛骨内侧缘的腱膜牢固连接，肌肉层较厚的前锯肌下部肌束在肩胛骨下角附近通过膜状组织连接到菱形肌。此外，在连接菱形肌和前锯肌的腱膜前面可观察到条状肌肉连接（**图 1.22b**）。

▶菱形肌和前锯肌的肌无力

　　菱形肌和前锯肌产生的收缩力使肩胛骨的内侧缘紧贴胸廓。当菱形肌出现肌力不足时，肩胛骨出现前伸内侧缘提高，此时前锯肌将肩胛骨向前拉动的力依然存在，因此当进行"将上肢抬高至肩的高度并按压胸壁"等翼状肩检查时，翼状肩的严重程度不如肌肉麻痹时出现的翼状肩。如果只有肩胛骨下角升高，则可能是菱形肌和前锯肌在左肩胛骨下角附着点处的肌力不足。

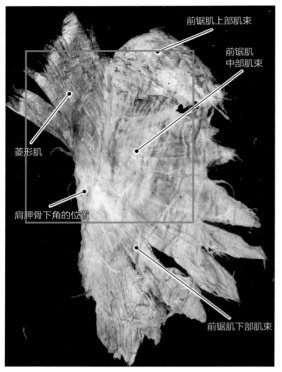
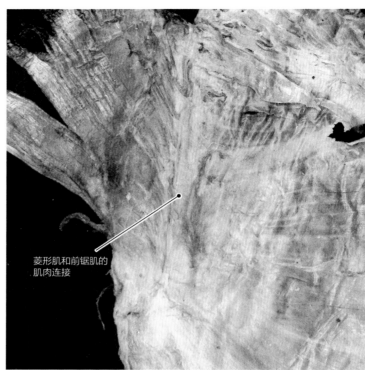

前锯肌上部肌束

前锯肌
中部肌束

菱形肌

肩胛骨下角的位置

前锯肌下部肌束

菱形肌和前锯肌的
肌肉连接

a：从前面看全貌

b：a 的放大视图

图 1.22　菱形肌和前锯肌全部从肩胛骨上切除

斜方肌

　　由于**斜方肌**从背面压住肩胛骨，当肩胛骨内侧缘因斜方肌麻痹而浮起时，呈现出翼状肩。由于肩胛骨内收功能下降，肩胛骨向外移位，肩胛骨上旋受限，上肢外展困难，此时翼状肩更为明显而肩关节屈曲受限较少。

▶肩关节运动与斜方肌动力学

　　斜方肌按照肌束的走行可分为 3 个部分：下行部分（上部肌束）、横行部分（中部肌束）、上行部分（下部肌束）。沿肩胛骨向内呈放射状排列的这 3 个部分（**图 1.15**）在肩关节屈曲和外展过程中表现出不同的动力学特点。

　　当肩关节屈曲时，肩胛骨以肩锁关节为支点上旋 90°，在初始阶段前锯肌作为主动肌参与运动，但当肩关节屈曲超过 30° 后斜方肌下部肌束的活动性增加。在锁骨向后活动时，肩胛骨向上旋 90° 以上，最初主要依靠上部肌束的力，而当旋转超过 150° 时则是斜方肌中部肌束、下部肌束的活动性增加。

　　随着时间的推移，当肩胛骨上角被牵拉到脊柱向上旋转时，外展 90° 时是斜方肌中部肌束起主要作用，而当外旋 90° 及以上时斜方肌中部肌束、下部肌束则发挥更大的作用。由此可知，斜方肌的 3 个部分根据肩关节的运动动态调整活动部位，为肩胛骨提供稳定性。

　　同理，肩胛骨周围呈放射状排列的肌肉也是如此。

菱形肌的超声解剖

随着上肢前屈抬高可以观察到**菱形肌**的隆起（**图1.23**）。此图表明上肢在前屈时菱形肌收缩以将肩胛骨牵拉靠近胸壁。

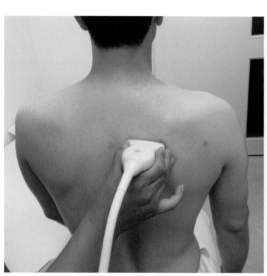

a：安静状态。扫描在肩胛骨内侧缘的中央区域（长轴图像）

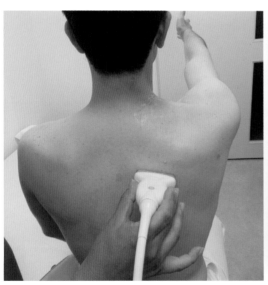
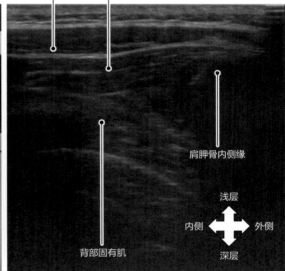

b：右上肢前屈时。随着上肢抬高，可以确认隆起的菱形肌

图1.23 菱形肌的超声图像

肩胛骨周围肌肉力量低下的治疗性运动

徒手肌力评定（Manual Muscle Test，MTT）可在不固定肩胛骨的情况下评估肩关节的运动。当评估结果是异常时，并不能判定肌力不足现象是出现在肩胛骨周围还是盂肱关节周围。因此，需要徒手固定肩胛骨后施行肌力测试。当肌力呈现较弱的状态时，说明是**盂肱关节周围肌肉**有问题，如果肌力相对较强，则是**肩胛骨周围肌肉**有问题。

当肩胛骨周围肌肉出现问题时，为改善肩胛胸壁关节的稳定性，需要在**菱形肌**（**图 1.24**）、**斜方肌**（**图 1.25**）、**前锯肌**（**图 1.26、1.27**）处采取相应的措施。首先，评估每块肌肉，对于观察到的薄弱肌肉进行单独的力量训练。当通过个别肌肉训练而使得肌肉力量发挥作用时，训练逐步过渡到配合上肢运动的肩胛骨训练。特别是肩关节上举运动容易产生疼痛时，肩胛骨的上旋和后倾运动常存在受限。通过促进斜方肌下部肌束的收缩，可以改善肩胛骨的上旋和后倾运动。

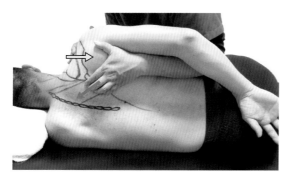

图 1.24　菱形肌力量训练

为了控制作为下方旋转肌的肩胛提肌的收缩，治疗师要预先固定肩胛骨。在菱形肌外侧缘并感受菱形肌的收缩运动

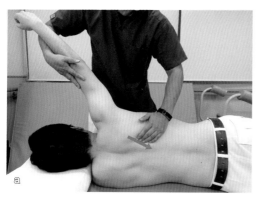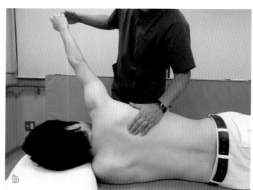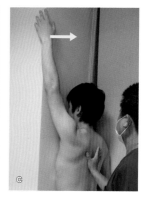

图 1.25　斜方肌下部肌束力量训练

a：侧卧位。治疗师支撑上肢的同时抑制盂肱关节的运动，并引导肩胛骨向下、向内翻转。治疗师将手指放在斜方肌的外下缘，确认斜方肌的收缩

b：侧卧位。治疗师在确认斜方肌下部肌束收缩的同时，将受试者上肢悬空放置在不同的位置

c：站立位。受试者抬起上肢，将手掌放在墙上，之后将手臂从墙上移开。治疗师将手指放在斜方肌的外下侧缘并确认斜方肌的收缩

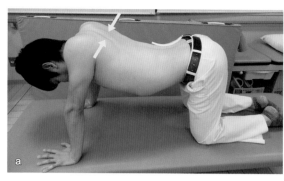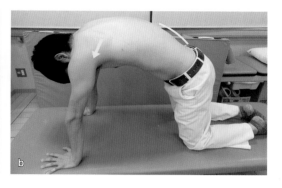

图1.26 前锯肌力量训练：四肢爬行

a：肩胛骨内收，骨盆前倾，腰椎前凸（⟹）。在此状态下，前锯肌被牵伸

b：肩胛骨外展，骨盆后倾，腰椎后凸（⟹）。由于手掌贴地使上肢运动受限，躯干的运动促进了肩胛骨的外展运动，即前锯肌的收缩

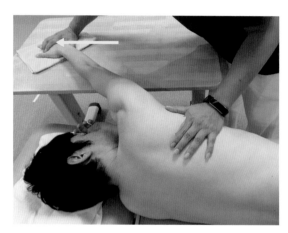

图1.27 前锯肌力量训练：侧卧位

单手放在桌子上并抬起上肢（⟹）。此时，治疗师在确认前锯肌收缩的同时，引导肩胛骨下角向腹侧运动（上旋）（⟹）。注意肩胛骨周围肌肉过度活动引起的肩胛骨上提的代偿运动

参考文献

[1] Kapandji IA（著），塩田悦仁（訳）：カパンジー機能解剖学—カラー版／1. 上肢. 原著第6版，pp40-41，医歯薬出版，2006

[2] 浜田純一郎，他：前鋸筋の機能解剖学的研究. 肩関節 31：629-632，2007

[3] Gregg JR, et al：Serratus Anterior paralysis in the young athlete. J Bone Joint Surg 61A：825-832，1979

[4] 工藤慎太郎：頸椎症. 工藤慎太郎（編著）：運動療法の「なぜ？」がわかる超音波解剖. pp6-23，医学書院，2014

[5] 梶原敏夫：翼状肩胛. 栢森良二，他（編）：末梢神経麻痺の評価—電気診断学とリハビリテーション. pp73-83，医歯薬出版，1992

[6] 工藤慎太郎，他：肩. 工藤慎太郎（編著）：運動療法の「なぜ？」がわかる評価戦略. pp8-67，医学書院，2017

[7] 森原徹，他：リハに必要な五十肩のキネマチックス. J Clin Reha 18：685-694，2009

Ic

肩胛骨活动度下降的
解剖学分析

本节涉及的人体运动结构
▶ 胸小肌
▶ 锁骨下肌
▶ 背阔肌

　　肩胛骨的运动是在**胸锁关节**处较大的运动和在**肩锁关节**处较小的运动的总和。肱骨通过**盂肱关节**与肩胛骨相连（**图1.28**），肩关节（肩关节复合体）的运动是上述 3 个关节运动的结合，因此，肩胛骨活动度的下降极大地损害了肩关节的活动能力。此外，肩胛骨的活动可缓冲盂肱关节受到的外力，其活动度的下降减弱了缓冲作用，在肱骨外展、外旋和水平伸展活动中增加了盂肱关节的负担。

　　肩胛骨的运动主要由附着在肩胛骨上的周围肌肉所控制（**图1.28**）。胸锁关节的活动度较大，所以肩胛骨的活动度亦较大。此外，为充分发挥盂肱关节的功能，作为基础的肩胛骨需要有足够的稳定性。肩胛骨周围肌肉无力不仅会降低肩胛骨的活动度，还会降低肩胛骨的动态稳定性。在**第14~18页**中，主要描述了肩胛骨的动态稳定性。这里讨论的是活动度，作为导致活动度降低的主要原因，除了肌力下降，还包括胸锁关节和肩锁关节本身的问题。我们先描述肌肉肌力不足，然后描述关节相关问题。

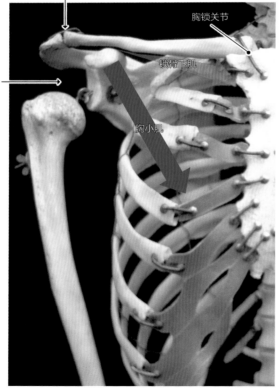

a: 前面

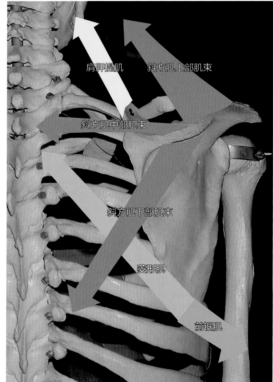

b: 后面

图1.28 肩胛骨周围肌肉及其功能

肩胛骨周围肌肉无力

斜方肌、菱形肌、肩胛提肌和前锯肌的介绍分别在第 3~5 页、第 14~19 页中。

胸小肌

胸小肌起自第 3~5 肋骨的前缘，止于喙突（图 1.29，表 1.3）。胸小肌将肩胛骨向前向下拉，参与肩胛骨的前倾、外展和下降，并可与菱形肌和肩胛提肌协同使肩胛骨进一步下旋。当上肢抬高时，肩胛骨上旋、后倾，此时胸小肌大幅伸展，控制肩胛骨的后倾。此外，当胸小肌过度紧张时，肩胛骨被迫前倾或者下降，肩峰下肱骨头的压力增加，可能会引起肩部疼痛。

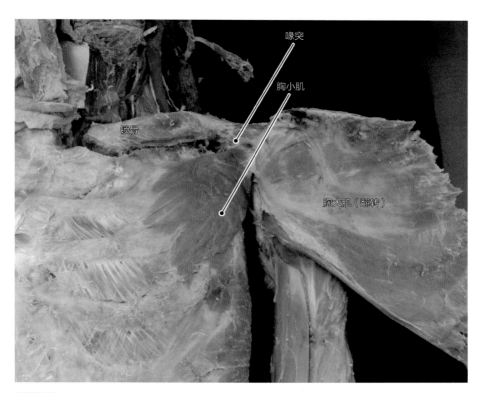

图 1.29 胸小肌

左前胸，将胸大肌向外翻转，显示位于深层的胸小肌

部分胸小肌终止腱会超过喙突的上表面到达肩关节囊。它被称为胸小肌延长肌腱（图 1.30），是胸小肌解剖的突破口之一。植木等人报道，在显微镜下的活体病例中，延长肌腱很滑，并止于肱骨大结节的冈上肌处。图 1.30 的示例显示，延长肌腱到达肩关节囊和喙肱韧带。山口等人还发现胸小肌和喙肱韧带之间存在纤维化连接。当肩关节外旋时，胸小肌紧张，喙肱韧带通过延长肌腱也处于紧张状态。放松胸小肌的同时可降低喙肱韧带的张力，改善肩关节外旋的活动范围。

图 1.31 显示了喙突处的肌肉附着状态。胸小肌的终止腱附着在喙突上表面，肱二头肌短头和喙肱肌的共同起始腱附着在喙突外侧面。胸小肌终止腱附着在喙突上表面也被认为是胸小肌接触喙突并能够有效向前和向下牵拉喙突的原因。

在喙突的尾侧，胸小肌起点和胸壁之间的区域是胸小肌间隙（图 1.32）。从锁骨下动、静脉延续的腋下动、静脉与臂丛神经一起通过胸小肌进入上肢（图 1.33）。当上肢外展时，这些血管和神经以喙突为支点转动（图 1.34），支点附近的血管和神经可能会受到挤压并呈交织状态（过度外展综合征）。在垂肩等**肩部**不良体位时，当肩胛骨处于向下旋转位置，胸小肌的延伸性降低时，上肢外展时喙突不能同时向上运动，进而容易出现过度外展综合征。

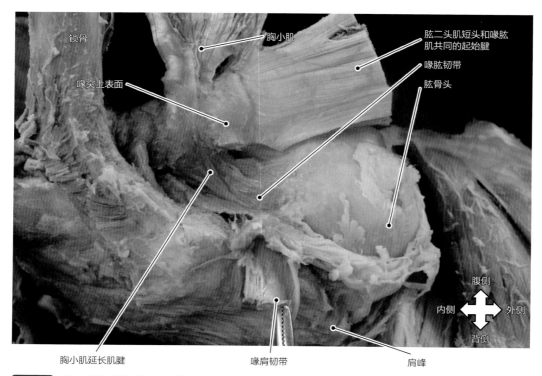

锁骨　　胸小肌　　肱二头肌短头和喙肱肌共同的起始腱　　喙肱韧带　　肱骨头

喙突上表面

胸小肌延长肌腱　　喙肩韧带　　肩峰

腹侧　内侧　外侧　背侧

图 1.30　胸小肌终止腱延伸至关节囊和喙肱韧带

从右肩关节的颅侧查看。切除喙肩韧带和肩峰下囊后可暴露喙肱韧带

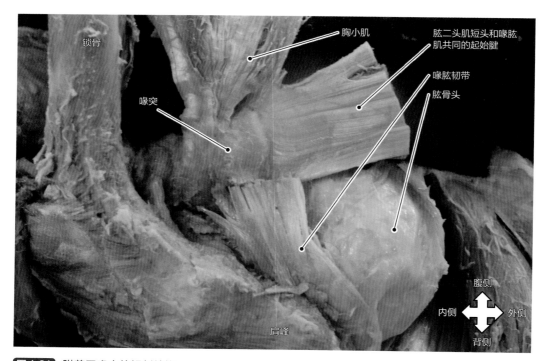

锁骨　　胸小肌　　肱二头肌短头和喙肱肌共同的起始腱　　喙肱韧带　　肱骨头

喙突

肩峰

腹侧　内侧　外侧　背侧

图 1.31　附着于喙突的解剖结构

结合**图** 1.30 可以看出，喙肩韧带已恢复原位。肱二头肌短头和喙肱肌共同的起始腱、胸小肌终止腱、喙肱韧带附着于喙突

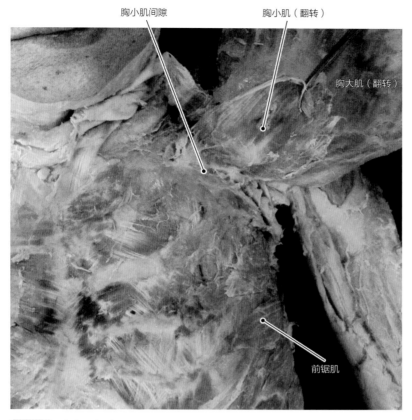

胸小肌间隙　　　　胸小肌（翻转）

胸大肌（翻转）

前锯肌

图1.32 胸小肌间隙

去除胸大肌后，分离胸小肌与胸壁，向上翻转喙突。紧邻胸小肌起点深处，胸壁与
胸小肌之间有富含脂肪的疏松结缔组织（脂肪结缔组织）处为胸小肌间隙

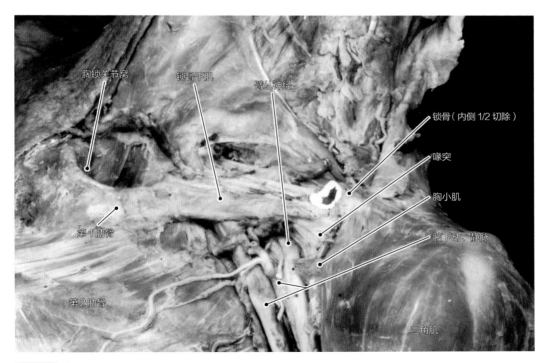

胸锁关节窝　　　锁骨下肌　　　臂丛神经

锁骨（内侧 1/2 切除）

喙突

胸小肌

腋下动、静脉

第 1 肋骨

第 2 肋骨

三角肌

图1.33 锁骨下肌

胸小肌及胸小肌间隙的脂肪结缔组织被切除后，可以暴露腋下动、静脉和臂丛神经。在这里，进一步切
除锁骨内侧 1/2 后，可暴露深层锁骨下肌肉

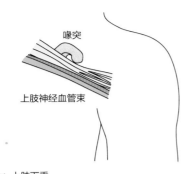

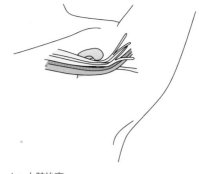

a：上肢下垂　　　　　　　　　　　　　　　　　　　b：上肢抬高

图 1.34　过度外展综合征的机制

上肢外展时，臂丛神经和腋下动、静脉（上肢神经血管束）以喙突为支点转动，并可能在支点附近发生挤压，上肢抬高时挤压更为严重

锁骨下肌

锁骨下肌起自第 1 肋骨上表面的肋软骨过渡区附近，在外侧向上延伸，并附着在锁骨的下表面（**图 1.33**，**表 1.3**）。锁骨下肌将锁骨向前下方拉动。

形成上肢神经血管束的**锁骨下动、静脉**（过了锁骨下缘后的腋下动、静脉）和**臂丛神经**，穿过锁骨、锁骨下肌的上表面、第 1 肋骨为底面的**肋锁间隙**，出现在胸小肌间隙（**图 1.33**）。高滨等人认为，由于锁骨下肌与神经血管束之间没有纤维连接，肌肉的运动不会影响神经血管束，因此锁骨下肌在神经血管束和锁骨之间可起到缓冲作用。然而，锁骨下肌出现过度肌紧张、肌肉肥大、锁骨附着部分的突出使间隙变窄，则被认为是造成绞扼性障碍（**肋锁综合征**）的原因。此外，当溜肩姿势导致锁骨外侧下降时，肋锁间隙的上表面降低，上肢上举而引起锁骨向后旋转时，构成间隙前壁的**肋间韧带**（第 34 页）也向后方移动并压缩间隙，导致神经血管束受压，引起疼痛和麻木。

背阔肌

背阔肌以腱膜起自第 7 胸椎～第 5 腰椎的棘突、骶正中嵴和髂嵴（**图 1.35**，**表 1.3**），然后肌束向肩胛骨下角的外侧上行并汇聚，在肩胛骨外侧止于肱骨结节，其作用是协助肩胛骨内收、外展和内旋。背阔肌还有一部分起自第 10~12 肋（**图 1.36**）和肩胛骨下角（**图 1.37**）。在超声图像中可以观察到起自肩胛骨下角的背阔肌的其他部分（**图 1.38**）。在肩胛骨下角外侧，背阔肌对肩胛骨下角的活动形成了约束。在肩胛骨上旋的过程中，背阔肌与胸廓之间的肩胛骨下角向外侧滑动，但有约束作用的背阔肌会限制其外展，进而限制滑动，这是限制肩胛骨上旋的因素。

脂肪组织介于背阔肌肩胛骨**下角的起点**和较浅表的肌肉之间（**图 1.39**）。肩胛骨下角的脂肪组织与大圆肌的走行轨迹和功能均相似。脂肪组织的存在有利于背阔肌上、下 2 个部分之间的滑动，虽然这 2 个部分的功能和位置略有不同。

脂肪组织也介于背阔肌和前锯肌之间（**图 1.40**）。**前锯肌使肩胛骨上旋**。考虑到肩胛骨的旋转轴是通过锁骨至肩峰末端的前后轴，因此肩胛骨上旋时的运动距离比肩峰长，前锯肌承担上旋的作用要大于斜方肌的上部。这就是位于肩胛骨下角的前锯肌肌束较粗的原因。背阔肌和前锯肌之间的结缔组织被认为能够维持两块肌肉之间的滑动并确保前锯肌肌束的活动性。

此外，背阔肌广泛地与下肋骨和下背部的骨骼结构相连。背阔肌的延展性降低或缩短，不仅影响上肢的运动，也影响躯干的运动。如果在这种情况下将上臂抬高到肩部上方，则肩关节伸展形成的拉力负荷将作用于腰椎。

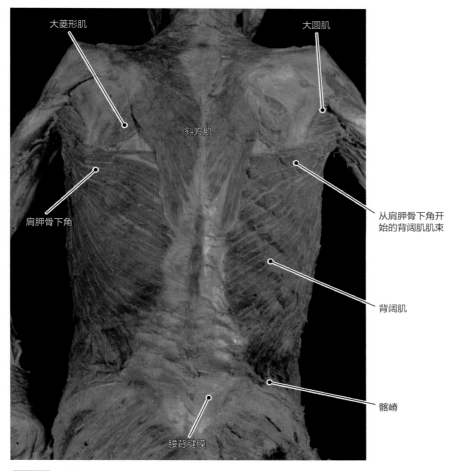

图 1.35　背阔肌

从腰背腱膜向上延续的背阔肌的肌束向肩胛骨下角汇聚

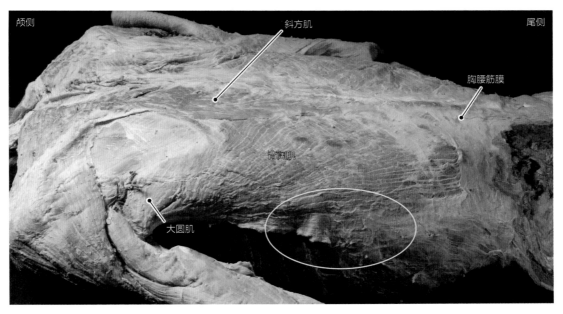

图 1.36　背阔肌的肋骨起始部

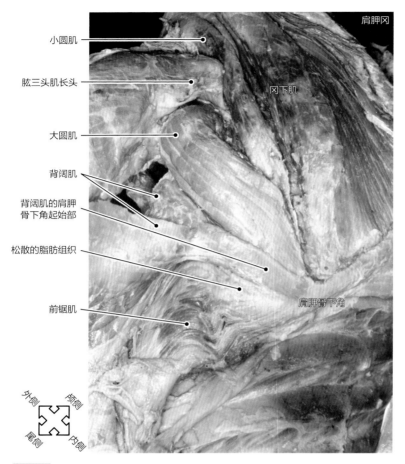

小圆肌

肱三头肌长头

大圆肌

背阔肌

背阔肌的肩胛
骨下角起始部

松散的脂肪组织

前锯肌

肩胛冈

冈下肌

肩胛骨下角

图 1.37 背阔肌的肩胛骨下角起始部

从内侧下部观察左肩。将肩胛骨下角起点以外的背阔肌外翻，移除覆盖在表层的脂肪组织（**图 1.39**），剖出从肩胛骨下角起始的背阔肌肌束

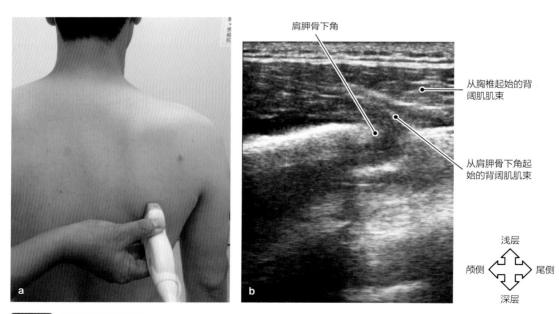

肩胛骨下角

从胸椎起始的背阔肌肌束

从肩胛骨下角起始的背阔肌肌束

浅层

颅侧　尾侧

深层

图 1.38 背阔肌超声图像

a：扫描部位
b：从肩胛骨下角起始的背阔肌肌束的超声图像。起自胸椎的肌束位于起自肩胛骨下角的背阔肌肌束的浅层

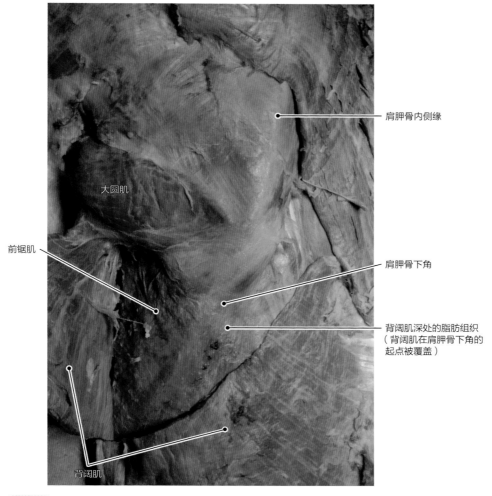

肩胛骨内侧缘

大圆肌

前锯肌

肩胛骨下角

背阔肌深处的脂肪组织
（背阔肌在肩胛骨下角的
起点被覆盖）

背阔肌

图1.39 覆盖在背阔肌的肩胛骨下角起点表面的脂肪组织

在肩胛骨左下方的尾侧，起始于胸椎棘突的背阔肌表层在肌腹中央被横向切断，向外翻转

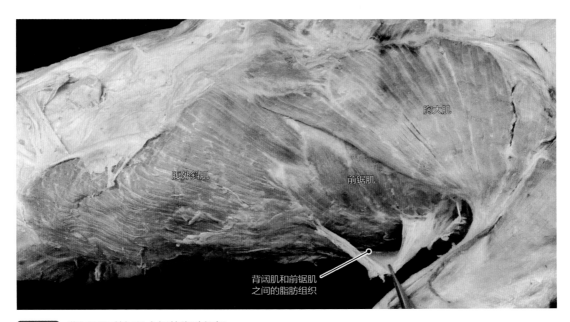

胸大肌

腹外斜肌

前锯肌

背阔肌和前锯肌
之间的脂肪组织

图1.40 背阔肌和前锯肌之间的脂肪组织

从外侧前方观察到的左侧躯体。将背阔肌的前缘向外侧牵伸

表 1.3　肩胛骨周围肌肉

肌肉	起点	止点	支配神经	收缩 ⇒ 伸展动作	受损时受限的动作	临床相关
锁骨下肌	第 1 肋和第 1 肋软骨边界附近的前表面	锁骨下锁骨沟	锁骨下神经	将锁骨拉向尾侧前端	锁骨上提和后缩	锁骨下肌肉的过度紧张会限制锁骨运动，在上肢运动时对肩锁关节施加剪切应力
胸小肌	第 3~5 肋前缘	肩胛骨喙突	胸内侧神经胸外侧神经	将喙突向前尾侧方向拉动，肩胛骨前倾、外展、下降、下旋	肩胛骨后倾	胸小肌深处的神经血管束发生绞扼会导致上肢疼痛、麻木和迟钝
背阔肌	胸腰肌、第 7 胸椎 ~ 第 5 腰椎棘突、骶正中嵴和髂嵴、第 10 ~ 12 肋、肩胛骨下角	肱骨结节	胸背神经	肩关节的内收、伸展、内旋	肩关节外展、屈曲、外旋	缩短背阔肌时的代偿运动会影响肩胛骨、躯干和骨盆的对齐

肩胛骨活动度下降与肩胛骨周围肌肉的关系

图 1.28 显示了肩胛骨周围肌肉的排列和动作方向。肩胛骨在某一方向的活动度下降（受限）是由于动作的主动肌力量下降或拮抗肌的柔韧性下降（表 1.4）。如果拮抗肌柔韧性下降幅度很大，以至于陷入缩短和固定的状态，则可能会导致姿势不良。应对行动不便的问题，首先要确定是哪块肌肉发生了怎样的损伤。

表 1.4　肩胛骨活动受限和肌肉动力学

	肌肉	抬高受限	下降受限
抬高上肢的肌肉	斜方肌上部、肩胛提肌、菱形肌	肌力不足	灵活性降低
上肢下降肌	锁骨下肌、胸小肌、斜方肌下部	灵活性降低	肌力不足
		内旋受限	外旋受限
上肢内旋肌	菱形肌、斜方肌中部	肌力不足	灵活性降低
上肢外旋肌	前锯肌、胸小肌	灵活性降低	肌力不足
		上方回旋受限	下方回旋受限
上肢上回旋肌	斜方肌、前锯肌	肌力不足	灵活性降低
上肢下回旋肌	胸小肌、菱形肌	灵活性降低	肌力不足

胸小肌的超声解剖和治疗性运动

▶ 超声图像

位于胸小肌深处的胸小肌间隙有脂肪结缔组织（**图 1.32**）。**图 1.41** 显示了胸小肌及其结缔组织。**腋下动、静脉和臂丛神经**被埋在结缔组织中（**图 1.33**）。**图 1.42** 显示了胸小肌及其深层的腋下动脉和臂丛神经。

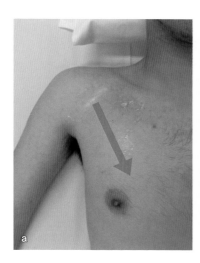
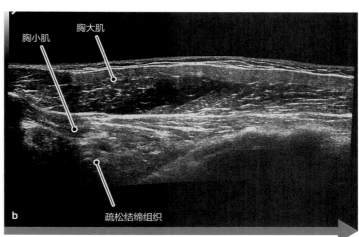

图 1.41 胸小肌及其深层脂肪结缔组织

a：可扫描部位。将探头从喙突尖端沿胸小肌肌束移动到内侧尾部
b：超声图像。脂肪结缔组织位于胸小肌深层

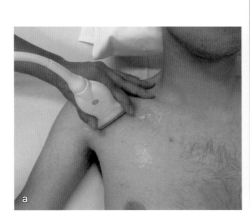
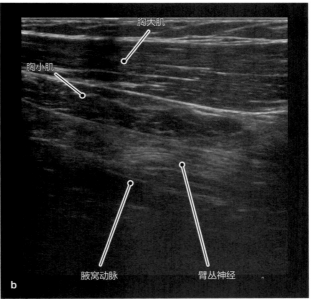

图 1.42 胸小肌及其深层的腋窝动脉和臂丛神经

a：可扫描部位。探头以喙突尖端为顶点呈扇形移动
b：超声图像。在长轴方向上观测并确认了位于胸小肌深层的腋窝动脉和臂丛神经

▶胸小肌的治疗性运动

胸小肌的放松疗法对胸小肌臂丛神经的绞扼（胸小肌的柔韧性降低）有效。胸小肌因被胸大肌覆盖而难以被触及，但在被三角肌、胸大肌和锁骨包围的区域，有一部分没有被胸大肌覆盖（**三角肌胸大肌**）的胸小肌（**图 1.20**）。因此，胸小肌的肌腹在喙突的内侧尾部区域很容易被触及（**图 1.43**）。胸小肌可以通过触诊第 2 和第 5 肋骨的肌腹来确认。

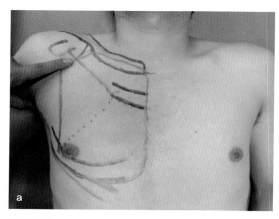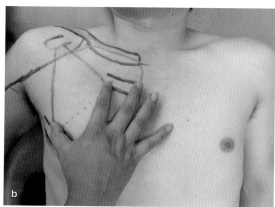

图 1.43　触诊胸小肌（a）和确认胸小肌肌腹（b）

对确认的胸小肌进行直接牵伸（**图 1.44**）。将浴巾卷起来放在脊柱下方，可以更容易地抬起、内收和旋转肩胛骨，从而更容易牵伸胸小肌。当胸小肌收缩时，它会收缩并聚集在肌腹部的中心。在进行牵伸时，不仅要使肌束沿长轴方向，还要对内侧头部到外侧尾部进行牵伸（**图 1.44** ⟺）。

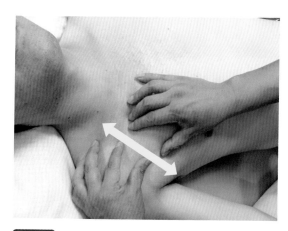

图 1.44　对胸小肌进行直接牵伸

肋锁韧带和锁骨下肌的治疗性运动

对于肋锁间隙的治疗性运动，主要是针对锁骨进行修正。特别是，由于胸锁关节的活动度通常较低，因此在抬高锁骨时需要针对**肋锁韧带和锁骨下肌**进行牵伸（**图1.45**）。

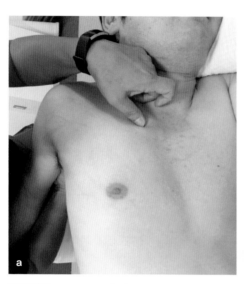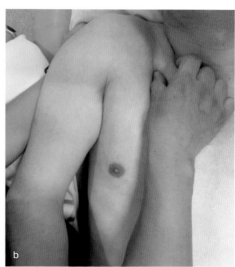

图1.45 肋锁韧带（a）和锁骨下肌（b）的牵伸

a：侧卧位。治疗师通过抬高和回缩锁骨来拉紧肋锁韧带，检查韧带张力并直接进行牵伸
b：仰卧位。当受试者肩胛带上提、外展或前倾时，治疗师可触及位于锁骨尾部的锁骨下肌，并可对锁骨下肌进行直接牵伸

背阔肌的治疗性运动

背阔肌广泛附着于肩胛骨下角和胸腰椎、骶骨和髂嵴。背阔肌的缩短限制了肩胛骨的运动和与抬高相关的躯干运动，并增加了肩峰下的压力，因此，需要牵伸背阔肌（**图1.46**）。

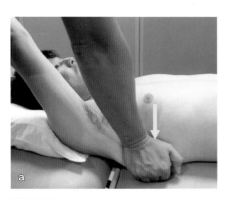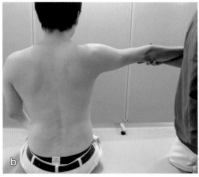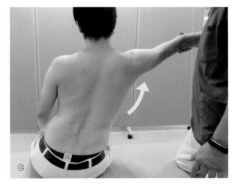

图1.46 背阔肌的牵伸

a：仰卧位。当肩胛骨保持外旋位时，治疗师触诊背阔肌的外侧边缘，通过将背阔肌的外侧边缘向后移动来牵伸背阔肌，同时将掌根部放在背阔肌和前锯肌之间并向下按压。通过松解背阔肌和前锯肌之间的脂肪组织（**图1.40**），来保持两块肌肉之间良好的滑动性
b、c：坐位。治疗师在挟住上肢和肩胛带的情况下（b），对受试者进行横向牵伸以促进背阔肌的伸展（c）

胸锁关节和肩锁关节的功能

胸锁关节

胸锁关节是**胸骨末端**与**胸骨切迹**之间的鞍状关节，关节盘增加了关节面之间的距离，运动自由度高。**锁骨**围绕相互正交的 3 个轴进行上提和下重、前伸和回缩、旋转和环转等运动，并以胸锁关节为中心进行圆周运动。**肩胛骨**在锁骨肩峰端通过肩锁关节与锁骨相连（**图 1.28**）。

关节盘在关节中起到减震器的作用。关节盘与周围结构连接牢固，解剖时不易取出。这种附着的牢固性为胸锁关节提供了稳定性，因此胸锁关节的脱臼相对少见，其发生率约为肩锁关节脱臼的 1/10。然而，通过锁骨传递的过度向内的外力常会导致锁骨骨折。

胸锁关节处的韧带包括前后胸锁韧带、锁骨间韧带和肋锁韧带（**图 1.47**）。前后胸锁韧带抑制了锁骨的前后运动，但后胸锁韧带附着牢固，因此胸锁关节后方脱臼的发生率仅为前方脱臼的 1/10 左右。**锁骨间韧带**相对坚韧，在锁骨下行期间会阻止锁骨胸骨端的抬起。肋锁韧带是此中最强韧的韧带，在抬升和旋转过程中起到制动作用。

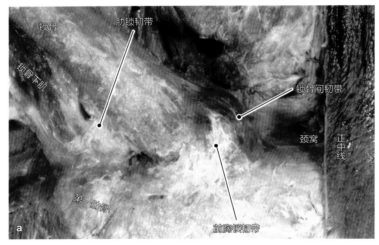

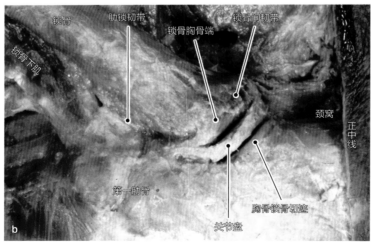

图 1.47　胸锁关节（右侧）
a：显示了关节前表面的韧带
b：去除前胸锁韧带后，显示出了胸锁关节腔。关节间隙有一个关节盘

肩锁关节

　　肩锁关节是**锁骨肩峰端**与**肩峰**之间形成的平面关节（**图1.48**），几乎不移动，主要运动是在肩胛骨的上旋和下旋时进行平面调整和矢状面调整，其次是放大或微调肩胛骨相对于胸部的最终位置（**图1.49**）。

　　韧带包括作为关节囊韧带的上、下肩锁韧带，以及喙锁韧带。

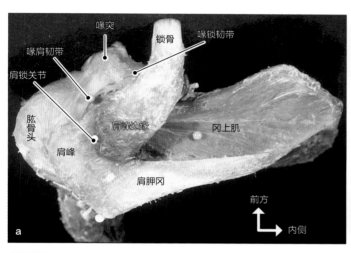
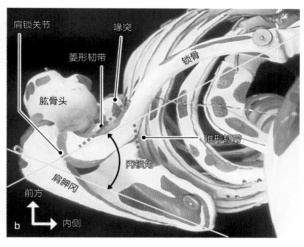

图1.48　肩锁关节和喙锁韧带

a：在肩峰末端附近切开锁骨，从颅侧观察。三角肌和斜方肌已被切除
b：冈锁角。全身骨骼模型的上肢带，从颅侧观察。锁骨长轴与肩胛冈的夹角为冈锁角。图中显示了构成喙锁韧带的菱形韧带和锥形韧带的位置和走行，这2条韧带对肩胛骨运动和冈锁角变化会造成影响

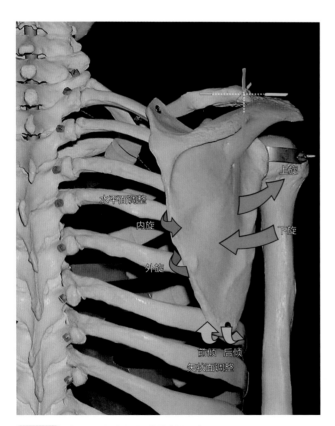

图1.49　肩胛骨在肩锁关节处的运动

喙锁韧带

喙锁韧带（**图 1.50**）通过以下方式弥补其自身的不稳定性：① 使肩胛骨悬停在锁骨上；② 阻止锁骨肩峰的上升；③ 阻止肩胛骨的运动。上述喙锁韧带在锁骨和肩胛骨运动中的作用被称为 C–C 机制。

喙锁韧带由**菱形韧带和锥形韧带**组成，这 2 条韧带共同完成上述①和②的动作。位于外侧前方的菱形韧带，起始于喙突侧面的一个广阔区域，向上和向外侧延伸，并附着在锁骨下面的菱形韧带结节上。位于后内侧的锥形韧带起始于喙突体部的内侧后缘，向上行走并附着于锁骨后缘的圆锥形韧带结节。根据韧带走行的不同，喙锁韧带对肩胛骨制动的作用也不同。菱形韧带控制肩胛骨的下旋，并限制向前移动，即减小冈锁角（**图 1.48b**）。圆锥形韧带控制肩胛骨的上旋，并限制向后移动，即加大冈锁角（**图 1.48b**）。

因此，在锁骨和喙突之间的狭窄范围内相交的这 2 条韧带的走行和作用存在差异，有必要采取单独的方法来应对不同韧带的问题。

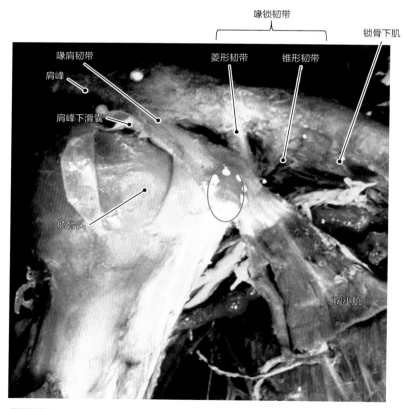

图 1.50 喙肩关节和喙锁韧带

切除三角肌和胸大肌，切除右肩峰下关节和锁骨韧带，从外前侧观察。
◯是喙突的尖端

喙锁韧带的治疗性运动

　　上肢向前向上运动时，肩胛骨上旋导致**锥形韧带**紧张；上肢向后向上运动时，肩胛骨下旋，使**菱形韧带**紧张。因此，我们需要分别处理菱形韧带和锥形韧带的问题。首先将手指压入喙突根部与锁骨之间，确认喙锁韧带后，引导肩胛骨上旋，进行锥形韧带的牵伸（**图1.51**），然后下旋肩胛骨进行菱形韧带的牵伸（**图1.52**）。有关胸锁关节的肋锁韧带的牵伸方法请参见**图1.45**。

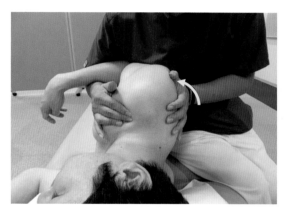

图1.51 锥形韧带的牵伸

治疗师确认喙锁韧带后，通过引导肩胛骨上旋牵伸锥形韧带

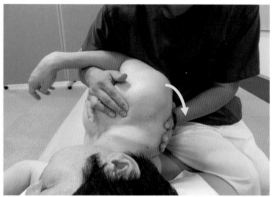

图1.52 菱形韧带的牵伸

治疗师确认喙锁韧带后，通过引导肩胛骨下旋牵伸菱形韧带

参考文献

[1] 颯田季央：肩関節不安症. 工藤慎太郎（編著）：運動器疾患の「なぜ?」がわかる臨床解剖学. pp21-30, 医学書院, 2012

[2] 植木博子，他：小胸筋延長腱についての臨床研究. 肩関節 38：369-371, 2014

[3] 山口光圀，他：上肢からみた動きと理学療法の展開. 山口光圀，他（著）：結果の出せる整形外科理学療法—運動連鎖から全体をみる. p6, メジカルビュー社, 2009

[4] Standring S, et al（eds）：Gray's Anatomy: the anatomical basis of clinical practice. 40th ed, p795, Churchill Livingstone/Elsevier, 2008

[5] 工藤慎太郎：胸郭出口症候群. 工藤慎太郎（編著）：運動器疾患の「なぜ?」がわかる臨床解剖学. pp1-11, 医学書院, 2012

[6] 高濱照，他：運動器の機能解剖—肩関節 8：理学療法 21：1120-1123, 2004

[7] 西崎泰清，他：上肢帯と上腕. 北村清一郎，他（編）：鍼灸師・柔道整復師のための局所解剖カラーアトラス. 改訂第2版, 南江堂, pp72-81, 2012

[8] 南島大輔，他：肩胛骨運動の評価. 村木孝行（編）：肩関節痛・頸部痛のリハビリテーション. pp66-77, 羊土社, 2018

[9] Neumann DA（著），Andrew PD，他（監訳）：筋骨格系のキネシオロジー. 原著第3版, pp137-197, 医歯薬出版, 2018

[10] 河上敬介，他：小胸筋, 鎖骨下筋. 河上敬介，他（編）：骨格筋の形と触察法. 改訂第2版, pp122-127, 大峰閣, 2013

[11] 武重直敏，他：ヒト成人胸鎖関節の形態について. 昭和医会誌 58：106-115, 1998

[12] 高瀬勝己，他：烏口鎖骨靱帯の解剖学的特徴. 肩関節 32：237-240, 2008

[13] 林典雄：肩関節複合体に関連する靱帯. 青木隆明（監修），林典雄（著）：運動療法のための機能解剖学的触診技術—上肢. 改訂第2版, pp88-89, メジカルビュー社, 2011

Ⅱ ▶ 肩关节

ⅡA 肩关节内收受限的解剖学分析

本节涉及的人体运动结构
- ▶ 第 2 肩关节
- ▶ 喙肩弓
- ▶ 肩峰下滑囊
- ▶ 冈上肌
- ▶ 喙肱韧带

第 2 肩关节

第 2 肩关节（**图 1.53**）是肩关节复合体的功能关节，从颅侧开始，按顺序依次由作为关节窝的喙肩弓、作为关节腔的肩峰下滑囊和作为关节头的肱骨头构成（**图 1.50**）。喙肩弓是肩峰和喙突，以及连接两者的喙肩韧带，在肱骨头的上方，就像盖子一样。正常人的喙肩弓和肱骨头之间有 1 cm 左右的间隙，间隙中被连接在一起的**肩峰下滑囊**、三角肌下滑囊和喙突下滑囊所填充（**图 1.54**）。**肱骨头**由肩袖（旋转袖）所覆。在肩峰的下部，肩袖由冈上肌肌腱和远端肩袖组成。疏松

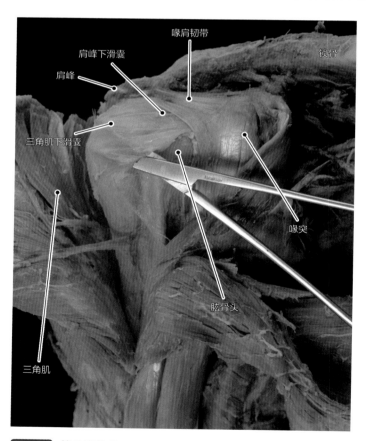

图 1.53 第 2 肩关节

从外侧前方观察，在右肩关节处剥下三角肌，剖出第 2 肩关节

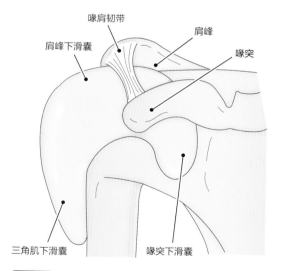

图 1.54 肩峰下滑囊的扩展

与图 1.53 相同的角度和相同的部位

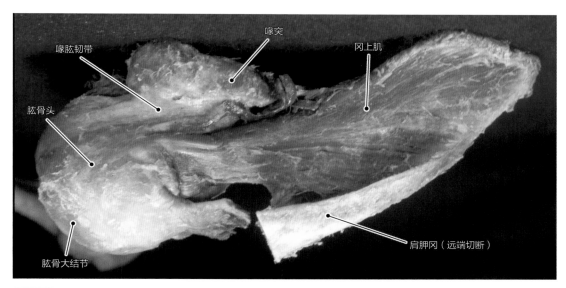

喙突

冈上肌

喙肱韧带

肱骨头

肩胛冈（远端切断）

肱骨大结节

图 1.55　第 2 肩关节的底面（相当于关节头）和冈上肌

的肩袖组织主要由喙肩韧带填充（**图 1.55**）。

结带动作的受限要素

　　肩关节的内收、伸展、内旋的复合动作（**结带动作**）是日常生活中经常进行的动作，比如在穿裤子或穿胸罩的时候。在做结带动作的时候，肩峰下滑囊在喙肩韧带和冈上肌之间滑动，**肩周炎和肩袖撕裂术后**由于制动活动变少，肩峰下滑囊和冈上肌粘连，不能向肩峰外侧滑动，造成肩关节内收受限（**图 1.58**）。

　　另外，在结带动作中，具有内旋上臂作用的**肩胛下肌**很重要，从形态上看，肩胛下肌在内旋上臂过程中容易"引起偏斜"，**喙肱韧带**在结节间沟上端附着于肩胛下肌肌腱的最上部，并向内侧上方拉起（第 54 页），当肩关节运动时，肩胛下肌不会造成偏斜，维持了形态的稳定。

喙肩弓

　　喙肩弓的下方为盂肱关节提供了运动空间（**图 1.53**）。肩峰抑制了肱骨头的过度向上移动，而肩峰下滑囊减轻了此时的冲击。上肢外展时，肱骨头在肩峰下滑囊内向上滚动，向下滑动。如果只产生向上的滚动，最终肱骨大结节与肩峰碰撞。这种状态称为**肩峰下撞击**，在外展受到限制的同时，对肩峰下滑囊和冈上肌的压力增强，出现疼痛。产生冲击的原因有盂肱关节的上方软组织挛缩，肱骨头向下滑动受到抑制，肩胛胸壁关节的稳定性下降，上肢上举时肩胛骨的上方回旋受到限制等。

　　另外，在冠状面进行上肢的外展需要结合肱骨的外旋，这样，肱骨大结节就可以通过肩峰弓的后缘。

肩峰下滑囊

在**图 1.53** 中，三角肌和肱骨头之间的三角肌下滑囊被剖出，从肩峰下滑囊向外延伸。**图 1.56** 显示，在喙突处，喙肩韧带被切断，朝着肩峰向颅侧翻转。喙肩弓下方的肩峰下滑囊被剖出。喙突下方的喙突下滑囊（**图 1.54**）在 85% 的病例中，与肩峰下滑囊是独立的，三角肌下滑囊基本上与肩峰下滑囊是相通的。也就是说，**三角肌下滑囊**是肩峰下滑囊向外侧的延伸，其作用是减轻三角肌与其下存在的冈上肌和肱骨头之间的摩擦。因此，即使在同一部位发生粘连，也会造成肩关节活动受限。

肩峰下滑囊在冈上肌上（**图 1.57**），其作用是，从肩峰的硬面保护比较柔软、容易受伤的冈上肌及其肌腱。另外，介于喙肩弓和冈上肌之间的肩峰下滑囊使两者间的滑动变得更顺畅，也使肩袖冈上肌使肱骨头相对于关节窝保持向心位的活动更加顺畅。

由于肩峰下撞击而发生肩峰下滑囊炎或肩袖炎时，恢复过程中肩峰下滑囊与冈上肌肌腱粘连（**图 1.58**），**冈上肌肌腱**由于粘连，被拉入肩峰下，肩关节内收时不能拉出，从而内收受限。肩关节外展时，粘连的部分滑动不畅，停留在肩峰下，造成疼痛和活动受限。

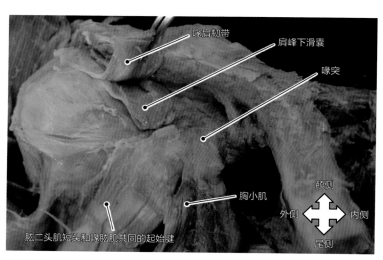

图 1.56 肩峰下滑囊

右侧肩关节翻转喙肩韧带，从前方看深层肩峰下滑囊

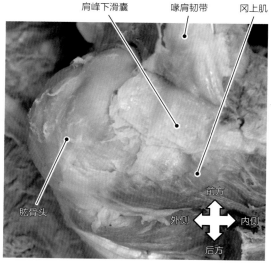

图 1.57 肩峰下滑囊和冈上肌

左侧肩关节将喙肩韧带翻向背侧，从颅侧观察存在于深层的肩峰下滑囊和冈上肌

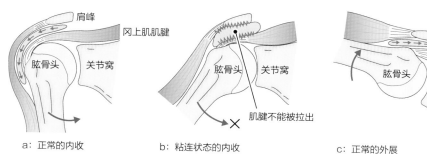

a: 正常的内收　　　　　b: 粘连状态的内收

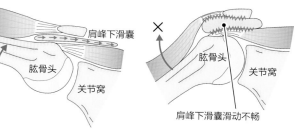

c: 正常的外展　　　　　d: 粘连状态的外展

图 1.58 肩峰下滑囊与冈上肌肌腱粘连引起的活动受限

冈上肌

从**图 1.57** 的状态中除去肩峰下滑囊后，可以观察到冈上肌末端的全貌和其前方的喙肱韧带（**图 1.59**）。在冈上肌肌腱和肩胛下肌肌腱之间的**肌腱疏松部**，缺少肌腱组织，疏松的结缔组织被**喙肱韧带**填充，因此这个部位更柔软、更富有弹性，承担着冈上肌和肩胛下肌收缩差异时的缓冲作用。

据前田所描述，在始于冈上窝和肩胛冈上表面，止于肱骨大结节前内侧部的**冈上肌**（**图 1.60，表 1.5**）中，最前端是强大的**肌腱部分**，很多肌纤维与该腱结合，停止在大结节的最前方。剩下较薄弱的肌纤维在后方止于大结节内侧。从肌腱部分经过肱骨旋转轴的前方（**图 1.61**）可以看出，除了

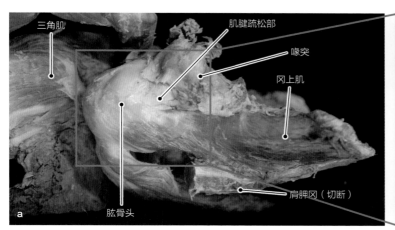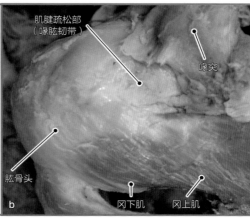

图 1.59　左侧冈上肌和肌腱疏松部（喙肱韧带）

a：从**图 1.57** 的状态中除去肩峰下滑囊。肩胛下肌隐藏在喙突中
b：肱骨头部分（a 的红框部分）的放大图

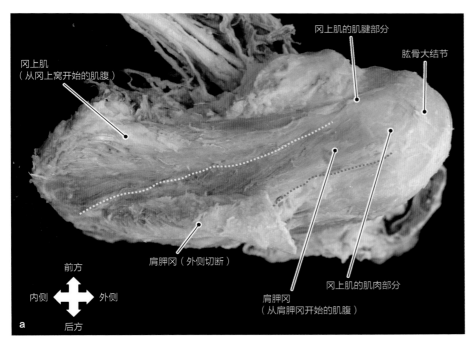

图 1.60　右侧冈上肌的肌腱部分和肌肉部分

a：右侧肩关节除去肩胛冈到肩峰的部分，从颅侧观察。黄色的虚线表示冈上肌的肌腱部分和肌肉部分。另外，红色的虚线表示冈上肌的后缘

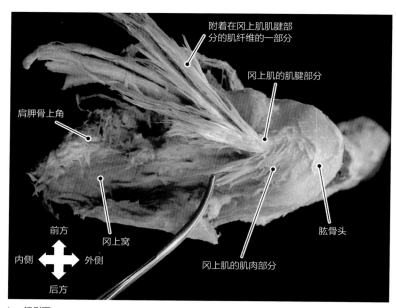

b：颅侧面

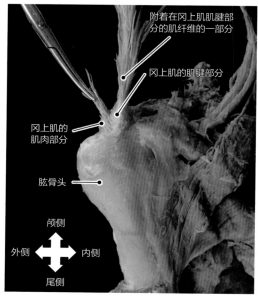

c：前面

图 1.60（续） 右侧冈上肌的肌腱部分和肌肉部分

b，c：一边除去冈上肌的肌束，一边观察肌腱部分和肌肉部分的构造。将冈上肌末端牵引到外侧。冈上肌的肌腱部分比肌肉部分厚，呈圆柱状

肩关节外展之外，冈上肌还承担着内旋和屈曲的作用。在脱衣服时拉起衣服下摆的动作中，伴随着肩关节的伸展、内收、外旋。肌腱部分的肌纤维是伸展最多的位置，发生肌肉缩短时会产生牵拉痛。

另外，肌腱部分在末端附近有转向前方的趋势，肩关节内旋时这种趋势增大，外旋时这种趋势减小，肌腱部分呈直线状到达肱骨大结节（**图 1.61**）。由于朝向牵引力内侧的力在外旋位较大，冈上肌的外转作用在外旋位比内旋位更强。

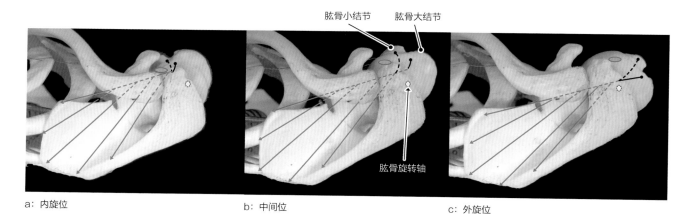

a：内旋位　　　　　　　　　　　　b：中间位　　　　　　　　　　　　c：外旋位

图 1.61 冈上肌的作用和肱骨的位置

在 1/5 的病例中，肌腱部分还会停止在肱骨小结节上。虚线表示停止在小结节上的部分，蓝色表示喙肱韧带的区域

表 1.5　冈上肌

肌肉	起点	止点	支配神经	收缩 ⇒ 伸展动作	受损时受限的动作	临床相关
冈上肌	肩胛骨的冈上窝、冈上筋膜	肱骨大结节上部、肩关节囊	肩胛上神经	肩关节外展	肩关节内收	除外展作用外，还有内旋、屈曲作用

喙肱韧带

喙肱韧带是不规则排列的疏松结缔组织，起自喙突的基部和下部，附着在从肱骨小结节越过肌腱疏松部到肱骨大结节的范围内。在后方，覆盖冈上肌肌腱的上表面和下表面，到达肱骨大结节，在前下方，覆盖肩胛下肌肌腱最上部的前面和后面。

喙肱韧带主要作用是限制肩关节的内收、伸展、下垂位外旋。**图 1.62** 显示了肩关节不同位置引起的韧带紧张状态。在**肌腱疏松部**的区域，可以观察到喙肱韧带在外旋位紧张、在内旋位松弛的情况。

金泽等人认为，喙肱韧带不仅是以往所理解的肌腱疏松部，着眼于附着肱骨头的范围，对主诉内旋受限的病例实施内旋松动术，其结果是，在靠近关节窝的喙突起始部的喙肱韧带（后部）出现断裂，而内旋限制得到了改善。肌腱疏松部的一部分具有柔软的间隙，赋予了肌腱结构的灵活性。

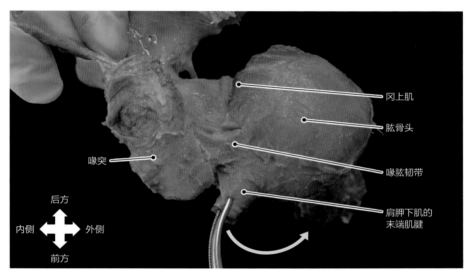

a：肩关节外旋时

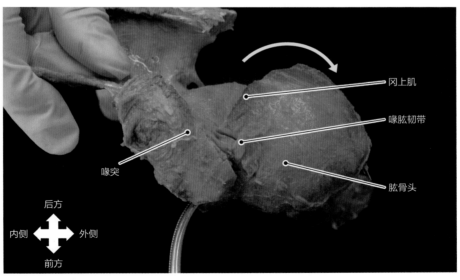

b：肩关节内旋时

图 1.62　从颅侧观察喙肱韧带

左侧肩关节，切除冈上肌和肩胛下肌，留下止点，用镊子夹住肩胛下肌残端。喙肱韧带的肩
袖肌腱疏松部清晰可见
在 b 图中，喙肱韧带的前缘隐藏在喙突后

喙肱韧带是填充肌腱疏松部的疏松结缔组织，可以认为，其紧张度根据肢位的不同而变化，并与肩关节运动的制动有关，有助于维持运动的稳定性。但是，疏松结缔组织容易受损，一旦发生炎症，喙肱韧带就会因组织的瘢痕化而失去韧性，成为肩关节外旋的限制因素。另外，如果喙肱韧带与邻近的冈上肌肌腱产生粘连（**图1.63**），就会妨碍冈上肌向外侧的滑动，从而限制内收可动范围。相反，也有记载称，因肩峰下撞击而产生肩峰下滑囊与冈上肌肌腱粘连的病例，大多同时并发喙肱韧带的粘连。

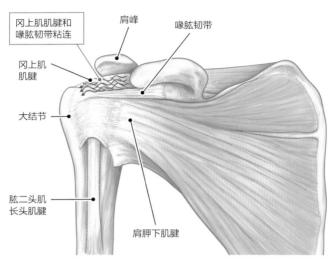

图1.63 喙肱韧带的粘连

喙肱韧带由于瘢痕化而失去了韧性，就会成为肩关节外旋的限制因素。另外，如果喙肱韧带与邻近的冈上肌肌腱发生粘连，就会妨碍冈上肌向外侧的滑动，从而限制内收可动范围

喙肱韧带和冈上肌的超声解剖

喙肱韧带的超声解剖

由图可见，喙肱韧带在肩关节下垂位时松弛，但在肩关节外旋位时紧张（**图1.64**）。

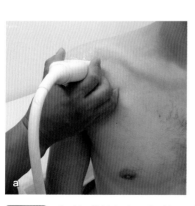 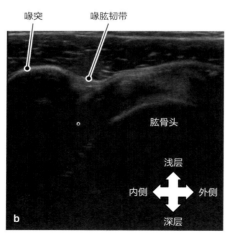 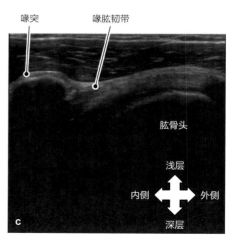

图1.64 喙肱韧带的超声图像（短轴）

a：扫描部位。在肩关节前面显示出喙突。在喙突附近扫描，可以确认从喙突基部向外侧延伸的喙肱韧带
b：安静时（肩关节下垂位）。喙肱韧带松弛
c：伸展时（肩关节最大外旋位）。喙肱韧带紧张

做结带动作时冈上肌的运动

做结带动作时，冈上肌一边与喙肩韧带接触一边滑行，可以在超声图像中观察到肱骨头和喙肩韧带之间的空间的情况（**图 1.65**）。可以认为，该空间内发生滑行障碍是结带动作的限制因素。

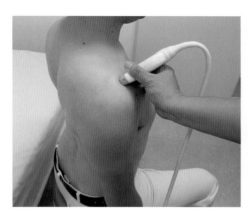
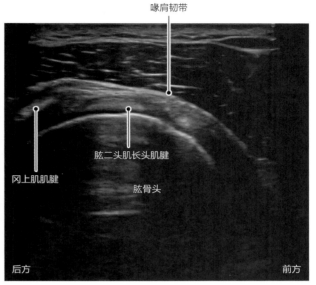

a：上肢下垂时。冈上肌的大部分位于肩峰的深层附近

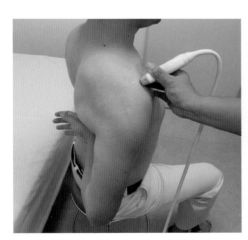
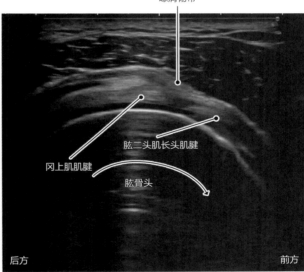

b：做结带动作时。冈上肌在喙肩韧带和肱骨头之间滑行

图 1.65 上肢下垂时和做结带动作时的冈上肌的超声图像

在肩峰前缘和喙突的连线上扫描喙肩韧带，在喙肩韧带和肱骨头之间的空间中可观察到冈上肌的运动

肩关节内收受限的治疗性运动

为了改善肩关节的内收受限，重要的是改善在肩峰下滑动的**肩峰下滑囊**和**冈上肌**，附着在冈上肌上的**喙肱韧带**，以及附着于喙肱韧带的**肩胛下肌**的柔韧性。在此，我们描述了针对冈上肌的治疗性运动（**图 1.66~1.68**）。

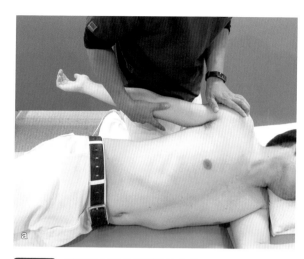
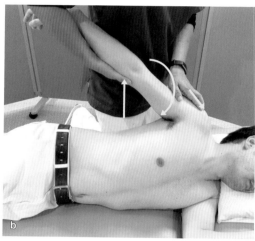

图 1.66 诱导冈上肌前部纤维的收缩

治疗师从肩关节外旋、伸展、内收位（a）向内旋、屈曲、外展位进行诱导（b）时，用另一只手使肱骨头滑入肩峰下

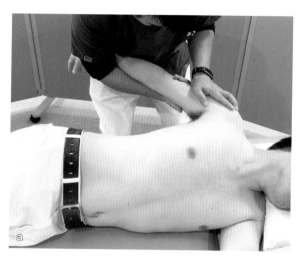
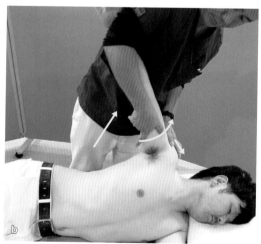

图 1.67 诱导冈上肌后部纤维的收缩

治疗师从肩关节内旋、伸展、内收位（a）向外旋、屈曲、外展位进行诱导（b）时，用另一只手使肱骨头滑入肩峰下

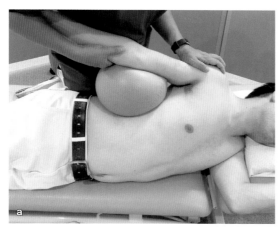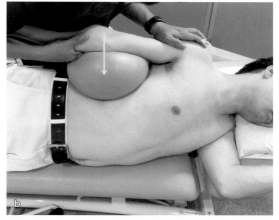

图1.68　使用球牵拉冈上肌

侧卧位，受试者在手臂和躯干之间夹住球或靠垫（a），治疗师固定肩胛骨，将球或靠垫压在受试者的躯干上（b）。治疗师根据疼痛的程度向伸展 – 内收方向拉伸肱骨头

受试者一边对动作进行反馈，一边自主训练

参考文献

[1] Neumann DA（著），Andrew PD，他（監訳）：筋骨格系のキネシオロジー．原著第3版，pp137-197，医歯薬出版，2018

[2] 吉村英哉，他：烏口上腕靱帯の肩胛下筋付着部に関する解剖学的研究—その意義について．肩関節 35：707-710，2011

[3] 工藤慎太郎，他：肩．工藤慎太郎（編著）：運動機能障害の「なぜ？」がわかる評価戦略．pp8-67，医学書院，2017

[4] 皆川洋至：超音波でわかる運動器疾患—診断のテクニック．p160，メジカルビュー社，2010

[5] 颯田季央：肩関節周囲炎．工藤慎太郎（編著）：運動器疾患の「なぜ？」がわかる臨床解剖学．pp31-43，医学書院，2012

[6] 杉本勝正（監修），林典夫（著）：運動療法のための運動器超音波解剖—拘縮治療との接点．pp14-51，文光堂，2015

[7] 前田和彦，他：棘上筋停止部に関する解剖学的検討．肩関節 31：209-211，2007

[8] 西川仁史：肩関節周囲炎の機能解剖学的病態把握と理学療法．理学療法 30：650-663，2013

[9] 金澤憲治：烏口上腕靱帯は肩関節内旋制限に関与するか．肩関節 39：405-408，2015

盂肱关节前向不稳的解剖学分析

本节涉及的人体运动结构
▶ 肩胛下肌
▶ 肱二头肌长头肌腱
▶ 盂肱带

　　盂肱关节易发生脱位，约占所有关节脱位的一半，其中大部分为**前脱位**。强迫盂肱关节外展、外旋或水平伸展时，盂肱关节可能会发生前脱位。类似的外展、外旋动作也发生在棒球**投球动作**和**梳头动作**中，肱骨头相对于盂唇向外旋转，从而在盂肱关节的前壁产生压力。构成前壁的喙肱韧带、肩胛下肌和肱二头肌长头肌腱抵抗这种压力并保持盂肱关节的前向稳定性。在前脱位或前半脱位的情况下，盂唇等部位受损，盂肱关节会变得不稳定，反复脱位或半脱位会经常发生。这样的状态叫**盂肱关节不稳**。

　　另外，关节周围的肌肉和软组织的柔韧性对关节的顺畅运动是必不可少的。例如，当肱骨头相对于盂唇进行外旋时，肱骨头向后滚动，压力施加到盂肱关节前壁。如果前壁的肌肉或软组织具有正常的柔韧性，则前壁接受滑行，产生的压力肱骨头相对于关节窝保持向心位置的同时可以移动关节（**图1.69a**）。如果前壁肌肉或者软组织在挛缩的状态下，则肱骨头被前壁顶撞而不能保持正常的向心位置，从而向后移位（**图1.69b**，斜平移理论）。在这种情况下，关节后壁会出现与位移相关的压迫症状（疼痛等）。

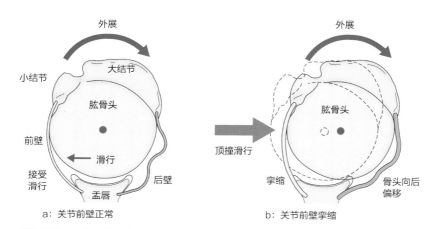

a：关节前壁正常　　b：关节前壁挛缩

图1.69 韧带、关节囊的延展性和关节头运动（斜平移理论）

从颅侧观察关节头部。以盂肱关节外旋运动为例来解释斜平移理论

肩胛下肌

肩胛下肌的解剖学分析

肩胛下肌（**图 1.70**，**表 1.6**）覆盖肩胛骨的前表面，从肩胛下窝到肱骨小结节和小结节嵴的顶部。肩胛下肌主要作用于盂肱关节的内旋。在上肢未被切断的状态下（**图 1.71**），肩胛下肌只在腋窝后壁肩胛骨前面的肌肉外侧可见，其外侧与背阔肌的外侧边缘平行。因此，可从体表触及肩胛下肌的位置是腋窝后壁。

在肩胛下肌的肌腹，从终止部成扇形扩散为多条**肌腱**（**图 1.70**），由于肌纤维为每个肌腱创建一个肌束，所以肩胛下肌呈现**多羽毛状**。多羽毛状的肩胛下肌覆盖在肩胛关节的内收、外展轴上下，在终止部完结（**图 1.72**）。因此，通过内收、外展轴上方的颅侧肌束处于下垂状态时，通过下方的尾侧肌束在外展过程中变得紧张。

肩胛下肌由终止部附近肌腹较多的**肌肉部分**和肌肉很少的**肌腱部分**组成（**图 1.73**）。肌肉部分位于肌腱部分的尾部。从体表可触及的肩胛下肌部分靠近肩胛骨下角的外侧缘，这部分属于肌肉部分（**尾侧肌束**）。由于肌肉部分比肌腱部分（**颅侧肌束**）更灵活，因此肌肉部分伸展性降低可能对外展运动及其受限范围的影响较大。从肌束的运行来看，尾侧肌束在上肢外展位时最为紧张（**图 1.72b**）。坛等人指出，如果在大体中切割覆盖盂肱关节的前下方的肌肉部分，上肢外展的运动幅度会增加，因此肌肉部分可能是上肢外展的限制因素。考虑到肩胛下肌作用于盂肱关节内旋，在引起盂肱关节前脱位的外展和外旋中，肩胛下肌的肌肉部分被牵伸得最多，由此可以推测肌肉部分可能与中、下盂肱韧带一起参与前向不稳的制动。

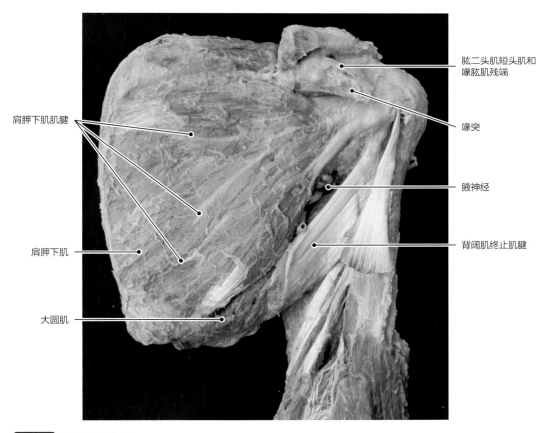

图 1.70 肩胛下肌全貌

左上肢与身体分离，从正面观察肩胛下肌

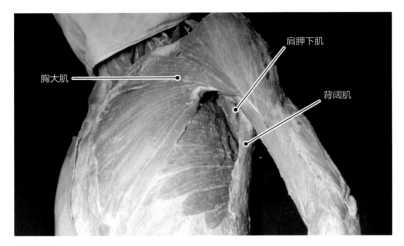

图 1.71 腋窝部的肩胛下肌

从左胸部的外侧前方观察。可以观察到肩胛下肌的外侧边缘，与构成腋窝后壁的背阔肌外侧边缘平行

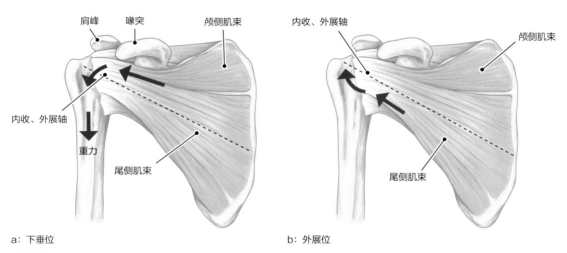

a：下垂位

b：外展位

图 1.72 上肢下垂和外展时的肩胛下肌张力

上肢下垂时肩胛下肌的颅侧肌束紧张（a），上肢外展时尾侧肌束紧张（b）

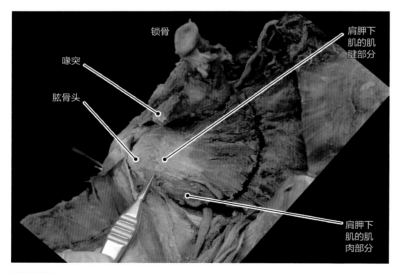

图 1.73 肩胛下肌的肌腱和肌肉部分

观察右肩关节的肩胛下肌终止部。肌肉部分位于肌腱的尾部
镊子指的是肌腱和肌肉之间的边界

肩胛下肌的超声解剖

肩胛下肌位于背阔肌和大圆肌的内侧和颅侧（**图1.71**）。因此，进行超声检查时，在腋窝处需要将探头移向内侧和颅侧，但由于腋窝周围有很多神经纤维，注意不要用探头或手指用力按压。

肩胛下肌伴随着盂肱关节的内旋而隆起。该区域（尾侧肌束）是可触及的（**图1.74**）。

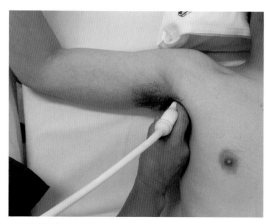

a：盂肱关节外展外旋位

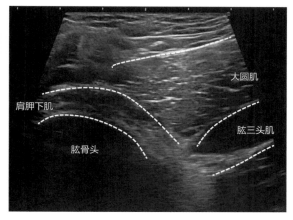

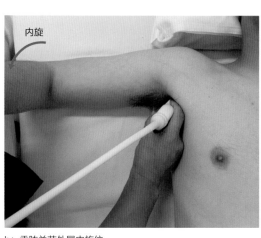

b：盂肱关节外展内旋位

图1.74 盂肱关节外展时肩胛下肌的超声图像（短轴）

把探头放在腋窝后壁时，可以看到肩胛下肌、大圆肌和背阔肌（a）。如果探头进一步移动到内侧、颅侧，可以看到很大一部分的肩胛下肌。随着盂肱关节的内旋（b），肩胛下肌隆起并移动到浅层远端

肩胛下肌的治疗性运动

肩胛下肌位于腋窝后壁的肩胛骨前方（**图 1.71**），整个肌腹难以触及。然而，如**图 1.75**所示，治疗师将手指放在盂肱关节外展、外旋位的腋窝后壁上，向内侧、颅侧移动手指可以触摸到外侧下缘的区域。推动从肩胛骨的外侧缘到肩胛下肌的下部纤维可以直接牵伸肩胛下肌。此外，在诱导肩胛下肌收缩时（**图 1.76**），把肌腹向外侧前方拨出，以促进收缩。

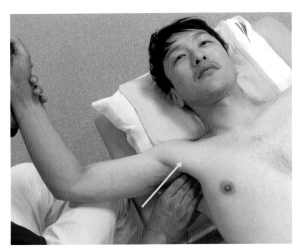

图 1.75　直接牵伸肩胛下肌

⇨是治疗师手指移动的方向

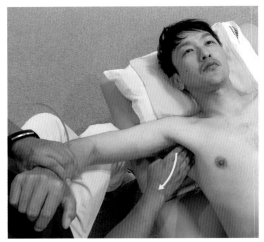

图 1.76　诱导肩胛下肌的收缩

⇨是盂肱关节自动内旋的方向，⇨指的是治疗师在诱导肩胛下肌收缩时把肌腹向外侧前方拨出，以促进收缩

表 1.6　肩胛下肌和肱二头肌长头肌腱

肌肉	起点	止点	支配神经	收缩 ⇒ 伸展动作	受损时受限的动作	临床相关
肩胛下肌	肩胛骨的肩胛下窝，肩胛下肌筋膜	肱骨小结节和小结节嵴的顶部，肩关节囊	肩胛下神经	肩关节内旋	肩关节外旋	肌肉部分可以触及
肱二头肌长头肌腱	肩胛骨盂上结节	桡骨粗隆，前臂筋膜	肌肉皮肤神经	肩关节外展，肘关节屈曲，前臂旋后	肩关节内收，肘关节伸展，前臂旋前	有助于维持盂肱关节前向稳定

1

肱二头肌长头肌腱

肱二头肌长头肌腱的解剖

　　肱二头肌长头肌腱（**表1.6**）附着在肩胛骨盂上结节上，从这里过渡到盂唇，连接区域从关节窝的上缘延伸到后缘的中心（**图1.77**）。长头肌腱从盂上结节起始，被包裹在滑膜内，沿着肱骨头上表面到关节囊内朝向外侧，到达**结节间沟**，然后转向下方。在肱骨头上表面运行时穿过的是肩袖肌腱疏松部。在**肩袖肌腱疏松部**，长头肌腱被包裹在肱骨韧带颅侧的喙肱韧带中（**图1.78**），**图1.79**显示了这种包裹方式。

　　在长头肌腱转向结节间沟的区域，肩胛下肌舌部延伸至小结节上端的上外侧面，与喙肱韧带、**盂肱上韧带**和肩胛下肌肌腱形成传导通路（**图1.78**）。**肩胛下肌舌部**是从小结节上端和肩胛下肌颅侧终止部延伸出的一个小而薄的肌腱组织。在更远的位置，结节间沟被横韧带覆盖。长头肌腱从其下方穿出到肱骨上部的前面，朝向背阔肌和大圆肌的共同终止腱与胸大肌终止腱之间的远端（**图1.80a**）。**横韧带**是从肩胛下肌的终止部开始延续的结缔组织。考虑到结节间沟的传导通路和横韧带可能是长头肌腱的稳定机制，所以肩胛下肌参与长头肌腱的稳定机制。

　　据 Lafosse 等人报道，96% 的肱二头肌长头肌腱前向不稳的病例有肩胛下肌肌腱的断裂，吉村等人也报道，在肩胛下肌断裂（浅层断裂除外）的 50 例患者中，有 18 例（36%）的患者表示他们的长头肌腱不稳定。此外，新井等人认为，当对肱二头肌长头肌腱施加张力时，使长头肌腱脱位的力会直接施加到肩胛下肌肌腱的最颅侧部。肩胛下肌舌部的作用是增加终止部面积以支撑施加在最颅侧终止部的力。

　　肩关节内旋位时结节间沟位于前方，长头肌腱在肩肱关节相对较前的上表面运行；外旋位时结节间沟位于外侧方向，长头肌腱横过盂肱关节的上表面（**图1.81**）。

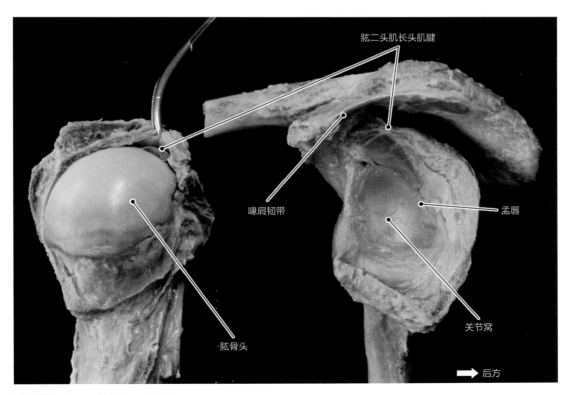

肱二头肌长头肌腱

喙肩韧带

盂唇

肱骨头

关节窝

后方

图1.77 肩胛骨关节窝和肱骨头

断离的右肩胛骨－肱骨关节仅剩骨和关节囊，再把关节窝与关节头分离

因此，在肩关节外旋时，会产生一个在抬高运动过程中将肱骨头向下推的力，起到稳定肩关节的作用。但是，由于肩关节的外旋，长头肌腱的运动变化很大，很可能会产生机械应力。因此，长头肌腱腱鞘的摩擦应力可能会增加，导致肌腱肥大和退化。此外，当肱二头肌长头的张力增加时，肱骨头的内旋力通过长头肌腱穿过结节间沟作用于肱骨结节。

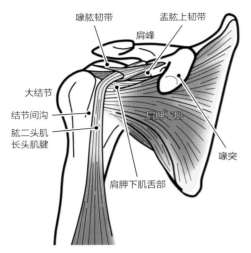

图1.78 肱二头肌长头肌腱的传导路径

肱二头肌长头肌腱通过肩袖肌腱疏松部的传导路径到达结节间沟。喙肱韧带、盂肱上韧带和肩胛下肌舌部形成传导通路

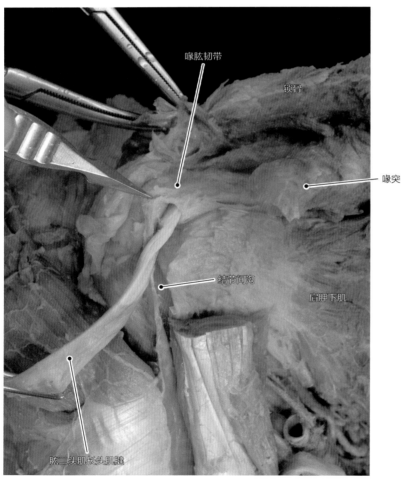

图1.79 肱二头肌长头肌腱和喙肱韧带

观察右侧肩肱关节前方的结节间沟区域。肱骨外侧韧带被截断，穿过结节间沟的长头肌腱被拉向前。在肱骨头上表面的肩袖肌腱疏松部中，可以清楚地看到长头肌腱被喙肱韧带包裹着

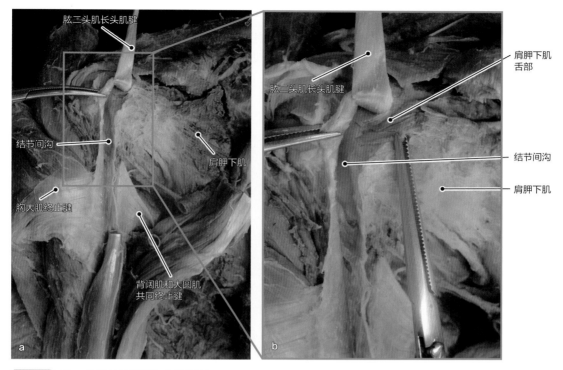

图 1.80 肱二头肌长头肌腱和肩胛下肌

a：在右侧盂肱关节前方的结节间沟处切断肱外侧韧带，将穿过结节间沟的肱二头肌长头肌腱向上翻

b：a 的放大视图。我们看到的是肩胛下肌舌部延伸到肱骨结节的上外侧面

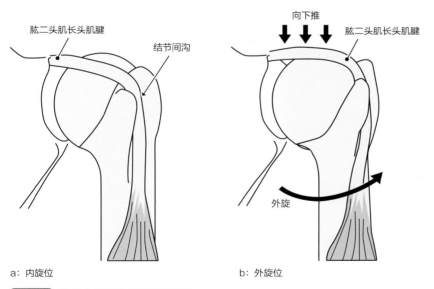

a：内旋位

b：外旋位

图 1.81 肱二头肌长头肌腱和肱骨头

跨过肱骨头的肱二头肌长头肌腱的位置在盂肱关节的内旋位和外旋位是不同的

肱二头肌长头肌腱的超声解剖

　　肱二头肌长头肌腱在结节间沟处清晰可见，也可以看到在肱骨头上方被喙肱韧带覆盖（**图 1.82**）。

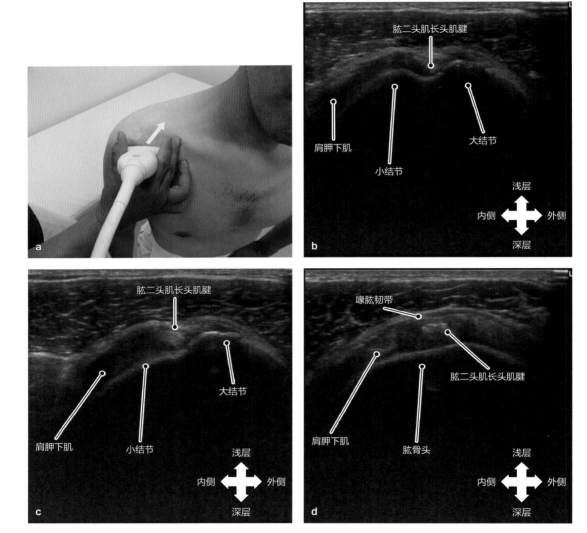

图 1.82　肱二头肌长头肌腱超声图像

a：扫描部位。确认肱骨近端附近前方的小结节凸起后放置探头（短轴）
b：肱二头肌长头肌腱在肱骨的大结节和小结节之间的结节间沟处。可以观察到结节间沟处有个小结节凸起
c：从近处看，小结节呈现光滑的形状
d：将探头进一步向内侧移动会使小结节上升不可见。肱二头肌长头肌腱位于肱骨头上方，长头肌腱的上方可观察到喙肱韧带

肱二头肌长头肌腱、短头肌腱周围肌肉的位置关系

肱二头肌短头肌腱位于盂肱关节的前面，在三角肌前束的内侧部沿着肩胛下肌肌腱的腹侧上升并附着于喙突（**图 1.83**）。盂肱关节内旋时，三角肌覆盖肱二头肌短头肌腱，**三角肌和肩胛下肌夹着肱二头肌短头肌腱**滑动（**图 1.84**）。该区域的肌肉和结缔组织粘连导致肩关节外旋受限。在肩胛下肌肌腱更远端，**肱二头肌长头肌腱夹在胸大肌终止腱和背阔肌-大圆肌终止腱之间**（**图1.80**）。该部位的粘连也被认为会导致外旋受限。

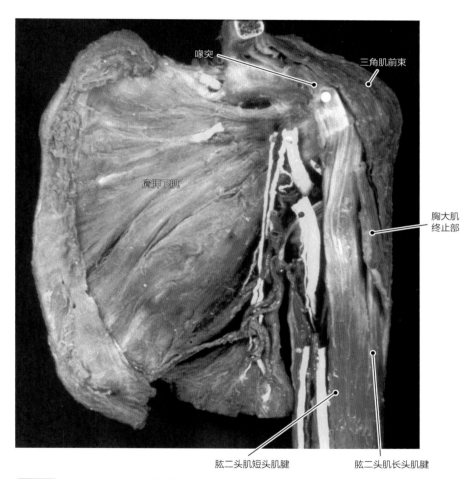

喙突

三角肌前束

肩胛下肌

胸大肌
终止部

肱二头肌短头肌腱　　　　肱二头肌长头肌腱

图1.83　肱二头肌短头肌腱与肩胛下肌、三角肌的位置关系
从弯曲一侧观察被切断的右上臂

盂唇

纤维软骨性的**盂唇**和盂肱关节的关节窝周围相连（**图 1.77**）。盂肱关节发生前向的脱位或半脱位时，关节窝前缘的盂唇剥落，有时伴有关节窝的撕脱性骨折，这种情况称为**班卡特损伤**。如果盂唇和关节窝边缘失去支撑，脱位或半脱位就会重复发生。软组织附着在关节窝的强度不均匀，据报道，班卡特损伤患者的肌腱在盂唇前下方部附着强度较弱。

另一方面，附着在盂唇上的肱二头肌长头肌腱过度牵伸（投球时等）有时会损伤上盂唇（**SLAP 损伤**）。也提示了盂唇与肩关节的外展、外旋位有关。

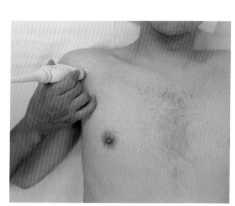

a: 外旋时

三角肌

肱二头肌短头
肌腱

喙肱肌

肩胛下肌

肱骨头

浅层

外侧　内侧

深层

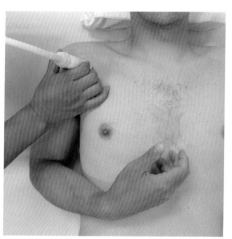

b: 内旋时

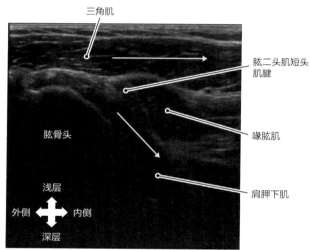

三角肌

肱二头肌短头
肌腱

喙肱肌

肩胛下肌

肱骨头

浅层

外侧　内侧

深层

图 1.84　三角肌、肩胛下肌与肱二头肌短头肌腱在盂肱关节外旋、内旋时的超声图像

把探头从喙突尖端向尾侧移动，可以描绘出盂肱关节的前面（短轴）
a：当盂肱关节外旋时，三角肌和肩胛下肌处于牵伸状态
b：当盂肱关节内旋时，三角肌和肩胛下肌处于收缩状态。⇨是三角肌和肩胛下肌的收缩方向。在内旋期间，
三角肌和肩胛下肌夹着肱二头肌短头肌腱滑动

盂肱韧带

盂肱韧带的解剖

　　盂肱关节的关节囊松散而宽阔，附着在肩胛颈和盂唇的外周，肱骨解剖颈以及大、小结节上
（**图 1.85**）。关节囊的前面和下面与肩胛下肌紧密相连，此外，它较厚的一部分，被称为**盂肱韧带**
（**图 1.85a**）。关节囊的后表面很薄，冈下肌通过结缔组织与关节囊松散相连。（**图 1.85b**）。

　　盂肱韧带按纤维走行分为上、中、下 3 个部分（**图 1.86**）。**盂肱上韧带**从关节窝上缘到肱二
头肌长头肌腱下方横向延伸并附着于小结节。**盂肱中韧带**从锁骨上结节或盂唇沿肩胛下肌肌腱延伸
并附着于小结节，与盂肱韧带其他部位相比缺陷发生率更高，在形态上具有多样性，可呈韧带状、
带状、膜状，或在小结节侧不明显。柴原等人报道，盂肱中韧带发育良好而相邻关节囊纵向断裂的

病例中，由于肩关节 90° 外展位的内旋动作，肱骨头和关节窝之间夹住了增厚的**盂肱中韧带**。另一方面，在**盂肱下韧带**中，腋窝凹陷的前部为**盂肱下韧带前束**，而后部为**盂肱下韧带后束**。盂肱下韧带从下方包裹住肱骨头。

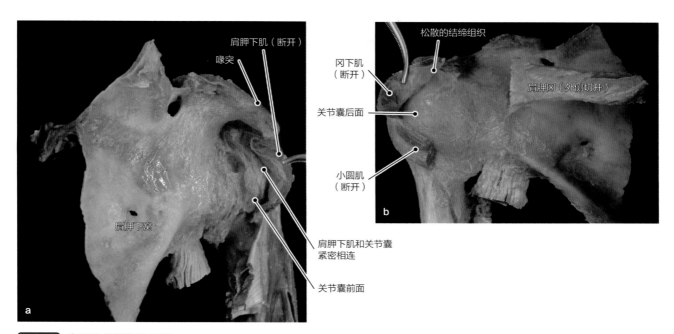

图 1.85　左盂肱关节的关节囊

a：前面。肩胛下肌的肌腹被向前拉。肩胛下肌的肌腹与关节囊的前表面紧密相连
b：后面。冈下肌被向外拉。肌肉通过结缔组织松散地连接到关节囊的后表面

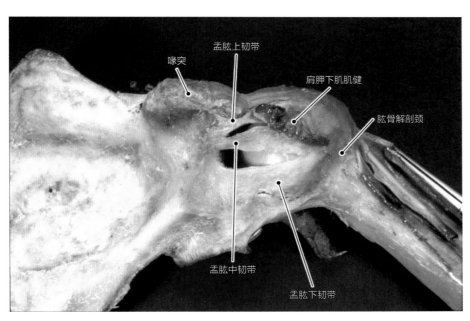

图 1.86　盂肱韧带

解剖左盂肱关节的骨部分和关节囊部分。观察上臂外展位的关节囊的前面。去除关节囊的多余部分以露出盂肱韧带

盂肱韧带对盂肱关节的稳定功能

　　盂肱韧带的张力因盂肱关节肢位的变化而不同。在下垂的位置，盂肱上韧带和喙肱韧带被拉紧，以抑制肱骨头向下方偏位。在外展 45° 肢位时，盂肱中韧带被拉紧以抑制盂肱下韧带前束和肩胛下肌向前方偏位。在外展 90° 肢位时，整个盂肱下韧带被拉紧以抑制肩胛下肌向前方偏位。在水平屈曲位（水平内收）时盂肱下韧带后束被拉紧，在水平伸展位时盂肱下韧带前束被拉紧。也就是说**盂肱韧带**是根据盂肱关节肢位来改变每个部分的张力，这被认为有助于维持盂肱关节的稳定。

　　外展、外旋和水平伸展是盂肱关节前脱位最常见的肢位，整个**盂肱下韧带**都参与了稳定功能的维持。**图 1.87a** 显示了盂肱关节下垂位置的盂肱韧带，盂肱中、下韧带松弛。**图 1.87b** 显示了在盂肱关节外展位 45° 时的盂肱韧带，可以观察到盂肱中、下韧带被拉紧的状态。另一方面，小石等人进行了在盂肱关节外展 90° 肢位时内旋和外旋运动期间盂肱关节的体内三维动态解析，在外展 90° 的最大外旋位时，确认上、中、下前 3 部分盂肱韧带均牵伸到最大，表明了这些韧带可能是在前向稳定机制中发挥了作用。注意，**盂肱上韧带**与肩胛下肌肌腱一起从下方支撑肱二头肌长头肌腱并通向结节间沟（**图 1.78**）。

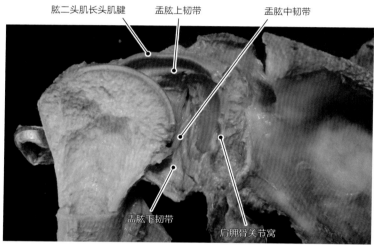

　　肱二头肌长头肌腱　　盂肱上韧带　　　盂肱中韧带

盂肱下韧带　　　　肩胛骨关节窝

a：下垂位。在盂肱关节下垂时，盂肱中、下韧带松弛

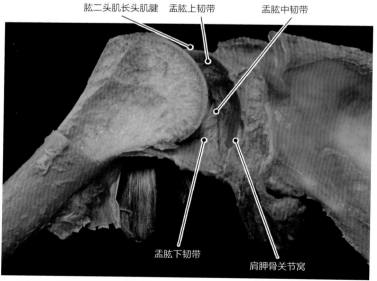

　　肱二头肌长头肌腱　　盂肱上韧带　　　盂肱中韧带

盂肱下韧带　　　　肩胛骨关节窝

b：外展位。在盂肱关节外展时盂肱中、下韧带被拉紧

图 1.87　盂肱韧带

盂肱韧带的治疗性运动

为了使缩短的盂肱韧带伸展，有必要放松肩部周围的肌肉。此外，据说**关节囊韧带**在肩胛骨外展45°时处于最均匀的张力状态，因此，将该肢位设定为中立位，通过韧带的被动运动进行评估。但是，如果观察到韧带缩短，过度的内旋或外旋会伴有疼痛，因此内收或外展、内旋或外旋应分阶段进行牵伸（**图1.88**）。

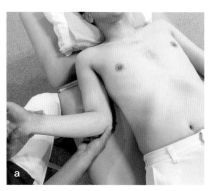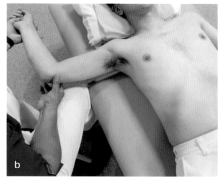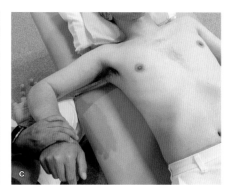

图1.88 盂肱韧带的评估

a：盂肱关节下垂位的外旋（弯曲和外展0°）。主要是盂肱上韧带被牵伸
b：盂肱关节90°外展位的外旋。盂肱上韧带、盂肱中韧带和盂肱下韧带前束被牵伸
c：盂肱关节90°外展位的内旋。主要是盂肱下韧带后束被牵伸

参考文献

[1] 颯田季央：肩関節不安定症．工藤慎太郎（編著）：運動機能障害の「なぜ？」がわかる臨床解剖学．pp21-30，医学書院，2012

[2] 赤羽根良和：関節包靱帯が原因となる拘縮．林典雄（監修）：肩関節拘縮の評価と運動療法．pp187-207，運動と医学の出版社，2013

[3] 時吉聡介，他：ヒト肩胛下筋の停止形態について．関節鏡33：1-4，2008

[4] 壇順司，他：運動器の機能解剖—肩関節11．理学療法21：1432-1436，2004

[5] 新井隆三，他：上腕二頭筋長頭腱の安定化機構—肩胛下筋腱，上関節上腕靱帯，烏口上腕靱帯の解剖学的構築．別冊整形外科58：2-6，2010

[6] Lafosse L, et al：Anterior and posterior instability of the long head of the biceps tendon in rotator cuff tears：A new classification based on arthroscopic observations．Arthroscopy23：73-80，2007

[7] 吉村英哉，他：肩胛下筋腱最頭側部の解剖学的修復と上腕二頭筋長頭腱との関係．肩関節40：987-991，2016

[8] 工藤慎太郎：腱板損傷．工藤慎太郎（編著）：運動機能障害の「なぜ？」がわかる臨床解剖学．pp12-20，医学書院，2012

[9] 颯田季央：片麻痺の肩関節痛．工藤慎太郎（編著）：運動療法の「なぜ？」がわかる超音波解剖．pp24-39，医学書院，2014

[10] 原寛徳，他：関節窩における関節唇と関節包の強度．肩関節18：82-87，1994

[11] Burkhart SS, et al：The peel-back mechanism:its role in producing and extending posterior type Ⅱ SLAP lesions and its effect on SLAP repair rehabilitation．Arthroscopy1：637-640，1998

[12] Steinbeck J, et al：The anatomy of the glenohumeral ligamentous complex and its contribution to anterior shoulder stability．J Shoulder Elbow Surg7：122-126，1998

[13] 柴原基，他：中関節上腕靱帯断裂により関節内のインピンジメント症状を呈した2例．肩関節34：955-958，2010

[14] 小石逸人，他：肩関節内外旋運動における関節上腕靱帯の生体内三次元推定距離．肩関節34：583-586，2010

[15] Massimini DF, et al：In vivo glenohumeral translation and ligament elongation during abduction and abduction with internal and external rotation．J Orthop Surg Res7：29-37，2012

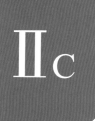

IIc 盂肱关节后方软组织挛缩的解剖学分析

本节涉及的人体运动结构
▶ 冈下肌
▶ 小圆肌
▶ 后方关节囊

盂肱关节后方的软组织，包括关节囊（**后方关节囊**）以及覆盖后方关节囊的冈下肌和小圆肌（**图 1.89**），冈下肌和小圆肌的肌腱止于肱骨大结节，能帮助盂肱关节外旋。后方关节囊的挛缩会导致盂肱关节屈曲与内旋受限。当关节进一步屈曲时，挛缩的后方关节囊使肱骨头向前上方偏移，

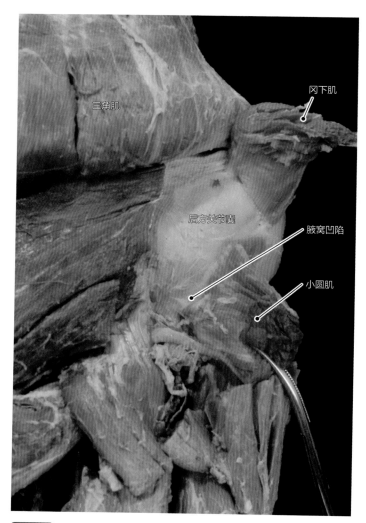

图 1.89 盂肱关节后方的软组织

右肩后面的三角肌向肌肉头端翻转后，将构成后方浅层软组织的冈下肌和小圆肌从肌腹中间切断，并将肌肉断端向外或向肌肉尾端翻转，暴露出后方关节囊。可以看到小圆肌的尾部处于覆盖在腋窝凹陷处的关节囊

致使肱骨头与喙突、肩峰的接触压明显上升（**图1.90**）。另外，由于冈下肌和小圆肌的伸展性降低，肌腱附着处受到的牵伸力会增大，引起肌腱发生炎症或受到损伤等。如果波及后方关节囊，也会导致关节囊的伸展性降低。在屈曲及内旋上肢时盂肱关节后面出现疼痛并伴随活动限制时，我们要注意是否是上文提到的情况。

　　另外，频繁在盂肱关节外展时进行内旋、外旋动作的棒球选手和排球选手，他们因后方关节囊和盂肱关节外旋肌群的伸展性低下导致难以发挥能力。如果他们继续执行投球动作，盂肱关节在90°外展的情况下会增加外旋的程度，而在90°屈曲时内旋角度又会变小。**内旋活动度减少有可能是后方关节囊的弹性降低造成的。**

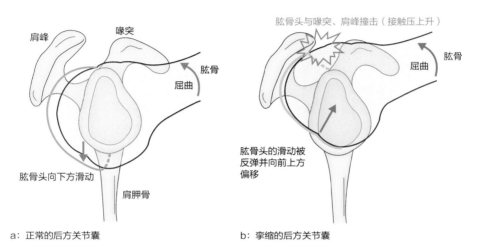

a：正常的后方关节囊　　　　　　b：挛缩的后方关节囊

图1.90 后方关节囊挛缩与肱骨头的滑动

当盂肱关节屈曲时，肱骨头向下方滑动，正常情况下后方关节囊不会阻碍这种滑动。但是当后方关节囊挛缩时，将会阻碍这种滑动，使得肱骨头向前上方偏移，造成肱骨头与喙突、肩峰撞击

盂肱关节的后方关节囊

　　覆盖在盂肱关节后面的后方关节囊（**图1.89**），与其他肩关节关节囊的筋膜相比更薄，具有更好的伸展性。

　　在后方关节囊中没有看到类似于前方关节囊的韧带（盂肱韧带）形成，但赤羽等人将后方关节囊分为3个部分：上部（**后上方关节囊**）、下部（**后下方关节囊**）和其余部分。盂肱下韧带是盂肱韧带其中的一个分支，常与后下关节囊一起接受治疗。盂肱下韧带随着屈曲角度的增加而逐渐变得紧张。在内旋时，后方上关节囊在盂肱关节下垂时紧张，后下关节囊和盂肱下韧带后束在屈曲90°时紧张，后方关节囊整体在肩胛骨外展约45°时紧张。

　　另一方面，泉水等人在使用未固定的解剖标本进行的研究中发现，盂肱关节获得充分伸展的肢位包括：在后方关节囊上部是肩胛骨抬高30°和伸展30°的内旋肢位，在中部是肩胛骨抬高30°的内旋肢位，在下部是肩关节抬高30°和60°的内旋肢位，以及伸展30°的内旋肢位。研究者发现在以前提到的伸展位置（外展90°内旋和水平内旋肢位），盂肱关节没有得到充分伸展。其原因是，在90°外展－内旋肢位中，肩峰角与肱骨大结节相撞，以及在水平内收－内旋肢体中，盂肱下韧带被拉长，其运动范围被限制。

冈下肌的解剖

冈下肌（**表 1.7**）分为由横向的肌纤维构成的横向肌腹和斜向的肌纤维构成的斜向肌腹（**图 1.91**）。横向肌腹位于斜向肌腹上侧，起始于冈下窝，汇合于斜向肌腹的肌腱上部（**图 1.92**）。斜向肌腹起始于冈下窝，肌腱靠上的部分止于冈上肌肌腱覆盖的肱骨大结节上（**图 1.59**），靠下的部分则止于大结节的后面（**图 1.93**）。

冈下肌的作用是帮助肩关节外旋，冈下肌肌腱并不全止于大结节的后面，它也延伸到大结节的上面，目前认为在大结节后面附着的肌腱可帮助肩关节内收，在大结节上面附着的肌腱可帮助肩关节外展。由于冈下肌肌腱终止于大结节表面的冈上肌肌腱浅层，在**肩峰下撞击综合征**发生时，不仅是冈上肌肌腱，冈下肌肌腱也会受到影响，导致两块肌肉萎缩。在上述情况发生时，由于斜方肌中部覆盖冈上肌，所以冈上肌萎缩很难通过视觉观察发现，冈下肌被覆盖的部分较少，肌肉萎缩可以更容易地被观察到。此外，尽管冈上肌肌腱部分是**肩袖撕裂**的主要部分，但冈下肌肌腱的撕裂也经常发生。

肩胛上神经的走向

多数排球选手被发现利手的冈下肌显著萎缩，在这种情况下，肌肉萎缩被认为是肩胛上神经卡压造成的。**肩胛上神经**始于臂丛神经（**图 1.94**），向后外侧下方走行至肩胛上切迹，穿过肩胛上横韧带，到达冈上窝。然后冈上神经横向穿过肩胛冈，在**冈盂切迹**处转向内侧至冈下窝，分布于冈下肌。如果肩胛上神经在肩胛上切迹的位置被卡压，会导致冈下肌功能受到影响。

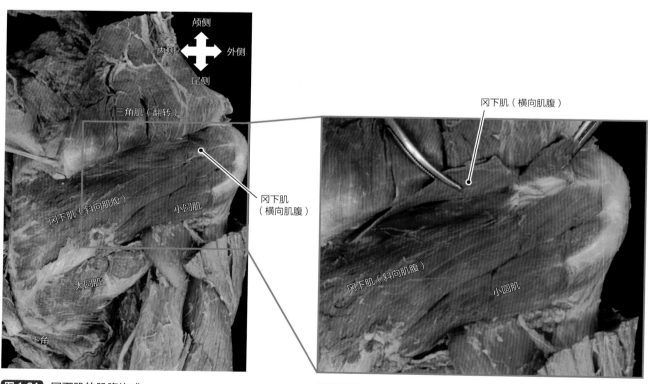

图 1.91 冈下肌的肌腹构成

在右肩后面的三角肌颅侧被翻出后可剖出冈下肌。冈下肌由横向肌腹和斜向肌腹 2 个部分构成

图 1.92 冈下肌横向肌腹的终止部

在**图 1.91** 的红框内，横向肌腹被向颅侧翻出，并被放大。横向肌腹的肌纤维与斜向肌腹终止处的肌腱上部合并在一起

在排球选手的扣球动作中，上肢向下摆动时，肩胛骨会以很强的力量外展，肩胛上神经沿肩胛骨外侧改变方向，冈盂切迹会增加其牵伸刺激，如此反反复复致使卡压障碍发生。

脂肪组织的作用

在**图 1.95** 中，冈下肌已经从其起始处被剥离，并向外侧翻出。从冈下窝外侧到肩胛颈，冈下肌并不附着于肩胛骨，而是隔着一层**脂肪组织**（含有脂肪的疏松结缔组织），肩胛上动、静脉和肩胛上神经贯穿其中，结缔组织可以保护这些血管和神经，帮助冈下肌滑动。外伤或手术后肢体无法活动导致这种结缔组织纤维化有可能会妨碍冈下肌的活动。

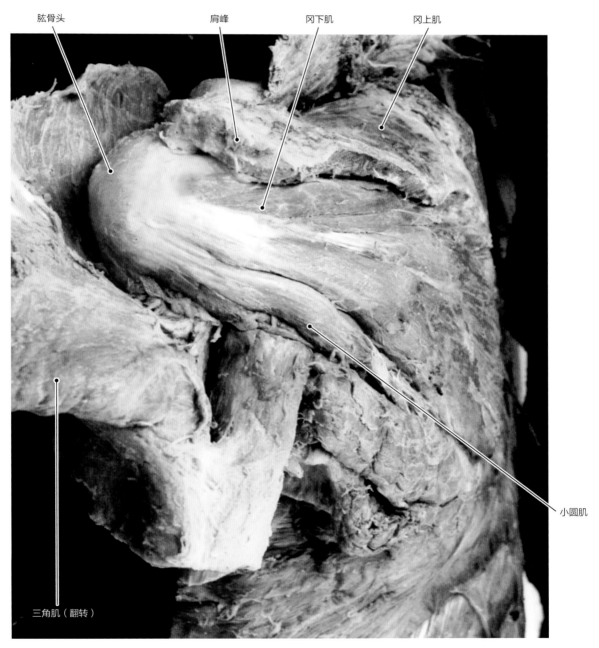

肱骨头　　肩峰　　冈下肌　　冈上肌　　小圆肌　　三角肌（翻转）

图1.93 冈下肌和小圆肌的全貌与肩袖的后面

在左肩后面，三角肌向外侧翻出，从后外侧观察。冈下肌与小圆肌的肌腱下囊形成了肩袖的后表面，大范围覆盖肱骨头并终止于大结节的后表面

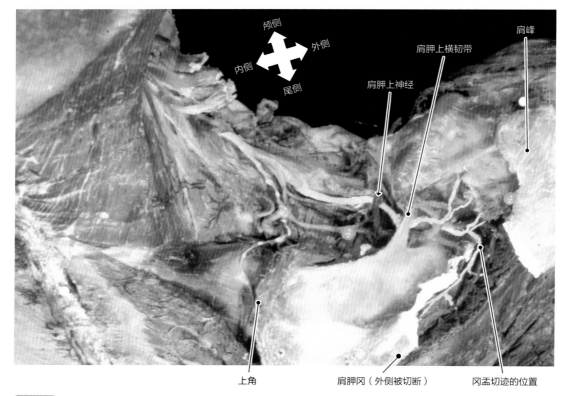

颅侧
外侧
内侧
尾侧

肩峰
肩胛上横韧带
肩胛上神经

上角
肩胛冈（外侧被切断）
冈盂切迹的位置

图 1.94　肩胛上神经的走向

右肩胛上部在俯卧位时，从颅侧后侧观察，除去冈上肌以外的背部浅层肌肉、胸锁乳突肌和颈部前面的肌肉

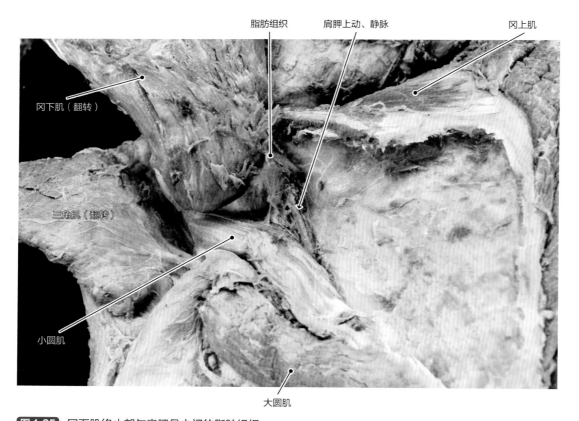

脂肪组织
肩胛上动、静脉
冈上肌

冈下肌（翻转）

三角肌（翻转）

小圆肌

大圆肌

图 1.95　冈下肌终止部与肩胛骨之间的脂肪组织

将左肩胛骨的冈下肌从起始位剥离，向颅侧外侧的方向翻开。可见与肩胛骨之间间隔的脂肪组织（含有脂肪的疏松结缔组织），肩胛上动、静脉和肩胛上神经在其中穿行

小圆肌的解剖

小圆肌起自肩胛骨后面的外侧缘中央的 1/3 处，逐渐变粗，与冈下肌尾侧相接之后转向外侧上方，终止于肱骨大结节的后面、大结节嵴的上部（**图 1.96**，**表 1.7**）。冈下肌、大圆肌、肱三头肌和小圆肌之间存在筋膜连接。**图 1.97** 是小圆肌与冈下肌的**肌肉连接**。与冈下肌相同，小圆肌也是构成肩袖的部分，并且在其终止位肩袖与关节囊的结合并不像冈下肌那样松动（**图 1.98**）。另外，有报告指出，小圆肌的肌纤维自腋窝凹陷处的后方直接附着在关节囊的后下方，并否认了冈下肌和后方关节囊之间存在直接的肌纤维的连接。

这些发现表明，小圆肌的作用是在盂肱关节外旋时可以防止关节对后方关节囊的挤压，并且在肩关节屈曲时为静态稳定提供辅助。

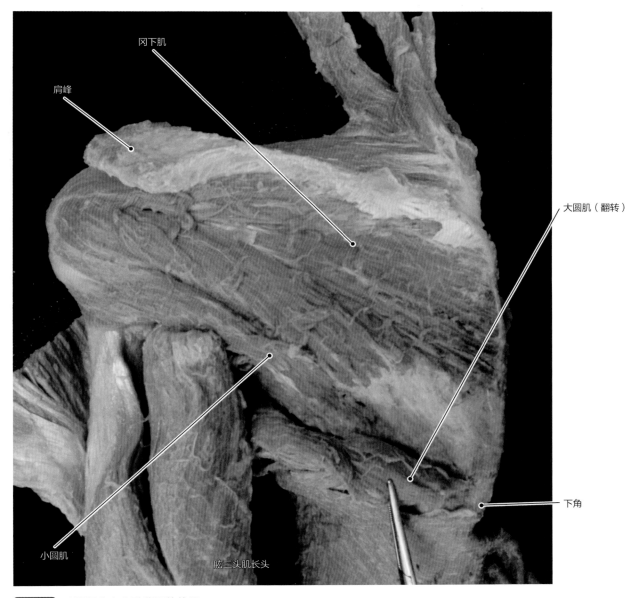

冈下肌

肩峰

大圆肌（翻转）

下角

小圆肌

肱三头肌长头

图 1.96　小圆肌在左上肢背面的位置

大圆肌向尾侧的方向翻转。小圆肌并没有出现在肩胛骨内侧和下角的位置

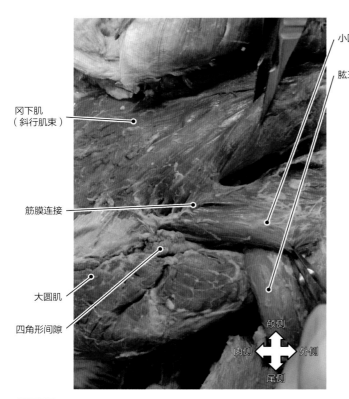

冈下肌
（斜行肌束）

筋膜连接

大圆肌

四角形间隙

小圆肌

肱三头肌长头

颅侧
内侧 外侧
尾侧

图 1.97 小圆肌和冈下肌之间的筋膜连接

在右肩的后面，四角形间隙周围的肌肉（冈下肌、小圆肌、大圆肌、肱三头肌被剖出）。小圆肌从肌肉尾侧被翻出，以观察和冈下肌之间的结构。小圆肌与冈下肌的起始位置存在筋膜连接

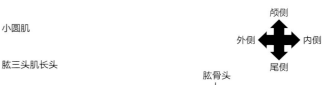

颅侧
外侧 内侧
尾侧

肱骨头

冈下肌

小圆肌

后方关节囊

肱三头肌长头的起始肌腱

图 1.98 与肩袖后方及后方关节囊间结合部分的关系

在左肩后面，冈下肌与小圆肌最大限度地从外侧被翻开，并剖出肩关节后侧的关节囊。可以发现冈下肌的位置与肩袖以及关节囊的结合处是松动的，而小圆肌与后两处的结合并不松动。另外，可以看到小圆肌肌纤维的一部分直接附着于关节囊

表 1.7 冈下肌与小圆肌

肌肉	起点	止点	支配神经	收缩 ⇒ 伸展动作	受损时受限的动作	临床相关
冈下肌	肩胛骨的冈下窝	肱骨大结节后面的上部，盂肱关节关节囊	肩胛上神经	盂肱关节外旋、内收	盂肱关节内旋、外展	终止腱位于大结节上侧，是肩袖中容易被损伤的肌肉
小圆肌	肩胛骨后面的外侧缘中央的 1/3 处	肱骨头大结节后侧的下部，大结节嵴的上部，盂肱关节关节囊	腋神经	盂肱关节外旋、内收	盂肱关节内旋、外展	与关节囊有直接的肌纤维联结，因此是后下方组织灵活性的关键

盂肱关节后方软组织的超声解剖

将探头放在肩胛冈的尾侧，沿长轴扫描可由浅到深观察到**三角肌**、冈下肌的**横向肌腹**和**斜向肌腹**（图1.99）。另外，可以发现深层存在与肩胛骨隔开的脂肪组织。

图1.100是将探头旋转了90°，可沿短轴观察到冈下肌的横向肌腹和斜向肌腹。与沿长轴观察相同，在深层可观察到与肩胛骨隔开的脂肪组织。

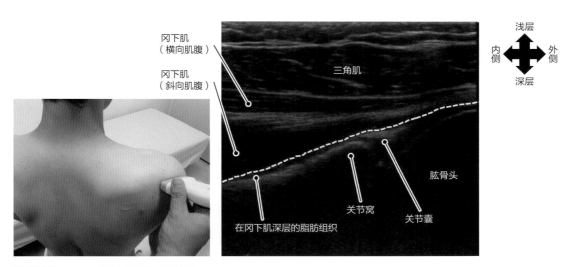

图1.99 冈下肌的超声图像（长轴）

沿长轴扫描冈下肌，在其深层可观察到脂肪组织。黄线是肌腹与脂肪组织的边界

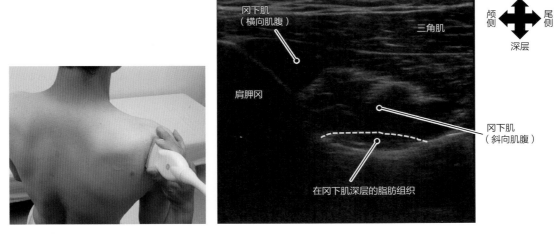

图1.100 冈下肌的超声图像（短轴）

沿短轴扫描冈下肌，在其深层可见脂肪组织

图1.101是盂肱关节外展（肩胛骨抬高）时，沿短轴扫描出的冈下肌在肩胛骨表面的动态图像。当肩胛骨抬高时，横向肌腹收缩并被拉向斜向肌腹的方向，冈下肌整体向斜向肌腹的中心集中移动。

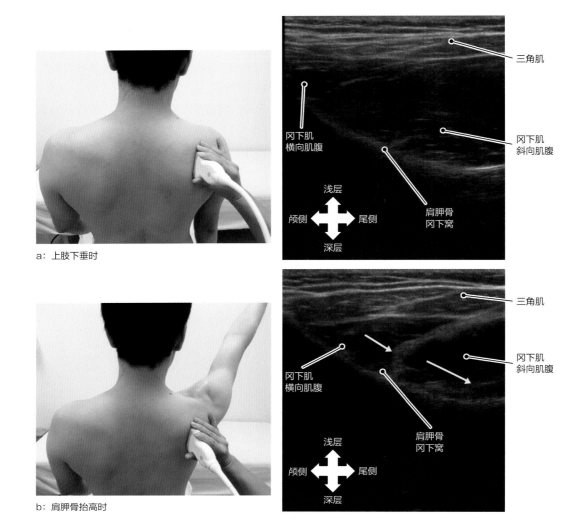

a: 上肢下垂时

b: 肩胛骨抬高时

图 1.101　盂肱关节外展（肩胛骨抬高）时冈下肌的动态

盂肱关节后方关节囊挛缩的治疗性运动

　　为了改善盂肱关节后方关节囊的伸展性，进行牵伸是十分必要的（**图 1.102**）。按图中所示肩胛骨上抬 30° 伴内旋，可以牵伸关节囊的所有部分。

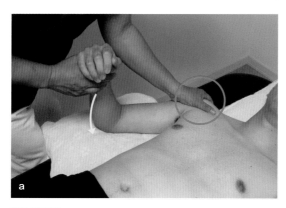
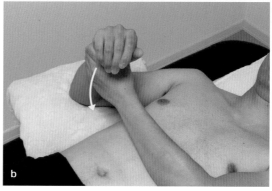

图 1.102　盂肱关节后方关节囊的牵伸

a: 在肘部下面放一个枕头，将肩胛骨抬高 30°，治疗师通过被动地使肩关节内旋来实施后方关节囊的牵伸
（⇨）。这时，要检查是否有肱骨头前移等代偿动作（○）
b: 当代偿动作得到控制，受试者可以感受到后方关节囊被牵伸时，可以尝试进行自我锻炼。另外，除 30° 以外的肩胛骨上抬角度也可进行牵伸

冈下肌挛缩的治疗性运动

一旦盂肱关节后方关节囊被牵伸，盂肱关节处于容易活动的状态时，就可以对冈下肌进行运动治疗了。冈下肌附着在后方关节囊上，促进肌肉在正常的关节活动下收缩，是使冈下肌发挥其维持后方关节囊弹性作用的一个重要方法。要注意在后方关节囊挛缩的状态下盂肱关节屈曲可能会诱发肩峰下撞击。根据肩部抬高时冈下肌的动态变化（**图 1.101b**），治疗师可以通过引导冈下肌的横向肌腹移向冈下窝的位置（**图 1.103b**），以及在肩胛骨抬高时用拇指将肱骨头推向肩峰来促进冈下肌的肌肉收缩（**图 1.103**）。

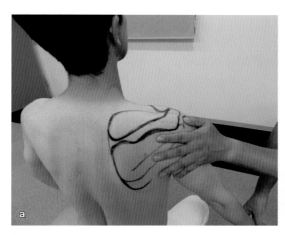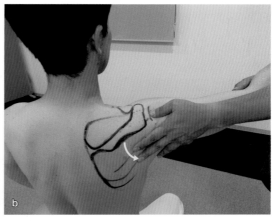

图 1.103　冈下肌挛缩的治疗性运动

参考文献

[1] 林典雄（監修），赤羽根良和（著）：肩関節拘縮の評価と運動療法．pp188-194，運動と医学の出版社，2013

[2] Muraki T, et al：Effects of posterior capsule tightness on subacromial contact behavior during shoulder motions．J Shoulder Elbow Surg 21：1160-1167，2012

[3] 岩堀祐介，他：少年野球選手の肩関節内旋可動域の減少．肩関節 27：415-419，2003

[4] 泉水朝貴，他：未固定標本による肩関節後方関節包の伸張肢位の検討．理学療法学 35：331-338，2008

[5] Itoi E, et al：Capsular property of the shoulder．Tohoku J Exp Med 171：203-210, 1993

[6] Bey MJ, et al：Structural and mechanical properties of the glenohumeral joint posterior capsule．J Shoulder Elbow Surg 14：201-206, 2005

[7] 颯田季央：片麻痺の肩関節痛．工藤慎太郎（編著）：運動療法の「なぜ？」がわかる超音波解剖．pp24-39，医学書院，2014

[8] 望月智之，他：腱板筋群の構造と停止部の新しい解剖知見．別冊整形外科 58：7-11，2010

[9] 工藤慎太郎：腱板損傷．工藤慎太郎（編著）：運動器疾患の「なぜ？」がわかる臨床解剖学．pp12-20，医学書院，2012

[10] 河上敬介，他：棘下筋と小円筋．河上敬介，他（編）：骨格筋の形と触察法．改訂第 2 版，pp168-172，大峰閣，2012

[11] 林典雄，他：後方腱板（棘下筋・小円筋）と肩関節包との結合様式について．理学療法学 23：522-527，1996

II_D 肩关节抬高时其外侧疼痛的解剖学分析

本节涉及的人体运动结构
▶ 背阔肌
▶ 大圆肌
▶ 腋神经
▶ 肱三头肌长头

　　肩关节抬高时如果其外侧出现疼痛，首先要考虑是否是三角肌或肩峰下滑囊的功能障碍（第40 页）。如果不是以上原因造成的，则有可能是**腋神经病变**或 Bennett 病变。

腋神经病变的易发部位

　　我们列举 2 个腋神经病变的易发部位。背阔肌的终止腱从大圆肌终止腱的下方以一个较大角度扭转向前方，最后这两块叠到一起的肌肉止于肱骨小结节嵴（**图 1.104**）。

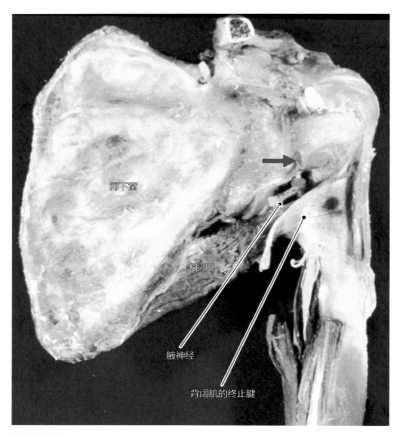

图 1.104 腋神经病变的易发部位：背阔肌、大圆肌的终止腱和肩胛颈、肱骨头之间

在断离的左上肢的前侧，除背阔肌终止腱以外的肩关节周围的肌肉已被切除。大圆肌和肩胛骨外侧之间的细小间隙中有腋神经穿过。➡ 在肩关节关节盂的下端附近易发 Bennett 骨赘

自臂丛神经发起的**腋神经**穿过冈下肌的尾部边缘（**图1.70**），然后穿入背阔肌、大圆肌终止腱和肩胛颈之间。这里有腋神经病变第1个易发部位，腋神经被**背阔肌**、**大圆肌的肌腱**和**肩胛颈**、**肱骨头**的间隙压迫。

之后腋神经穿过四边孔，到达上臂后表面（**图1.105**）。四边孔（quadrilateral space，QLS）的下缘是大圆肌，上缘是小圆肌和肩胛骨外侧缘，内侧缘是肱三头肌长头，外侧缘是肱骨，腋神经与肱骨后动脉及静脉从这个被围起的间隙内穿行。这里也是腋神经病变的第2个易发部位。

Bennett 病变的发病机制

Bennett 病变是由于投球导致的肩部过度使用所引起的，在肱三头肌长头肌腱的附着部（盂下结节）和后方关节囊（**图1.106**）重复施加牵引力会导致反应性骨质增生（Bennett 骨赘）。疼痛并不是由骨赘本身引起的，而是与骨赘形成的关节内病变有关。

另外，由于骨赘生成的部位与腋神经通过的位置很接近（**图1.104**），当进行如**投球运动**这种较大的活动时，骨赘会刺激腋神经，当抬高肩部时有可能诱发肩外侧的疼痛。另外，有人认为骨质增生很可能会致使腋神经在四边孔的位置被压迫，岩堀等人认为 Bennett 骨赘也是发生腋神经病变的最常见部位。

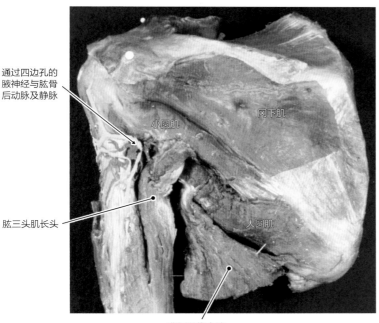

图1.105　腋神经病变的易发部位：四边孔

左侧被截断的上肢后侧，肩胛骨后面的肌肉（冈下肌、小圆肌、大圆肌）与肱骨后面的肱三头肌被剖出。三角肌被切除。腋神经与肱骨后动脉及静脉，通过四边孔后在肱骨后面出现

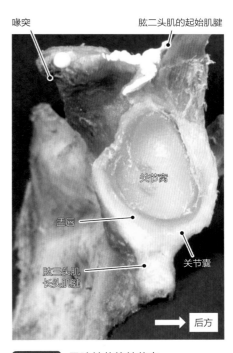

图1.106　盂肱关节的关节窝

Bennett 骨赘出现在肱三头肌长头肌腱附着的位置和与其相邻的后方关节囊

通过背阔肌与大圆肌的终止腱理解腋神经病变

对背阔肌和大圆肌终止部分的观察

背阔肌肌腹广泛地覆盖在腰背部，它经过肩胛骨的外侧向上外侧汇集，朝向肱骨的前侧（**图1.107**），然后连接背阔肌的终止腱，随后在外侧缘与上缘分别在肱骨的近端与远端有一个大的扭转，并止于肱骨前面的**小结节嵴**处（**图1.108**）。同样，**大圆肌的终止腱和背阔肌的终止腱重合在一起止于小结节嵴**（**图1.104**）。两肌腱附着处之间有一处滑囊，在背阔肌的终止腱处也夹杂很多大圆肌的肌纤维。

背阔肌与大圆肌附着的小结节嵴的外侧就是**大结节嵴**，这个位置附着**胸大肌，肱二头肌长头肌腱**在这两个附着位之间的细小间隙（**结节间沟**）间穿行（**图1.80**）。肩关节在外旋伴外展的情况下，长头肌腱向下推压肱骨头以稳定肩关节（**图1.81**）。胸大肌和背阔肌过度紧张，或者肱二头肌长头肌腱腱鞘与周围组织粘连等使腱鞘的柔韧性降低，阻碍肱二头肌长头肌腱的滑动，肱骨头无法被推动，这有可能会引起肩峰下撞击综合征。

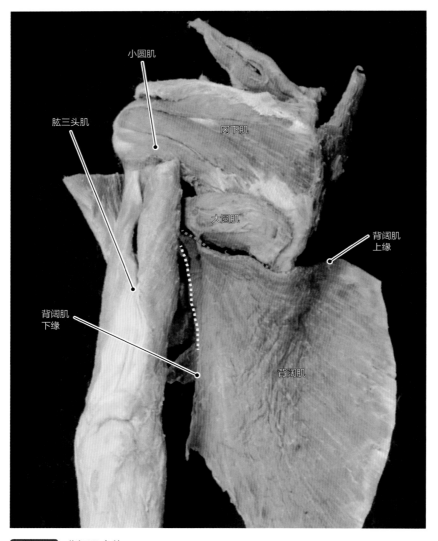

图1.107 背阔肌全貌

从后方观察保留背阔肌的被截断的左上肢。红线标记的是背阔肌的上缘，黄线标记的是背阔肌的下缘

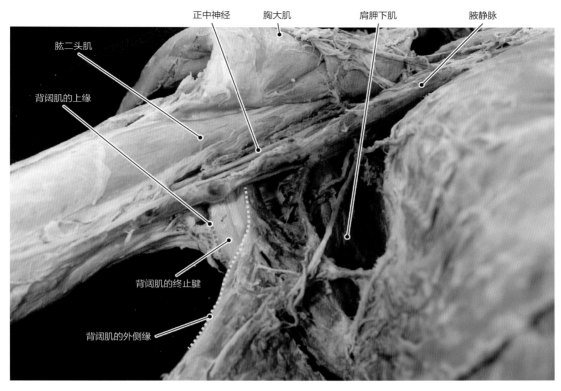

正中神经　　胸大肌　　　肩胛下肌　　　腋静脉

肱二头肌

背阔肌的上缘

背阔肌的终止腱

背阔肌的外侧缘

图 1.108 背阔肌的终止点

在上臂处于外展位时，从前下方观察右侧的腋窝。图中显示背阔肌的终止腱处于扭转的状态，腋动脉、腋静脉和正中神经在经过小结节嵴的位置被显示出来。胸大肌的终止点部位是向上翻转的

背阔肌、大圆肌终止点和腋神经

　　腋神经从背阔肌、大圆肌的终止肌腱与肩胛颈、肱骨头之间穿过向着背面前行（**图 1.104**），辻野等人报告了 7 例腋神经病变，其中在肩关节外展伴外旋位的 cocking 位（棒球的投球暂停动作）时，腋神经及其伴随的血管束在肱骨头和背阔肌的终止位之间被卡压，通过剥离部分胸大肌肌腱和神经血管束可以脱离卡压的状态。在投球运动的 cocking 位期间因为背阔肌被牵伸而紧张，这会导致背阔肌肌腱缠绕在肱骨头和解剖颈上，因此位于背阔肌的终止腱和肱骨头之间的腋神经被夹在其中而形成卡压（**图 1.109**）。

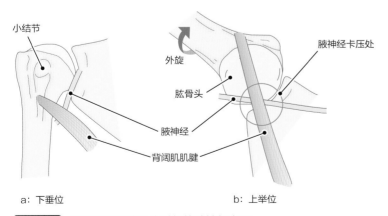

小结节

外旋

肱骨头

腋神经

背阔肌肌腱

腋神经卡压处

a：下垂位　　　　　　　　　　　　b：上举位

图 1.109 由背阔肌和肱骨头引起的腋神经卡压

从正面观察肩关节。肩关节外展伴外旋时腋神经有可能会被卡压，而肱骨头的前移也加剧了卡压状态

另外，腋下神经被拐杖的支撑架压在肱骨头和肩胛颈上也会引起神经麻痹。

对大圆肌的治疗性运动

肱骨头向前偏移会加剧腋神经在背阔肌和肱骨头之间受到的卡压（**图 1.109**）。盂肱关节后方的软组织挛缩会引起肩关节在屈曲时肱骨头向前上方偏移（**图 1.90**）。因此，有必要改善后方软组织的挛缩，如果存在肩关节前部不稳定，则有必要加强肩袖肌肉的肌力。关于改善后方软组织的挛缩详见**第 70 页**，关于改善前方不稳定性详见**第 52、61 页**。

由于背阔肌与**大圆肌**有连接，并一起附着在小结节嵴的位置上，在牵拉背阔肌时如**第 33 页**所述，有必要向大圆肌的方向靠近（**图 1.110**）。

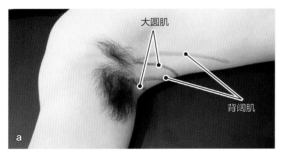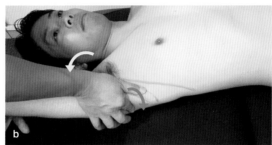

图 1.110　大圆肌的牵引

a：在右侧腋窝的体表显示背阔肌（红线）与大圆肌（蓝线）的轮廓。大圆肌与背阔肌的背侧重合，形成腋窝后壁的外侧边缘，并靠近肱骨小结节
b：肩关节屈曲时，治疗师用一只手捏住大圆肌，用另一只手握住肱骨近端，使其做外旋活动（➡），同时将大圆肌沿伸展方向（➡）牵引

对源于四边孔的腋神经病变的理解

投球运动与腋神经病变

岩堀等人认为，主要因投球引发肩痛的 305 例受试者中有 100 例（32.8%）被认为存在腋神经病变。**腋神经病变**的定义是，从准备投掷末期到随球动作期出现的肩痛，在四边孔或者腋窝处（肱三头肌长头肌腱与背阔肌肌腱）有压痛，腋神经分布领域存在知觉障碍。这 100 例受试者中，单独四边孔压痛者为 65 例，单独腋窝处压痛者为 23 例，两者兼有者为 12 例，存在 Bennett 骨赘为 21 例。

腋神经在肩关节外旋、外展位时被认为是最紧张的时候。另外，易发腋神经病变的**四边孔**，在上肢外展位时会变得更加狭小（**图 1.111**）。四边孔区域内的压痛要考虑是由肩关节外旋、外展位而增加紧张性的腋神经被处于相同肢位下变狭窄的四边孔卡压造成的。同样，腋窝位置的压痛要考虑是相同肢位下紧张的腋神经在背阔肌肌腱与肱骨头之间被卡压产生的结果（**图 1.109**）。这两个部位均产生压痛有可能是因为上述两部位均发生了卡压。

另外，肩关节关节窝的后下缘与盂下结节有**骨赘**时，使得四边孔在肩部外展时进一步变狭窄。Bennett 骨赘的患者的腋下神经病变也可能是由于四边孔处的卡压产生的。

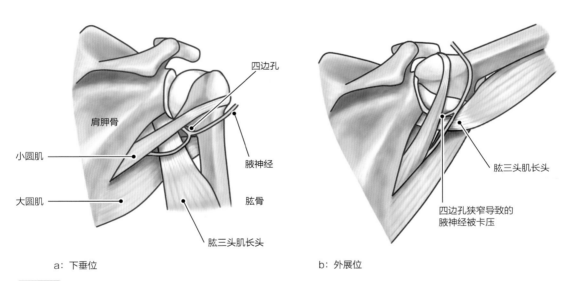

a：下垂位　　　　　　　　　　　　　b：外展位

图 1.111 四边孔处的腋神经卡压

从后面观察右肩肩关节。经过四边孔的腋神经从上臂后面穿出。四边孔在上肢下垂的时候并不十分狭窄，而在上肢外展时，腋神经被卡压

腋神经向四边孔移动

　　菅原等人调查了 8 例由运动导致的腋神经麻痹的病例，所有的病例都是"在放球与击球的瞬间需要肩部从肩外展、伸展、外旋位突然地转变为肩内收、屈曲、内旋位的运动"，在所有的病例中，都伴有四边孔压痛，由此，**腋神经麻痹**的发病机制被考虑为"因肩外展、外旋位而增加紧张性的腋神经，被大圆肌和肱三头肌收缩而变狭窄的四边孔压迫。另外，从外旋位突然变成内旋位增加了对腋神经的摩擦，因此产生了腋神经麻痹"。

　　腋神经与腋动脉及静脉从肩胛下肌外侧的下缘到四边孔之间穿过时（**图 1.112**），被脂肪组织所包裹。脂肪组织可能有助于缓解由肱骨位置快速变化产生的摩擦。

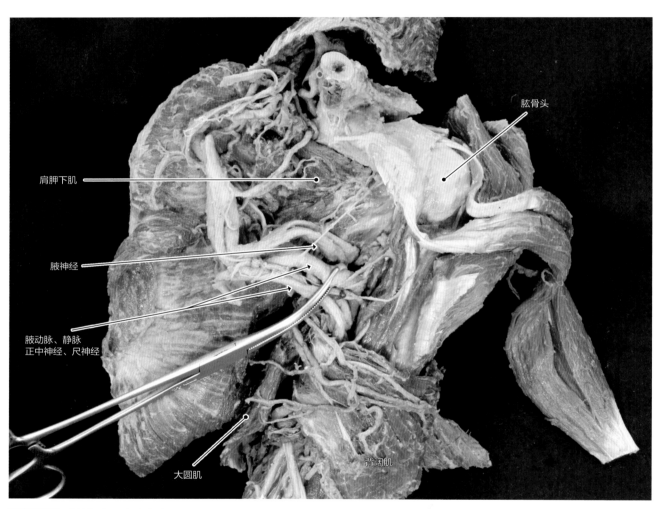

肱骨头

肩胛下肌

腋神经

腋动脉、静脉
正中神经、尺神经

大圆肌

背阔肌

图 1.112　腋神经向四边孔移动

从前方观察左侧被截断上肢的肩胛骨－上臂近端。将包裹着血管和神经的脂肪组织剥离。在上臂屈曲时接近腋动脉和静脉、正中神经和尺神经（在腋神经尾部可以被观察到）。腋神经从冈下肌和背阔肌、大圆肌定点之间经过

腋神经从四边孔穿出

当将三角肌后束纤维从肩胛冈剥离并翻转后，我们可以在四边孔的浅层观察到脂肪组织（**图 1.113**），以及在其中分布着的腋神经与肱骨后动脉及静脉（**图 1.114**）。当动脉或静脉出现创伤性出血而导致在四边孔周围形成瘢痕时，或腋神经在四边孔内受到压迫以及相近的**桡神经**受到影响时，将会导致**肱三头肌长头**麻痹。

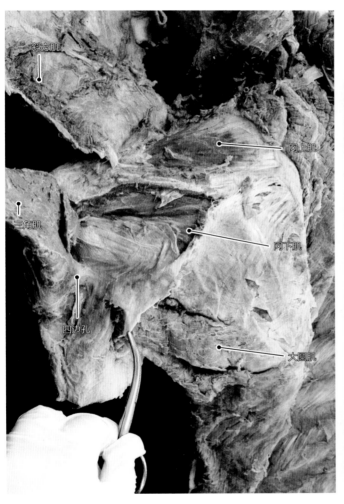

图 1.113 覆盖着四边孔的脂肪组织

在左侧的肩关节后面，覆盖肩胛骨后方肌肉的结缔组织被牵引到肌肉尾侧。在四边孔周围存在很丰富的脂肪组织

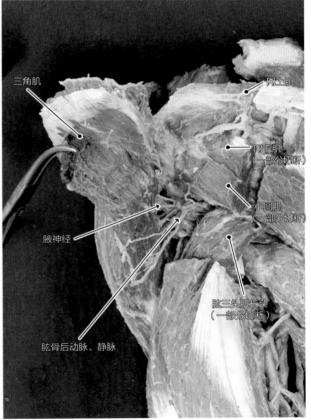

图 1.114 从四边孔穿出的血管和神经

在左侧肩关节的后面，除去四边孔附近的脂肪组织。三角肌从肩胛冈被剥离，向外翻转

四边孔的超声解剖

　　在例如投球的随球动作期中肩关节出现水平内收和内旋的动作，这个时候**腋下神经**向末梢方向被牵引，另外，小圆肌压迫四边孔造成四边孔狭窄（**图 1.115**）。**图 1.116** 显示的是四边孔在这个肢位的超声图像。

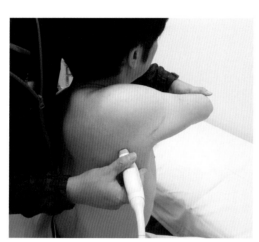

a：肩关节水平内收

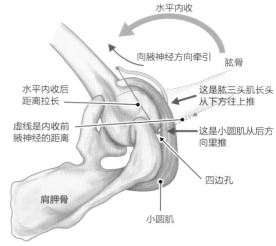

b：从上方观察肩关节的模式图

图 1.115　肩关节水平内收、内旋时的腋神经和小圆肌

b 显示的是在上臂水平内收、内旋时小圆肌与腋神经被牵引。四边孔的狭窄使腋神经被压迫

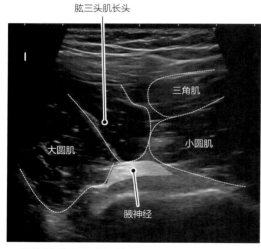

a：肩关节屈曲 90° 时的四边孔

b：肩关节水平内收、内旋时的四边孔

图 1.116　四边孔的超声图像

扫描位置参考**图 1.115a**；黄色的区域是四边孔，可见 b 相较于 a，四边孔更狭窄

对四边孔的治疗性运动

四边孔周围疏松结缔组织的粘连和瘢痕（**图1.113**）会削弱三角肌后部纤维与冈下肌、小圆肌之间的滑行，因此，可以采用徒手放松三角肌后部纤维（**图1.117**）、直接牵伸（**图1.118**）小圆肌或做主动外旋活动（**图1.119**）的方法，以改善疏松结缔组织的灵活性。

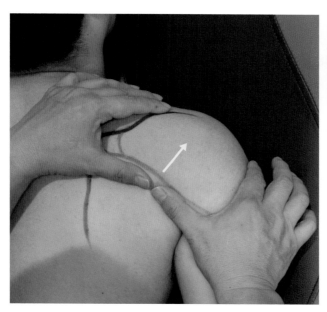

图1.117 三角肌后部纤维和冈下肌、小圆肌的筋膜放松

控制住三角肌后部纤维，在其深层的位置像要拨开的样子将冈下肌与小圆肌向前方推动（⇨）

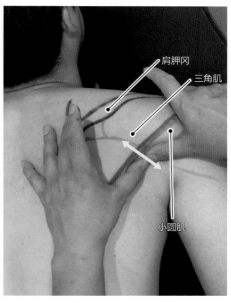

肩胛冈
三角肌
小圆肌

图1.118 小圆肌的直接牵伸

小圆肌的肌腹没有分布在肩胛骨的区域内（**图1.96**）。在肩胛骨外侧缘正好一横指的位置可以触到小圆肌，这是在对小圆肌进行牵伸（⬌）

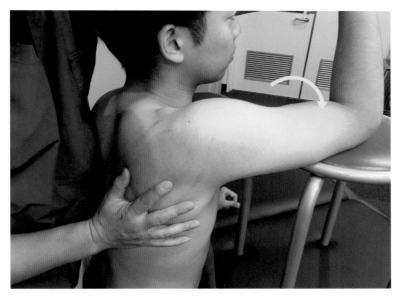

图1.119 对小圆肌的治疗性运动

小圆肌在肩关节屈曲90°的位置伸展，通过外旋动作可以很好地作用到这块肌肉。通过主动的外旋运动来改善小圆肌和周围结缔组织的柔韧性

1

Ⅱ
肩关节

对 Bennett 病变引起的疼痛的解剖学分析

观察肱三头肌长头

Bennett 骨赘分为肩关节盂型和肱三头肌型，**肩关节盂型**出现在肩胛骨关节窝的后下缘，**肱三头肌型**位于肱三头肌长头的起始处。

在研究中发现，肱三头肌处骨质增生是在投掷运动中，肱三头肌附着位（盂下结节）和后关节囊被反复施加较大的牵引力而形成的。然而，杉本等人在对肩胛骨后下方的盂唇、关节囊和肱三头肌长头肌腱之间的位置关系进行了解剖学检查发现，长头肌腱后部纤维的附着区与三维 CT 上扫描的骨质增生形成的部位相吻合，后部关节囊附着在关节窝的边缘，而不是骨质增生形成的部位，肱三头肌的长头也参与了骨质增生的形成。另外，Eiserloh 等人从解剖学角度研究了肱三头肌长头肌腱的附着区，发现其尽管只占总附着区的 1.4%~3.1%，但所有病例的肌腱都附着在关节囊的后下表面，肌纤维附着不仅在屈曲和内旋中显示出张力，而且在盂肱关节的外展和外旋中也显示出张力。**图 1.120** 显示，肱三头肌长头肌腱也起始于关节囊的后下表面。

在肩关节盂型和肱三头肌型中，肱三头肌长头肌腱似乎在骨质增生的形成中起着主要作用。**肱三头肌长头**（**表 1.8**）起始于盂下结节和附着的关节囊，并沿着肱骨的后表面滑行。在投球的随球动作期，包括后囊在内的起始部要承受强大的伸展应力。

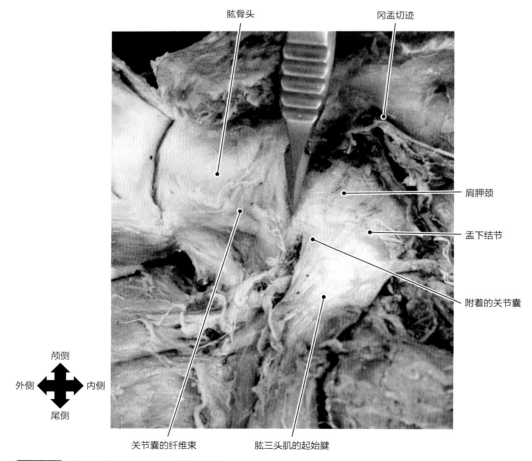

图 1.120 肱三头肌长头肌腱的附着区域

在靠近肩胛颈的部位，切开左侧盂肱关节的后方。肱三头肌的长头与肩胛颈下缘的关节下结节有少量的纤维分开。肱三头肌的长头起于肩胛颈下缘的盂下结节，一些纤维束也起始于关节囊的后下表面

▎Bennett 病变对周围肌肉及软组织的影响

　　小圆肌横过肱三头肌长头的浅层（**图 1.121**）。杉本等人用超声检查比较了有 Bennett 病变的棒球运动员和非投掷运动员的骨质增生的解剖位置和周围组织的形态变化，结果显示低回声图像，表明投掷侧的小圆肌存在水肿和炎症，这证明 Bennett 骨赘的存在可能会引起小圆肌的慢性炎症。因此，Bennett 骨赘不仅影响肱三头肌长头，也会影响周围的肌群。由此可见，对周围的肌肉和软组织进行处理是非常必要的。

　　Bennett 病变并不总是有症状，即使存在骨质增生，也常常是无痛的。Nakagawa 等人比较了51 名因重复投掷动作导致肩部损伤而接受了关节镜手术的棒球运动员（13 名有疼痛性骨质增生，11 名无痛性骨质增生，27 名无骨质增生）的受影响和未受影响的肩部，并调查了可能导致疼痛性骨质增生的临床特征。研究结果发现，与未受影响的肩部相比，患有疼痛性骨质增生的受试者的肩部有 2 个特点："后关节囊松弛"和"内旋 90° 屈伸时的关节活动范围未缩小"。我们推测，**后关节囊松弛**可能是造成随球动作期肱骨头过度移动的原因。

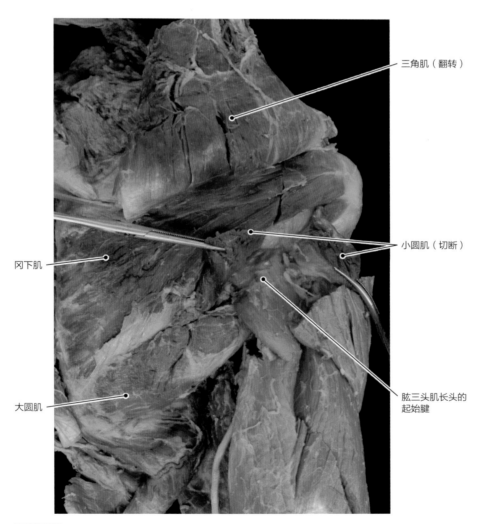

三角肌（翻转）

小圆肌（切断）

冈下肌

肱三头肌长头的起始腱

大圆肌

图 1.121　从后方观察右侧肩关节

将小圆肌从中间横向切断并将其翻转，可在小圆肌所在位置的深层观察到肱三头肌长头的起始腱

表 1.8　肱三头肌长头

肌肉	起点	止点	支配神经	收缩 ⇒ 伸展动作	受损时受限的动作	临床相关
肱三头肌长头	肩胛骨的盂下结节	尺骨的肘端	桡神经	肘关节伸展 肩关节伸展、内收	肘关节屈曲 肩关节屈曲、外展	Bennett 骨赘发病的主要原因

Bennett 病变的治疗性运动

　　Bennett 病变的保守治疗包括改善投掷动作，如避免极端的过顶投掷。向四边孔注射类固醇与局部麻醉剂混合的聚合透明质酸也是有效的。然而，长期的慢性病例有必要进行手术治疗。

　　治疗性运动的干预，包括减少肱三头肌的紧张、改善与其邻近的**三角肌**和**小圆肌**的滑行，可能会有所帮助。在这项研究中，我们发现肱三头肌的长头比短头在防止 Bennett 骨赘的发展方面更有效。肱三头肌长头的起始腱在肩关节外展 90° 的位置很容易在腋窝的后方被触及（**图 1.122**）。由于肱三头肌长头肌腹不与肱骨相连，因此其在肱三头肌内侧头的浅层有一定活动度。通过向内和向外移动肌腹或随着肌肉收缩向近端引导，以改善小圆肌和三角肌之间的滑动（**图 1.122**）。在确认滑动被改善后，对肱三头肌的长头进行动态牵伸（**图 1.123**）。参与骨质增生形成的牵引力也通过后方关节囊传递，当后方关节囊挛缩时，反复的投掷运动可以增加牵引应力。因此，通过改善后方关节囊挛缩来减少牵引应力是很重要的，相关治疗性运动见第 70 页。

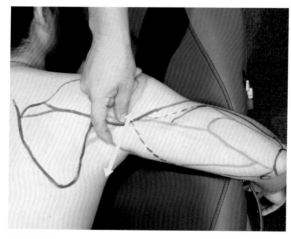

图 1.122　识别肱三头肌长头的起始腱并改善其与小圆肌之间的滑动

蓝色：三角肌；橙色：小圆肌；黑色：肩胛骨和肱骨内上髁及肘部；红色：肱三头肌的长头和终止腱；绿色：肱三头肌的内侧头

通过向内侧、外侧方向移动肱三头肌长头（⟺）以改善滑动

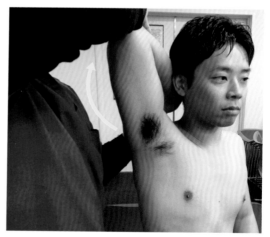

图 1.123　肱三头肌长头的治疗性运动

在改善肱三头肌长头柔韧性之后，对其实施牵引。受试者取坐位，在腕关节背屈、肘关节屈曲、前臂向外侧旋转的情况下，通过对肩关节的屈曲（⇨）来牵伸肱三头肌长头

参考文献

[1] 辻野昭人，他：投球時の骨頭と広背筋腱による腋窩神経障害．日手会誌 20：395-398，2003

[2] Bennett GE：Shoulder and elbow lesions of the professional baseball pitcher. JAMA117：510-514，1941

[3] Ferrari JD, et al：Posterior ossification of the shoulder：the Bennett lesion. Etiology, diagnosis, and treatment. Am J Sports Med22：171-176，1994

[4] 尾崎二郎：投球障害肩へのアプローチ．肩関節 20：261-264，1996

[5] Ozaki J, et al：Surgical treatment for posterior ossifications of the glenoid in baseball players. J Shoulder Elbow Surg1：91-97，1992

[6] 岩堀裕介，他：投球による腋窩神経障害の発生状況．肩関節 34：891-894，2010

[7] 河上敬介，他：広背筋．河上敬介，他（編）：骨格筋の形と触察法．改訂第 2 版，pp41-46，大峰閣，2013

[8] Bateman JE：The shoulder and neck. 1st ed, pp470-472, W. B. Saunders，1972

[9] 菅原誠，他：スポーツによる腋窩神経麻痺—肩関節痛との関連について．肩関節 10：68-71，1977

[10] 工藤慎太郎，他：マスターの要点—機能解剖学第 44 回．末梢神経系の機能解剖（5）．理学療法 24：624-639，2007

[11] 兼岩淳平：投球障害肩．工藤慎太郎（編著）：運動療法の「なぜ？」がわかる超音波解剖．pp40-50，医学書院，2014

[12] 杉本勝正，他：関節窩後下方の解剖学的研究—Bennett 骨棘の成因について．肩関節 29：243-246，2005

[13] Eiserloh H, et al：The long head of the triceps：A detailed analysis of its capsular origin. J Shoulder Elbow Surg9：332-335，2000

[14] 工藤慎太郎，他：肩．工藤慎太郎（編著）：運動機能障害の「なぜ？」がわかる評価戦略．pp8-69，医学書院，2017

[15] 杉本勝正，他：Bennett 病変の超音波像．肩関節 30：211-214，2006

[16] Nakagawa S, et al：Posterior shoulder pain in throwing athletes with a Bennett lesion. J Shoulder Elbow Surg15：72-77，2006

1

Ⅱ

肩关节

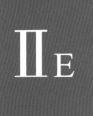

IIE 肩关节抬高时前臂外侧疼痛的解剖学分析

本节涉及的人体运动结构

▶ 喙肱肌

▶ 肌皮神经

▶ 肱二头肌短头

抬高肩关节时出现前臂疼痛，不能只考虑是软组织拉伤的原因，还应考虑周围神经病变的可能性。前臂外侧的感觉是由前臂外侧皮神经控制。**前臂外侧皮神经**是肌皮神经的感觉支（**图 1.124**）。

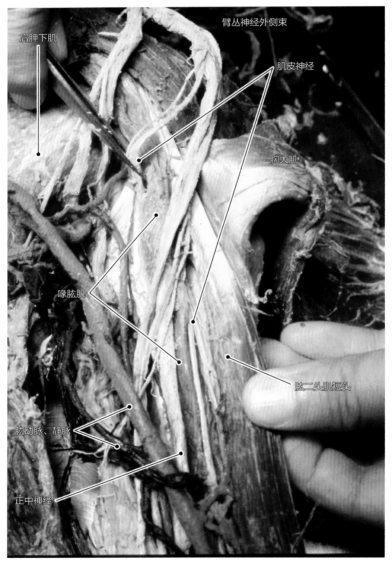

图 1.124 肌皮神经贯穿喙肱肌

在左上肢的近端内侧，剖开肱二头肌短头、肱骨肌，以及附近的血管和神经。可以看到肱二头肌短头略微偏向外侧，而肱动脉和静脉偏向内侧

肌皮神经末梢的走行

　　肌皮神经是臂丛神经外侧束的分支，并贯穿喙肱肌（**图 1.124**），首先，它通过肱二头肌与喙肱肌之间，之后穿过肱二头肌与肱肌之间并向远侧延伸（**图 1.125**）。

　　肌皮神经支配着肱骨屈肌群。贯穿**喙肱肌**的神经在之前就已有分支，而贯穿**肱二头肌和肱肌**的神经则在这些肌肉之间游走的过程中分为不同支。然后，肌皮神经在肘前部经过肱二头肌的终止腱外侧后向着桡侧游走，成为**前臂外侧皮神经**，这条神经游走于**肱桡肌**的浅层并分布于肘前侧和前臂外侧（**图 1.126**）。

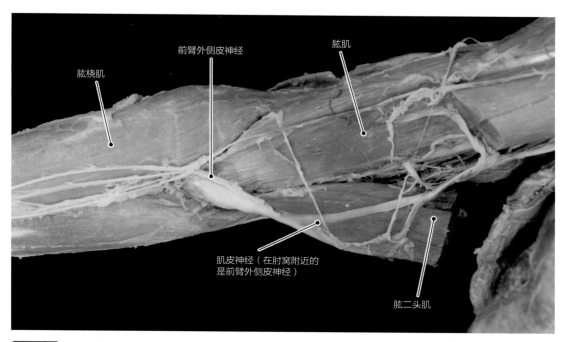

图 1.125　肌皮神经在肱二头肌与肱肌之间向着远侧延伸

在右上肢的屈侧，我们观察上臂的远端到前臂的近端这一范围。肱二头肌的肌腹在中间被截断，肌肉的远端向内侧翻转

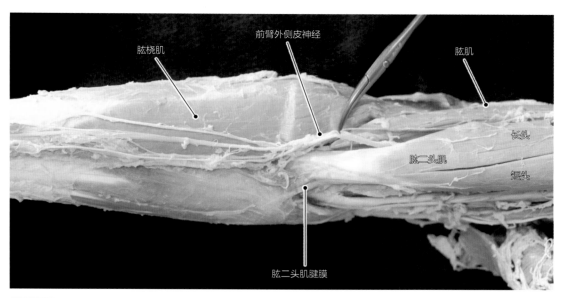

图 1.126　肱二头肌止点与前臂外侧皮神经

在右上肢屈侧的上臂远侧与前臂近侧，将肱二头肌止点外侧边界出现的前臂外侧皮神经剖出

喙肱肌与肱二头肌短头的解剖

喙肱肌与肱二头肌短头的起始腱皆起自位于深层的喙突（**图 1.127**，**表 1.9**）。喙肱止点在肱骨内侧大约正中间的位置。**肱二头肌的短头**与长头相接，形成终止腱止于桡骨表面，**肱二头肌腱**从肌腹的远端呈放射状，其终止腱附着在前臂的筋膜上（**图 1.126**）。

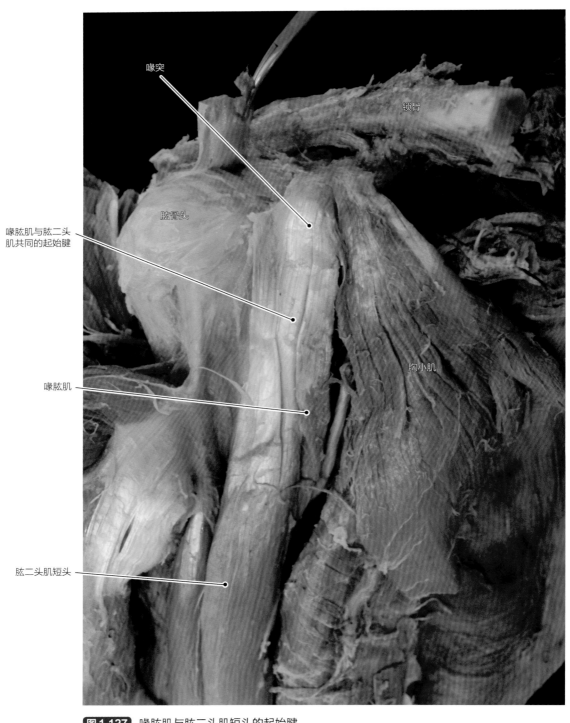

图 1.127 喙肱肌与肱二头肌短头的起始腱
在右前臂屈侧的近端，三角肌与胸大肌向外侧翻转

　　当从正面观察喙肱肌与肱二头肌短头共同的起始腱区域时，可以看到喙肱肌似乎与肱二头肌短头的内侧相接（**图1.128**）。另一方面，当从内侧观察时，喙肱肌位于肱二头肌短头的后方（**图1.129**）。喙肱肌的大部分肌纤维来自起始于肱二头肌短头肌腱的深部肌肉。因此，肱二头肌短头的肌腱在共同起始的位置并不可见，此处的大部分肌纤维来自喙肱肌。

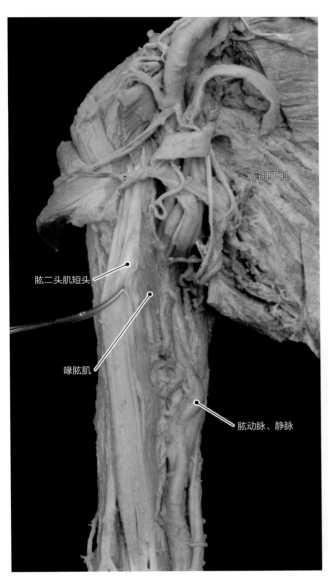

图1.128 肱二头肌短头与喙肱肌的共同起始位置的前面观

观察右上臂近端的前面。肱二头肌短头被稍微向外牵引

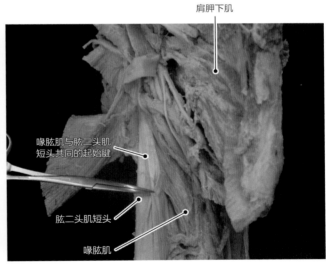

图1.129 肱二头肌短头与喙肱肌共同起始位置的内侧面观

在右上臂的内侧，可见被放大的喙肱肌与肱二头肌短头共同的起始腱区域

肌皮神经损伤的发病机制

　　肌皮神经损伤是由肌皮神经在穿过喙肱肌时受到压迫造成的，一般伴有喙肱肌过度伸展和肌皮神经被牵拉。肌皮神经的损伤会导致肘部屈伸和前臂旋转的力量下降，还会导致前臂外侧皮神经区域感觉异常。虽然旋后肌被认为是前臂旋转的主动肌，但肱二头肌也被认为与旋后肌起到了同样的作用。

▶ 喙肱肌过伸

　　肩关节的伸展和外展会牵伸喙肱肌，在运动时伴有前臂外侧疼痛的病症中，针对喙肱肌的治疗可能是有效的。

　　在举重运动员中，肌皮神经损伤可能发生在贯穿喙肱肌的部位。在搬运重物时，肩关节和肘关节反复屈曲，由于肱二头肌和肱肌的收缩对神经的远端牵引，导致贯穿喙肱肌部位的肌皮神经受到摩擦和压迫。在这种情况下，贯穿喙肱肌部位近端的神经分支不受影响，其远端部位支配的**肱二头肌**和**肱肌**的神经分支受到损伤，导致这两块肌肉的肌力减弱。然而，因有肱桡肌和前臂屈肌的代偿，肘部屈曲力量仍可以保留大约 30%。

▶ 外力导致的断裂

　　普天间等人报告了 3 例因摩托车事故导致的**肌皮神经断裂**的病例。其机制是，当颈椎被迫侧屈的同时喙肱肌收缩，肌皮神经受到牵拉，导致贯穿喙肱肌部位近端的神经发生断裂。

▶ 颈神经和臂丛神经的牵引

　　如果从肘部前部到前臂外侧的感觉出现异常，对应的肌皮神经起源的**第 5~7 颈椎**的颈神经可能受到损伤。非常重要的一点是，胸廓出口处的**臂丛神经**也可能受到损伤。另外，肌皮神经在肱二头肌的深层部分有很强的活动性，但在浅层部分是被固定的。因此，有关报道显示，在肘关节屈曲和外展时对神经的牵引会直接影响**臂丛神经**的外侧神经束。

▶ 肱二头肌长头退化

　　在极少数情况下，有**肱二头肌长头**由于起始腱的断裂向远端移位，压迫正好位于长头外侧远端的前臂外侧皮神经（**图 1.126**）而出现神经症状的病例。

　　值得注意的是，肱二头肌长头肌腱断裂不仅会导致盂肱关节前向不稳（**第 53 页**），而且可能导致前臂外侧出现感觉障碍。

表 1.9　肱二头肌短头与喙肱肌

肌肉	起点	止点	支配神经	收缩 ⇒ 伸展动作	受损时受限的动作	临床相关
肱二头肌短头	肩胛骨喙突	桡骨粗隆	肌皮神经	肘关节屈曲 前臂旋外 肩关节屈曲、内收	肘关节伸展 前臂旋内 肩关节伸展、外展	与喙肱肌有共同起始腱
喙肱肌	肩胛骨喙突	前臂内侧的中间位置	肌皮神经	肩关节屈曲、内收	肩关节伸展、外展	肌皮神经通过喙肱肌

肱二头肌与喙肱肌的超声解剖

图 1.130 显示了上臂内侧被标出的肱二头肌和喙肱肌。在上臂的中间部分（图 1.130b），可以看到肱二头肌和喙肱肌是独立存在的，而在上臂的近端部分（图 1.130c），可以看到两块肌肉的起始区域，在此处喙肱肌的肌腹占据了大部分区域，而肱二头肌短头的区域则较窄。

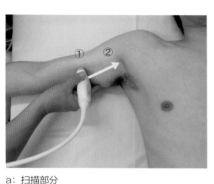

a：扫描部分

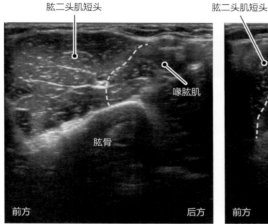

肱二头肌短头

喙肱肌

肱骨

前方　　　　　　　　后方

b：a 的上臂中间位置①从内侧被扫描（短轴）

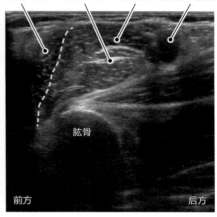

肱二头肌短头　肌皮神经　喙肱肌　肱动脉、静脉

肱骨

前方　　　　　　　　后方

c：a 的上臂近端②从内侧被扫描（短轴）

图 1.130　肱二头肌与喙肱肌的超声图像

b、c 图中黄色虚线的位置标记的是肱二头肌与喙肱肌的边界

前臂外侧痛的治疗性运动

喙肱肌和肱二头肌的缩短使其难以完成涉及肩关节内收和外展的动作（如结带动作），同时也会伴有前臂外侧的疼痛，对喙肱肌和肱二头肌进行治疗可能有利于改善症状。

在上臂的近端，从上臂的内侧向外侧直接牵伸**喙肱肌**（图 1.131）。由于肱二头肌和喙肱肌有共同的起始腱，在肘关节弯曲时放松肱二头肌短头，喙肱肌也会变得松弛。因此，当肩关节保持伸展状态并略微外展时，让喙肱肌处于伸展的状态，这个时候可以伸展肘关节使**肱二头肌**得到牵伸。由于**正中神经**（伴随着肱动脉和静脉）在喙肱肌的后方走行（图 1.124），因而不可过度施压。此外，**喙肱肌的肌腹**存在于深层。在这个区域，喙肱肌较厚，肱二头肌短头主要是腱膜部分（**图 1.129**）。对深层的肌腹的牵伸应直接从正面进行（图 1.132）。

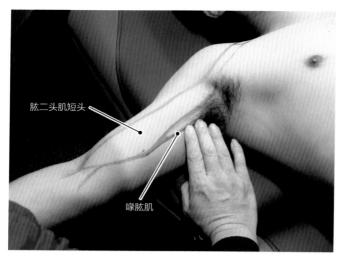

肱二头肌短头

喙肱肌

图1.131　从侧面直接牵伸喙肱肌

喙肱肌位于肱二头肌（屈肘）和肱三头肌（伸肘）之间，它也位于上臂长轴中间的近端。正中神经也存在于这个区域，在牵伸时应谨慎对待

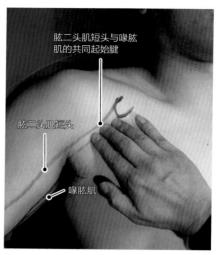

肱二头肌短头与喙肱肌的共同起始腱

肱二头肌短头

喙肱肌

图1.132　从前方直接牵伸肱二头肌短头和喙肱肌

肱二头肌的短头和喙肱肌的共同起始腱被确定在喙突外侧远端

参考文献

[1] 河上敬介，他：上腕二頭筋，烏口腕筋．河上敬介，他（編）：骨格筋の形と触察法．改訂第 2 版，pp178-188，大峰閣，2013

[2] 川口浩太郎，他：肘屈曲，前腕回内・回外における上腕二頭筋，上腕筋，腕橈骨筋の運動学的考察：筋皮神経完全麻痺の症例を経験して．理学療法学 Suppl19：123，1992

[3] 颯田季央：肩関節周囲炎．工藤慎太郎（編著）：運動器疾患の「なぜ？」がわかる臨床解剖学．pp31-43，医学書院，2012

[4] 工藤慎太郎，他：マスターの要点—機能解剖学第 44 回．末梢神経系の機能解剖（5）．理学療法 24：624-639，2007

[5] 普天間朝，他：オートバイ事故による筋皮神経損傷の 3 例．整形外科と災害外科 47：269-272，1998

[6] 西﨑泰清，他：上肢帯と上腕．北村清一郎（編）：鍼灸師・柔道整復師のための局所解剖カラーアトラス．改訂第 2 版，pp72-81，南江堂，2012

[7] Behl AR, et al：Lateral antebrachial cutaneous nerve compression after traumatic rupture of the log head of the biceps: a case series. J Shoulder Elbow Surg 23：919-923，2014

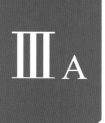
III ▶ 肘关节

IIIA 肘关节伸展受限的解剖学分析

本节涉及的人体运动结构
- ▶ 旋前圆肌
- ▶ 肱二头肌止点
- ▶ 肱肌
- ▶ 肘关节前、后侧肌肉

　　肘关节可完成屈伸及前臂的旋前、旋后运动，能够对日常生活中的伸展动作、运动中的手部姿势进行调整。肘关节活动受限可对许多的动作造成障碍。

　　位于肘关节冠状轴前侧的肌肉（**图1.133**）及软组织，在肘关节伸展时被牵伸。因此，前臂屈肌群中起于肱骨外上髁的**旋前圆肌**、**桡侧腕屈肌**、**掌长肌**、**指浅屈肌**、**尺侧腕屈肌**的挛缩会导致肘关节屈曲挛缩，从而限制肘关节伸展。因为这些肌肉相互连接，所以在实施治疗性运动时，需要先评估哪块肌肉发生挛缩，再准确地对该肌肉进行牵伸。另外，前臂桡侧肌群中的**肱桡肌**（屈腕）或**桡侧腕长伸肌**、**桡侧腕短伸肌**是肘关节屈曲的协同肌，因此这些肌肉的挛缩也可成为肘关节伸展受限的因素。

　　作为肘关节屈肌的**肱二头肌**、**肱肌**的挛缩也会限制肘关节伸展。肘关节的**关节囊前侧**和关节囊内层存在的脂肪组织（**肘关节前方脂肪垫**）的柔软性也是改善伸展受限的重要因素。此外，肘关节伸展至最大角度时，尺骨鹰嘴伸进肱骨鹰嘴窝处，鹰嘴窝的骨质增生会使肘关节后侧关节囊出现撞击综合征，这也是肘关节伸展受限的原因之一。此撞击综合征还与肱三头肌内侧头相关。另外，在本节中也提到了属于肘关节前肌群的肱肌，该肌肉也与肘关节囊前侧撞击综合征有关，这同样是关节屈曲受限（第130页）的原因之一。

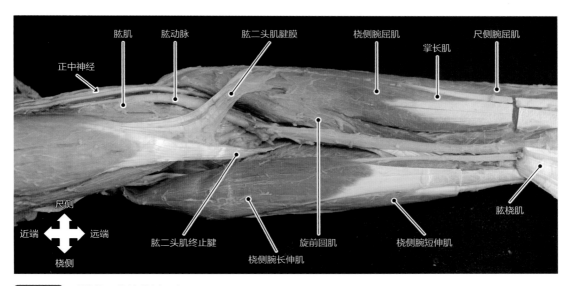

图1.133 肘关节冠状轴前侧肌肉

此图为右臂从肘关节至前臂前侧。肱桡肌从起点处被切断，并翻转置于远端

起于肱骨内上髁的肌肉间的相互联系

图 1.134 所示为起始于肱骨内上髁的前臂屈肌群，从桡侧起为旋前圆肌、桡侧腕屈肌、掌长肌和尺侧腕屈肌，位于这些肌肉深层的指浅屈肌的起点也附着于肱骨内上髁。

桡侧腕屈肌部分起于其与旋前圆肌之间的腱膜（图 1.135），及其与掌长肌之间的腱膜（图1.136）。另外，指浅屈肌与掌长肌、桡侧腕屈肌、尺侧腕屈肌之间，尺侧腕屈肌与掌长肌之间，掌长肌与旋前圆肌之间，都有肌肉相连。也就是说，前臂肌群各肌肉相互连接形成的起始部分附着于肱骨内上髁，因而它们之间相互影响较大。这些肌肉的过度紧张会导致肘关节的伸展受限。

另外，旋前圆肌除了使肘关节屈曲以外还可使前臂旋前。因此，旋前圆肌的挛缩会导致前臂旋前，也会波及与旋前圆肌相连的前臂屈肌群，使腕关节易位于掌屈位（脑血管疾病时表现的Wernicke-Mann 氏体位）。面对此种情况，改善旋前圆肌的挛缩状态可改善肘关节伸展与腕关节伸展的活动范围。

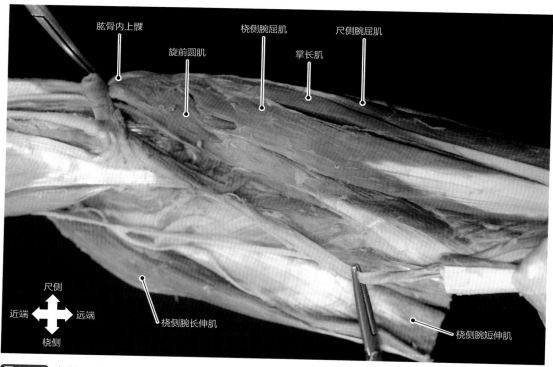

图 1.134　起始于肱骨内上髁的前臂屈肌群

由右侧前臂尺侧前方观察，将肘关节至前臂的前臂桡侧肌肉，如肱桡肌、桡侧腕长伸肌和桡侧腕短伸肌切开并翻转至桡侧

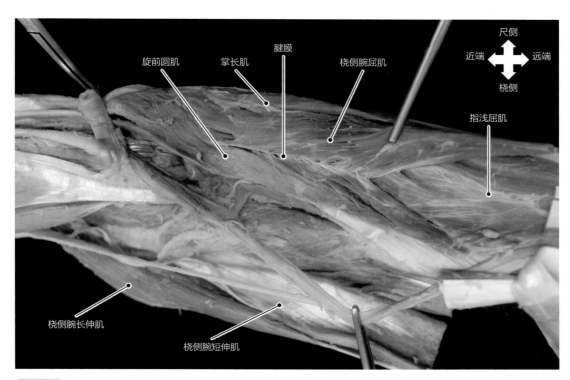

图 1.135 桡侧腕屈肌和旋前圆肌之间的连接（腱膜）

与**图** 1.134 同样角度，将桡侧腕屈肌向尺侧牵引，并将其与旋前圆肌的连接处切断

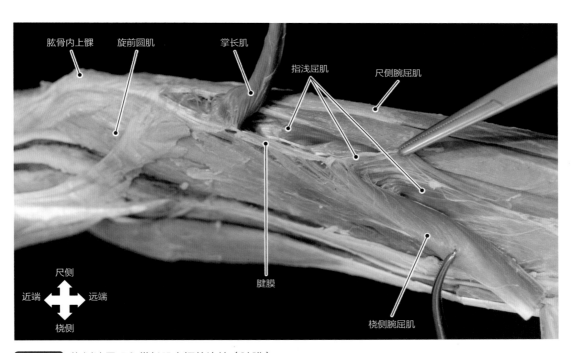

图 1.136 桡侧腕屈肌和掌长肌之间的连接（腱膜）

从前臂尺侧观察肘关节至前臂前侧。掌长肌肌腹被切断后，将近侧断端向近端翻转，可以观察到其与桡侧腕屈肌的共同起始腱膜。前臂远端处，位于深层的指浅屈肌可被观察到，该肌肉在深层连接这一共同起始腱膜

旋前圆肌

如**图 1.137** 所示，旋前圆肌（**表 1.10**）的起始部位可分为肱骨头和尺骨头，从肱骨内上髁处起始的部分为**肱骨头**，从尺骨骨间缘处起始的部分为**尺骨头**，位于肱骨头深层。两头合并后向桡骨远端走行，形成扁平的肌腱止于桡骨外侧面中部。**正中神经**从两头间走行（**图 1.138**）。如果旋前圆肌过度挛缩，可导致两头间隙狭窄而压迫正中神经，造成正中神经支配的肌肉无力，手掌麻痹（**旋前圆肌综合征**）。

旋前圆肌起点被**桡侧腕屈肌**覆盖，肌腹中部被**肱二头肌腱膜**覆盖，止点被肱桡肌覆盖（**图 1.133**）。由于桡侧腕屈肌、肱桡肌都覆盖旋前圆肌，因而腕关节屈曲时，肘关节微屈以放松覆着的肌肉，这样更容易扪触到旋前圆肌。

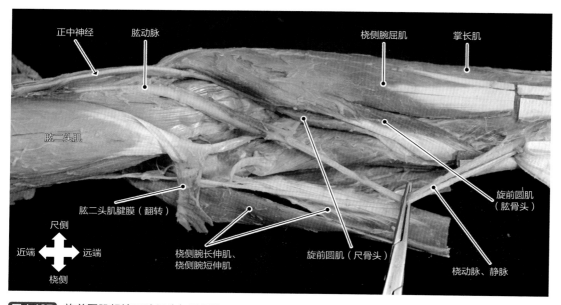

图 1.137　旋前圆肌起始于肱骨头与尺骨头

图中为从右肘至前臂前侧，位于前臂桡侧的肱桡肌、桡侧腕长伸肌及桡侧腕短伸肌，以及桡动脉、静脉

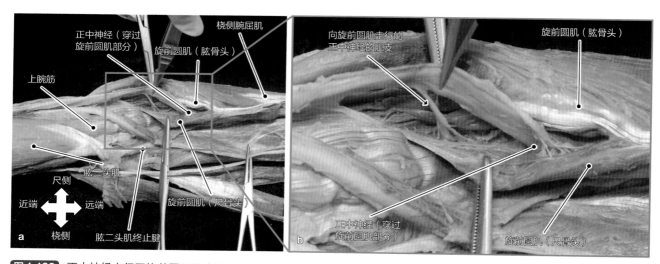

图 1.138　正中神经走行于旋前圆肌两头之间

a：从**图 1.137** 继续，分离旋前圆肌的肱骨头和尺骨头

b：分离之后的放大图

肘关节桡侧解剖

图1.139中所示为右侧的**前臂桡侧肌群**（肱桡肌、桡侧腕长伸肌、桡侧腕短伸肌），这些肌肉由**桡神经**支配。

前臂桡侧最浅层肌肉为**肱桡肌**。将肱桡肌从起点处切断后翻向远端，可以在肱桡肌深层观察到**桡侧腕长伸肌**（**图1.140**）。桡侧腕长伸肌的终止腱约为前臂长的1/2，在其后侧可观察到桡侧腕短伸肌。将桡侧腕长伸肌、**桡侧腕短伸肌**翻开后可观察到旋后肌，桡神经深支从**旋后肌肌腱处**穿过（**图1.141**）。当桡神经深支在此部位受到压迫时，会发生**旋后肌综合征**（**前臂背侧骨间神经麻痹**）。在这种情况下，前臂伸肌群会发生功能障碍，但前臂桡侧肌群和旋后肌由旋后肌近端的桡神经分支支配，因而不会发生麻痹。

当肘关节屈曲时，肱桡肌肌腹向肘关节冠状轴前方移动，容易产生屈曲力矩。另外，**桡侧腕长伸肌**是肘关节的屈肌，是导致肱桡关节屈曲挛缩的重要原因。因此，桡侧腕长伸肌的挛缩被认为是导致肘关节伸展受限的原因。

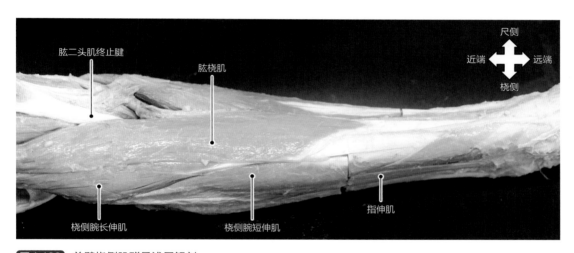

图1.139　前臂桡侧肌群最浅层解剖

图示为右前臂桡侧、前侧解剖

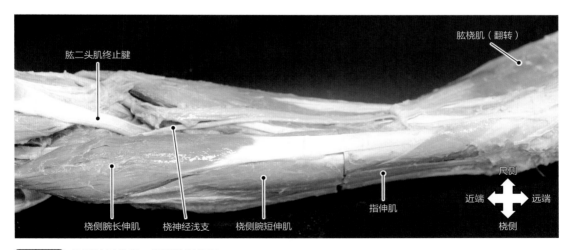

图1.140　桡侧腕长伸肌、桡侧腕短伸肌

图1.139的继续，将肱桡肌从起点处切断并向远端翻转

　　图 1.142 中肱桡肌和桡侧腕长伸肌被翻开。这些肌肉的深层及肘关节附近，脂肪组织十分丰富，可以保护在其中走行的桡动脉、桡静脉和桡神经。该区域结缔组织粘连或形成瘢痕也会限制肘关节伸展。

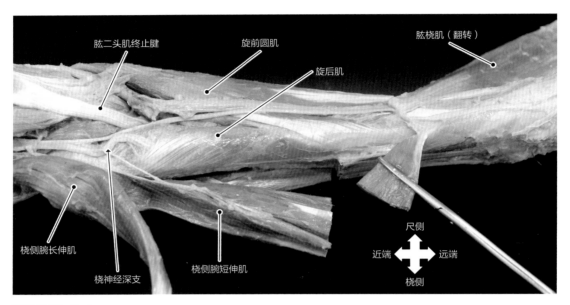

图 1.141　旋后肌

从**图** 1.140 继续。桡侧腕长伸肌和桡侧腕短伸肌的肌腹被切断，并向桡侧翻转

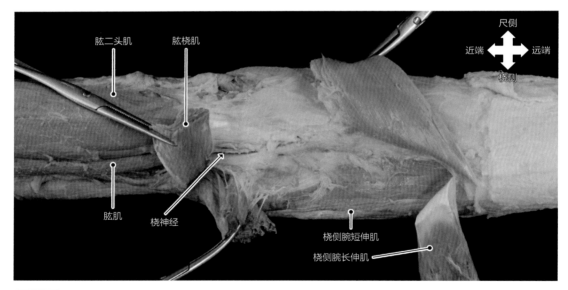

图 1.142　位于桡侧腕长伸肌深层的脂肪组织

图示为右肘部前侧。肱桡肌和桡侧腕长伸肌均在起点附近切开，断端转向两侧。两块肌肉深处存在丰富的脂肪组织

肱二头肌终止腱

　　肱二头肌（**表 1.10**）到达肘窝处的肌腱逐渐变细，形成呈圆柱状的终止腱，沿着肱桡肌和桡侧腕长伸肌的尺侧缘，向旋前圆肌和旋后肌的深层走行（**图 1.143**、**1.144**），最终止于桡骨前面。从终止腱的尺侧缘开始，**肱二头肌腱膜**（**图 1.133**）向尺骨远端走行，与覆盖前臂屈肌群的肱骨内上髁起点的**前臂筋膜**融合。

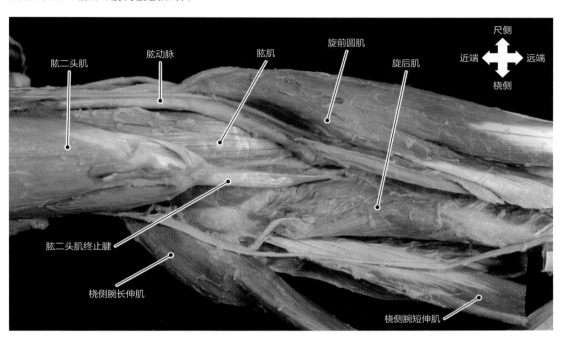

图 1.143 肱二头肌终止腱向旋后肌和旋前圆肌之间的深层走行

图 1.133 的继续。肱二头肌腱膜被切除，前臂桡侧肌群肌腹中央被切断，近侧断端向桡侧翻转

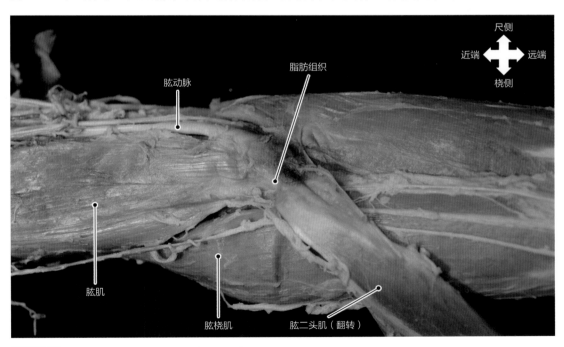

图 1.144 肱二头肌终止腱深层填充的脂肪组织

肱二头肌的肌腹切断后向远端翻转。容纳终止腱的脂肪组织填充肘关节的前臂屈肌群终止部、前臂屈肌群起始部和前臂桡侧屈肌起始部之间

　　挛缩的肱二头肌会通过肱二头肌腱膜将前臂屈肌群向近端拉动，防止肘关节伸展时肱二头肌和前臂屈肌群的起始部分离。另外，挛缩的肱二头肌会将肱二头肌桡骨头向前方牵引，并阻碍肘关节伸展时桡骨头向后方滑行。上述任何一种情况都会造成肘关节伸展受限。

　　图 1.143 所示肱二头肌的终止腱止于桡骨前面。终止腱深层有丰富的脂肪组织存在（**图 1.144**）。该脂肪组织与肱桡肌和桡侧腕长伸肌下方的脂肪组织（**图 1.142**）相连，共同形成从上臂到前臂的血管和神经束通道。另外，脂肪组织填充于肘关节的**前臂屈肌群终止部**、**前臂屈肌群起始部**和**前臂桡侧屈肌起始部**之间，可以维持这些肌群间的滑动性。这些脂肪组织粘连或形成瘢痕时，可能会使肘关节的伸展活动度受限，增强肌肉间滑动性的徒手疗法可以改善肘关节的伸展活动度。

肱肌的终止部

　　在肱骨远端的桡侧，可观察到**肱肌**（**表 1.10**）夹在位于前侧的肱二头肌和位于后侧的肱桡肌之间（**图 1.145**）。**图 1.146** 所示为肱肌的终止部。肱二头肌的终止腱呈圆柱状，肱肌的终止部较扁平，浅层为**腱膜**，深层含**肌肉**组织，紧靠肘关节前表面的屈曲侧朝向尺骨冠突和尺骨粗隆。因此，肘关节损伤时肱肌也可能损伤。

　　此外，由于它不附着在桡骨上，因此无论前臂的肢体位置如何，肱肌总是在肘关节屈曲动作中起作用。除非肘关节的活动范围因肩关节或腕关节的肢体位置而发生显著变化，否则首选通过针对肱肌改善肘关节伸展受限的方法。

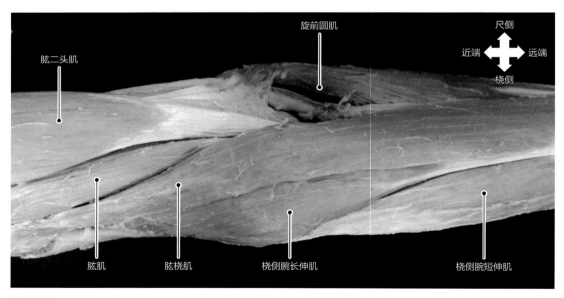

图 1.145　肘关节桡侧浅层肌肉

从桡侧和前侧角度观察右肘关节。肱肌、肱二头肌、肱桡肌的位置关系如图所示

肱肌的肌束

肱肌的肌束可分为外侧肌束和内侧肌束，或浅头和深头（**图 1.147**），除肌皮神经以外，桡神经也分布于外侧的肌束。Leonello 研究称，肱肌分为浅头和深头，深头的一部分肌纤维（肘关节前方肌肉）附着在肘关节关节囊前方。**浅头**起于肱骨中位 1/3 的前外侧表面和外侧肌肉的间隙，纵向走行止于尺骨粗隆。**深头**小于浅头，起自肱骨远端 1/3 前面和内侧肌肉间隔，呈扇形汇合，止于尺骨冠突。**桡神经**分布于深头的下外侧部分。

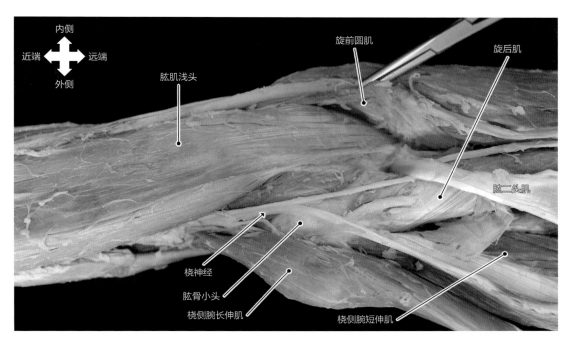

图 1.146 肱肌终止部

图 1.145 的继续。将肱二头肌向远端翻转、前臂桡侧肌群向外侧翻转

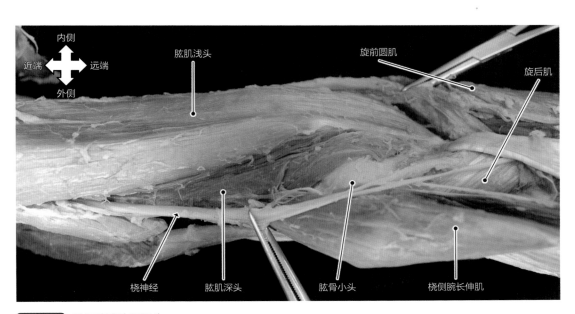

图 1.147 肱肌的浅头和深头

图 1.146 的继续。从外侧观察肱肌的终止部

肘关节前肌肉和肘关节后肌肉

如**图 1.148**、**1.149** 所示，肘关节前肌肉附着于肘关节的关节囊前方。Leonello 研究称，肘关节前肌肉将关节囊前方向近位牵引，以防止肘关节屈曲时关节囊发生撞击。因此，肘关节屈曲动作中肱肌深头不充分收缩时，关节囊就会被夹在肘关节前表面，导致前表面有阻塞感。

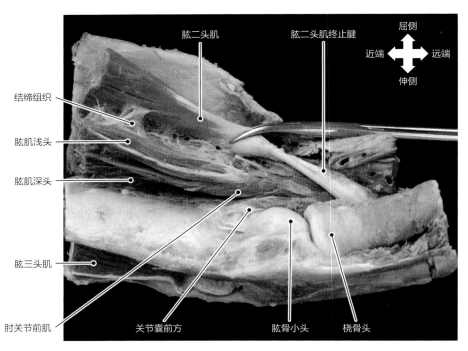

图 1.148　肘关节前肌肉

将左侧肘关节的肱桡关节关节囊打开，从桡侧进行观察。在上臂，将肱骨、肱肌和肱三头肌沿矢状面切断。肱肌浅头朝向尺骨的粗隆，深头朝向尺骨冠突，但作为深头肌纤维的一部分的肘关节前肌肉附着在关节囊前方上。肱二头肌终止腱止于桡骨的粗糙表面

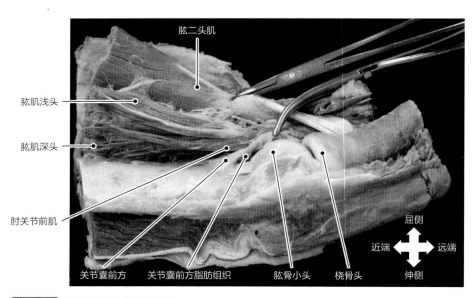

图 1.149　肘关节前方脂肪组织

图 1.148 的继续。将肘关节的关节囊前方向远端前方进行牵引。关节囊的纤维层和滑膜层的间隙有脂肪组织存在。此外，可以清楚地看到肘关节前肌肉附着于关节囊

此外，肱三头肌内侧头的一部分肌纤维（**肘关节后肌肉**）附着于肘关节后方的关节囊（**第 133 页**），关节伸展时将关节囊向近位牵引。肘关节伸展动作中肱三头肌收缩不充分时，关节囊会被夹在肘关节后面（撞击综合征），导致后表面有阻塞感。这种阻塞感是肘关节伸展受限的原因之一，也是本章的主题。

肘关节前方脂肪组织

肘关节前肌肉附着于关节囊的附近，关节囊的纤维层和滑膜层之间有**肘关节前方脂肪组织**存在（**图 1.149**）。这些脂肪组织可根据肘关节的屈伸运动角度改变形态和厚度（**第 133 页**）。肘关节屈曲时由于深头部肌纤维的收缩导致的关节囊前方向近端移动，肘关节伸展时关节囊前方伸展和向远端移动，这些都被认为可使运动过程变得更顺滑。

表 1.10　旋前圆肌、肱二头肌、肱肌

肌肉	起点	止点	支配神经	收缩 ⇒ 伸展动作	受损时受限的动作	临床相关
旋前圆肌	**肱骨头**：肱骨内上髁，前臂深筋膜 **尺骨头**：尺骨冠突	桡骨外侧面的中部	正中神经	前臂旋前，屈肘	前臂旋后，肘关节伸展	旋前圆肌综合征
肱二头肌	**长头**：肩胛骨盂上结节 **短头**：肩胛骨喙突	桡骨粗隆，前臂骨间膜	肌皮神经	屈肘，前臂旋后 **长头**：肩关节外展 **短头**：肩关节内收 两头共同作用使肩关节屈曲	肘关节伸展，前臂旋前	肘关节伸展时，挛缩会拉动前臂屈肌（通过肱二头肌腱膜）和桡骨头向前并使伸展受限
肱肌	肱骨下 2/3 前面，肱肌内侧间隔、外侧间隔、肘关节囊前面	尺骨冠突和尺骨粗隆，肘关节囊前面	肌皮神经、外侧肌腹由桡神经支配	屈肘	肘关节伸展	深层纤维的一部分附着在关节囊的前表面（肘关节前肌）

肘关节伸展受限的超声解剖

　　图 1.150 展示了从肱骨内上髁起始的前臂屈肌之间的肌肉连接。桡侧腕屈肌与旋前圆肌和指浅屈肌相连。

　　图 1.151 展示了肘关节屈伸时脂肪组织的移动情况。肘关节关节囊前方的纤维层和滑膜层之间，有脂肪组织存在于肘关节前方（**图 1.149**）。肘关节屈曲时（**图 1.198b → 第 133 页**）肱肌收

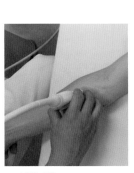
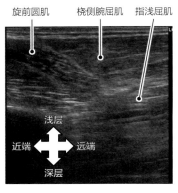
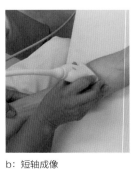
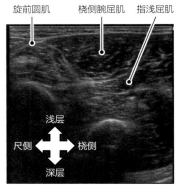

a：长轴成像　　　　　　　　　　　　　　　　　　b：短轴成像

图 1.150　前臂屈肌间的肌肉连接

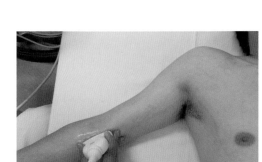

a：肘关节伸展时

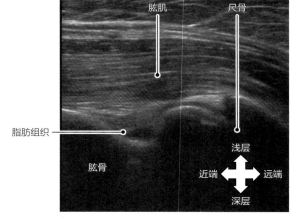

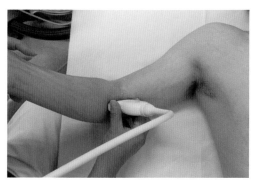

b：肘关节屈曲时

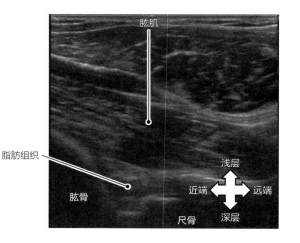

图 1.151　肘关节伸展、屈曲时其前方的脂肪组织

缩，脂肪组织增厚。另外，肘关节伸展时（**图1.198a**），肱肌途经肱骨滑车向远端滑动，脂肪组织也向远端移动。

肘关节伸展受限的治疗性运动

　　本节将介绍缓解肱肌挛缩的治疗性运动。基于针对关节囊后方撞击的肱三头肌挛缩的治疗性运动将在**第136页**进行描述。作为针对肱肌挛缩的治疗性运动，可以考虑针对**牵伸障碍**的牵伸和针对**滑动障碍**的收缩诱导。

肱肌的牵伸

　　肱肌的主动牵伸容易引起疼痛。这是因为肘关节伸展时，肱骨滑车从伸展侧被向上推，肱骨止点处更容易被牵伸。尤其是从30°屈曲位到伸展位需要小心地牵伸，但如果肱肌处于挛缩状态，即使在屈曲位也可能会出现疼痛。因此，在牵伸肱肌时，从防御性收缩发生前的肢位开始，先进行向内、外牵伸（**图1.152a**），如果柔韧性得到改善，再逐渐加入沿长轴牵伸的方法（**图1.152b**）。重复进行此操作，肘关节的活动范围将会逐渐得到改善。

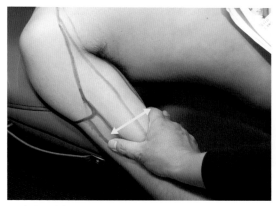 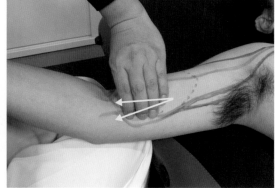

a：向内、外牵伸的方法　　　　　　　　b：沿长轴牵伸的方法

图1.152　肱肌的牵伸方法

肱肌的收缩诱导

　　肱肌深头附着于关节囊前方。在该疗法中，关节囊前方因肱肌收缩而被牵伸。另外，该疗法还改善了关节囊纤维层和滑膜层之间的肘前脂肪组织的柔韧性，并防止肘关节屈曲时发生前关节囊的撞击（**图1.153**）。

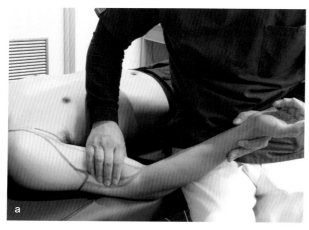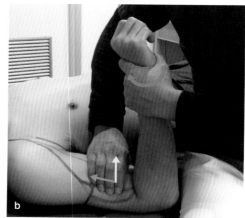

图1.153　肱肌的收缩诱导

a：受试者肘关节屈曲30°，治疗师通过前臂旋前诱导其屈肘

b：此时，治疗师从内、外侧抓住肱肌，将其提升至屈曲侧（⇧），同时旋转前臂并引导（⬅），使前部关节囊和前部脂肪垫向近端滑动（➡）

参考文献

[1] Schünke M, et al（著），坂井建雄，他（監訳）：プロメテウス解剖学アトラス 解剖学総論 運動器系．第 3 版，p418，医学書院，2017

[2] Leonello DT, et al：Brachialis Muscle anatomy, a study in cadavers． J Bone Joint Surg Am 89：1293-1297，2007

[3] 河上敬介，他：9．円回内筋，橈側手根屈筋，長掌筋，尺側手根屈筋．10．浅指屈筋，深指屈筋，長母指屈筋，方形回内筋．河上敬介，他（編）：骨格筋の形と触察法．改訂第 2 版，pp205-220，大峰閣，2013

[4] 横山茂樹，他：肘関節の機能解剖的理解とポイント．理学療法 29：1210-1216，2012

[5] 工藤慎太郎：野球肘．工藤慎太郎（編著）：運動器疾患の「なぜ？」がわかる臨床解剖学．pp44-63，医学書院，2012

[6] 立花新太郎：下垂手．柏森良二，他（編）：末梢神経麻痺の評価—電気診断学とリハビリテーション．pp123-139，医歯薬出版，1992

[7] 杉本勝正（監修），林典雄（著）：運動療法のための運動器超音波機能解剖—拘縮治療との接点．pp52-58,66-70，文光堂，2015

[8] 坂田淳：テニス肘に対する私の治療．福林徹，他（監修），鈴川仁人，他（編）：スポーツにおける肘関節疾患のメカニズムとリハビリテーション．pp128-141，ナップ，2011

[9] 工藤慎太郎：肘関節．工藤慎太郎（編著）：運動機能障害の「なぜ？」がわかる評価戦略．pp70-99，医学書院，2017

[10] 森田竜治，他：肘関節脱臼．工藤慎太郎（編著）：運動療法の「なぜ？」がわかる超音波解剖．pp59-71，医学書院，2014

[11] 本間敏彦：上腕の筋．佐藤達夫，他（編）：日本人のからだ—解剖学的変異の考察．pp107-110，東京大学出版会，2000

III B 肘关节外翻不稳的解剖学分析

本节涉及的人体运动结构
- ▶ 内侧副韧带
- ▶ 指浅屈肌
- ▶ 尺侧腕屈肌
- ▶ 肱三头肌内侧头

在投球等使用上肢的运动中，肘关节的内侧支撑功能对外翻应力很重要。投球时，在举起阶段到加速阶段，肩关节在此过程中外展和外旋时，会在肘外翻的方向施加负荷（**图 1.154**）。内侧副韧带（medial collateral ligament，MCL）（**图 1.155**）是这种外翻负荷的静态支撑机制，研究显示内侧副韧带可在肘外翻最大扭矩 34.29 ± 6.9 Nm 时断裂。然而投球时的肘外翻最大扭矩可达 64 ± 12 Nm，因此在投球动作中经常会对内侧副韧带施加使其破坏的应力。因此，对于肘外翻不稳不仅需要静态支撑机制，还需要动态支撑机制。动态支撑机制包括**前臂屈肌群**，大部分前臂屈肌受正中神经支配，肘只有**尺侧腕屈肌**受尺神经支配。**尺神经**正好穿过内侧副韧带。本节还对尺神经卡压综合征、肘管综合征进行了描述。

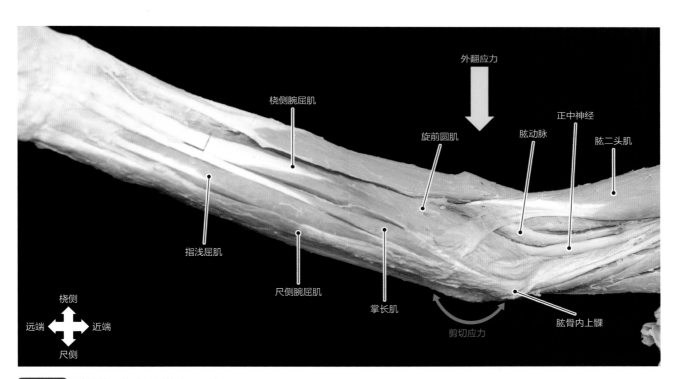

图 1.154 肘关节至前臂屈侧的浅层肌肉

右上肢解剖图。当外翻应力作用于肘关节时，剪切应力作用于肘关节的内侧部分。抵抗剪切应力的是起于肱骨内上髁、位于肘关节内侧部分的前臂屈肌群（尺侧腕屈肌、掌长肌、桡侧腕屈肌、旋前圆肌和指浅屈肌），以及位于这些肌肉深处的内侧副韧带（**图 1.155**）

III 肘关节 1

作为静态支撑机制的内侧副韧带

内侧副韧带由 3 个纤维束组成：前斜束、后斜束和横束（**图 1.155**）。

前斜束连接于肱骨内上髁和尺骨冠突之间。附着于肱骨侧的部分位于肘关节稍后方。由于前部纤维在伸展位置被牵伸，后部纤维在屈曲位置被牵伸，因此前斜束可以在肘关节的任何伸展或屈曲角度保持紧张。

后斜束连接于内上髁最下端和鹰嘴，屈肘时被牵伸为伸肘时的约 2 倍长（**图 1.156**）。也就是说，内侧副韧带的前斜束的前部在肘关节伸展时变得紧张，而前斜束的后部和后斜束在肘关节屈曲时变得紧张。

横束连接于前斜束、后斜束的尺骨附着部之间。虽然横束的功能暂时不明确，但它被认为在调节前斜束和后斜束的张力中起作用。

构成内侧副韧带的 3 个纤维束相互作用，以降低肘关节外翻时的不稳定性。因此，无论哪个纤维束受损，肘关节的外翻不稳定性都会增加。

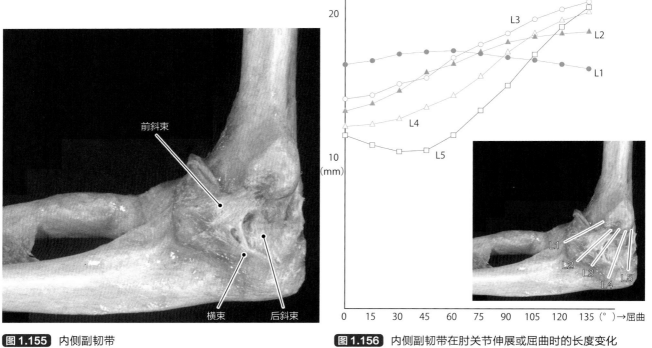

图 1.155　内侧副韧带
从内侧观察带关节囊和韧带的右肘关节

图 1.156　内侧副韧带在肘关节伸展或屈曲时的长度变化

作为动态支撑机制的前臂屈肌群

作为动态支撑机制的**前臂屈肌群**是由旋前圆肌、桡侧腕屈肌、掌长肌、指浅屈肌和尺侧腕屈肌构成（**图 1.154**）。这些肌肉均起始于内上髁，但 Davidson 等人研究发现，**尺侧腕屈肌**处于肘关节屈曲位 30°、90° 和 120°、**指浅屈肌**处于屈曲位 30° 和 90° 的走行与内侧副韧带一致，提示这两块肌肉可能补充内侧副韧带对于肘外翻制动的功能。藤田等人从解剖生物力学的角度查阅文献后，支持 Davidson 等人的观点。另外，Park 等人研究发现利用新鲜遗体的肘关节标本，制作模拟尺侧腕屈肌、指浅屈肌和旋前圆肌肌肉活动的模型，在此施加模拟外部反作用力的负荷，并测量肘外翻角的变化。结果显示，与尺侧腕屈肌、指浅屈肌的联合肌肉活动相比，尺侧腕屈肌单独活动时肘外翻角显著减小，而由于旋前圆肌活动引起的肘外翻角的减少是程度最轻的。

　　另一方面，Otoshi 等人对**前臂屈肌群**起始部位的结构进行了解剖学研究，发现这些肌肉的起始部位的前方和后方组织将内侧副韧带的前斜束夹在中间形成共同肌腱，然后附着于内上髁和关节囊内侧（**图1.157**）。**前方共同肌腱**由旋前圆肌、桡侧腕屈肌、掌长肌和指浅屈肌腱汇聚而成，**后方共同肌腱**由指浅屈肌和尺侧腕屈肌腱汇聚而成，其中前方共同肌腱更像索状，在组织学上与前斜束相似。另外，Otoshi 等人研究发现旋前圆肌尺骨头的上部移行至前斜束前方的关节囊，前方共同肌腱也附着于其上。此外，Otoshi 等人使用超声技术在活体上研究了前臂屈肌群与肘外翻负荷的关系，旋前圆肌和桡侧腕屈肌参与外翻制动，但桡侧腕屈肌不参与。

　　虽然参与动态支撑机制的前臂屈肌是**尺侧腕屈肌**和**指浅屈肌**，还是**旋前圆肌**和**桡侧腕屈肌**仍有争议，但上述前臂屈肌群中的每一块肌肉在运动时都相互协同收缩，并共同抵抗肘外翻负荷引起的肱尺关节上的剪切应力（**图1.154**）。

　　旋前圆肌和桡侧腕屈肌在内上髁附近的构造在前面章节已经进行了描述（**第94~96页**）。本节将对指浅屈肌和尺侧腕屈肌的构造进行描述。

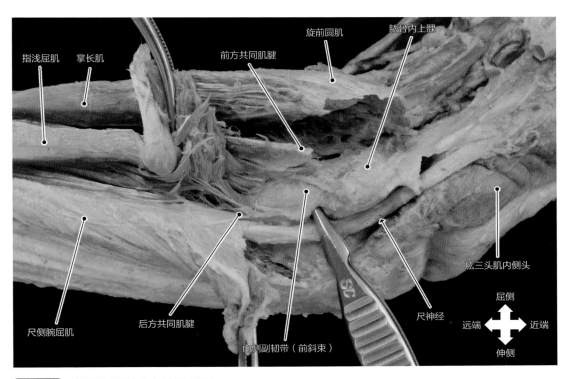

图1.157　前臂屈肌群的内上髁起始部位

将起始于右肱骨内上髁的前臂屈肌起点进行剥离，从尺侧可以观察到肘关节的肱尺关节。这些肌肉的起始部位的前方和后方组织将内侧副韧带的前斜束夹在中间形成共同肌腱并附着于内上髁

指浅屈肌

　　在前臂皮下远端，掌长肌和尺侧腕屈肌之间可以观察到**指浅屈肌**（**表 1.11**），但在内上髁附近的近端，因为两块肌肉靠得很近，所以指浅屈肌位于两块肌肉的深层（**图 1.154**）。指浅屈肌通过肌间腱膜与桡侧腕屈肌和掌长肌相连（**图 1.136 →第 95 页**），还与旋前圆肌有肌肉连接（**图 1.158**）。An 等人研究发现，从肌肉横截面积和力臂的乘积能够推断出该肌肉可产生的内翻扭矩，并指出指浅屈肌可能产生的最大内翻扭矩。

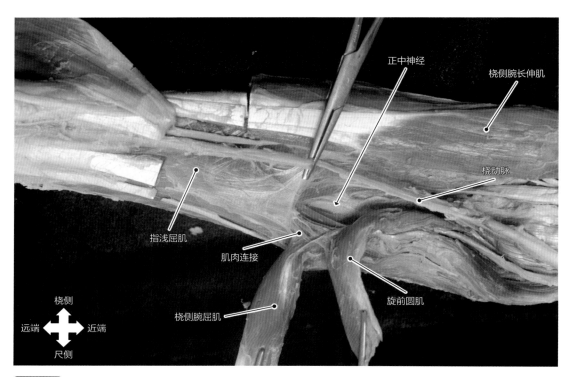

图 1.158　指浅屈肌和旋前圆肌、桡侧腕屈肌之间的肌肉连接
右前臂的前侧，桡侧腕屈肌、掌长肌和旋前圆肌的肌腹被切断，近侧的断端向近侧翻转

尺侧腕屈肌

　　图 1.159 所示为尺侧腕屈肌和尺神经。尺侧腕屈肌（**表 1.11**）由起始于内上髁的**肱骨头**与起始于鹰嘴的**尺骨头**合并而成。尺侧腕屈肌腱弓处的 Osborne's 韧带在这两个头之间填充。尺神经从肱二头肌内侧沟通过内上髁后表面尺神经沟到达肘部，再从尺侧腕屈肌腱弓深层进入肘管。**肘管**是在内侧副韧带和尺侧腕屈肌腱弓之间形成的通道，尺神经从这里穿过并到达前臂前侧，在尺侧腕屈肌和指深屈肌之间向远端走行（**图 1.161**）。在进入肘管之前，尺神经穿过在内上髁后表面纵向延伸的尺神经沟，这部分的尺神经被**滑车上肘韧带**覆盖（**图 1.160**）。

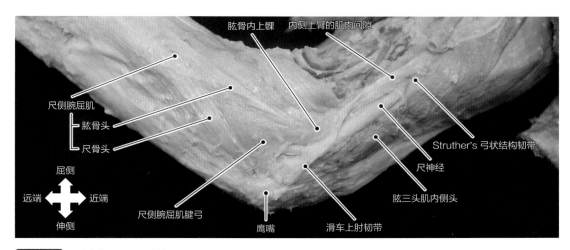

图 1.159 尺侧腕屈肌和尺神经

右肘部筋膜残留的状态，从尺侧和后方观察。从上臂到肘部的尺神经比筋膜稍深

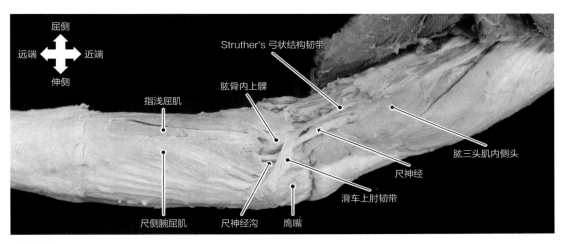

图 1.160 滑车上肘韧带

图 1.159 的继续，尺侧腕屈肌的起始部位被剥离。靠近起始部位，内上髁和鹰嘴之间的滑车上肘韧带被剖出

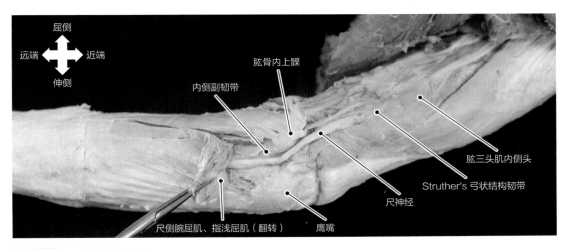

图 1.161 尺侧腕屈肌腱弓

图 1.160 的继续，滑车上肘韧带被除去，将尺侧腕屈肌和指浅屈肌的起点与尺侧腕屈肌腱弓一起向远端倒置。此外，内侧副韧带位于尺神经深层

肘关节附近尺神经易发生卡压的部位

肘关节附近的 3 个尺神经易发生卡压的部位：Struther's 弓状结构韧带、尺神经沟（滑车上肘韧带）和尺侧腕屈肌腱弓（**图 1.159**）。

Struther's 弓状结构韧带，是从前到后穿过肱骨中部的内侧肌间隔的尺神经首先走行到的易卡压部位，由覆盖内侧肌间隔和肱三头肌内侧头的增厚的肱深筋膜形成（**图 1.159~1.161**）。**图 1.162** 所示为 Struther's 弓状结构韧带被打开的样子。肱肌和肱三头肌由于肌肉紧张亢进或挛缩使 Struther's 弓状结构韧带变得狭窄，使尺神经受到挤压导致前臂尺侧麻木和疼痛，这种情况需要改善肱肌和肱三头肌内侧头的柔韧性。

尺神经沟是尺神经穿过滑车上肘韧带的通道（**图 1.160**）。**滑车上肘韧带**连接于肱骨内上髁和尺骨鹰嘴之间，在完全屈曲位是紧张的。当滑车上肘韧带增厚并在屈曲 90°~120° 时变得紧张，因而通道的内部压力增加，并且尺神经受到卡压。这里的卡压症状就是**尺神经卡压综合征**，在肘部屈曲位易发生恶化。

接着尺神经进入**尺侧腕屈肌腱弓**深处的肘管。由于尺侧腕屈肌的过度受压使肌腱弓增厚，导致此部位的尺神经受到卡压。因为这部分通道被命名为肘管，所以此部位发生的神经卡压症状称为**肘管综合征**。考虑到滑车上肘韧带位于尺侧腕屈肌腱弓的近端边缘，是最厚的部分，将尺神经沟包括在肘管这一概念内也是合适的。放松**尺侧腕屈肌**是重要的肘管综合征的治疗性运动。

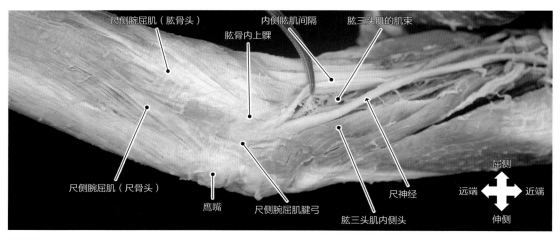

图 1.162　Struther's 弓状结构韧带

去除右肘的肱深筋膜，可见尺神经在肱骨远端半臂高度的内侧肱肌间隔后面走行。在内侧上髁附近，内侧肱肌间隔被向前拉

表 1.11　指浅屈肌和尺侧腕屈肌

肌肉	起点	止点	支配神经	收缩 ⇒ 伸展动作	受损时受限的动作	临床相关
指浅屈肌	**肱骨尺骨头**：肱骨内上髁，尺骨前面 **桡骨头**：桡骨前面近位	第 2~5 指中节指骨两侧	正中神经	屈肘，屈腕，屈第 2~5 掌指关节和近侧指骨间关节	第 2~5 掌指关节和近侧指骨间关节伸展，伸腕	抵抗肘外翻应力
尺侧腕屈肌	**肱骨头**：肱骨内上髁、前臂深筋膜 **尺骨头**：尺骨后缘近位 1/2 处、前臂深筋膜	豌豆骨、钩状骨、第 5 掌骨底掌侧、豆钩韧带、豆掌韧带	尺神经	屈腕，腕内收	伸腕，腕外展	抵抗肘外翻应力，止于豌豆骨处，有助于维持腕关节尺侧的稳定性

肘关节内侧支撑机制的超声解剖

内侧副韧带（前斜束）

　　小仓等人将内上髁比作一座山，从肱骨滑车内侧面形成一个平缓的山麓，向近位突然由内侧上升，前斜束从上升的基部绕行，全程约附着 7 次。根据今村的研究，当内上髁顶点与滑车内侧面的距离达到 100% 时，前斜纤维束附着部分的最内侧缘位于距内上髁顶点（内侧最突出部位）约 20% 的位置（**图 1.163**）。换言之，前斜束附着在内上髁最突出部分的稍远端。因此，必须从内侧尾部触诊前斜束，而不是仅仅从内侧触诊（**图 1.164**）。

　　图 1.165 所示为肘关节内侧副韧带（前斜束）的超声图像，内侧副韧带附着在**内上髁**最突出部分的稍远端。

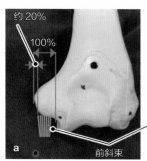
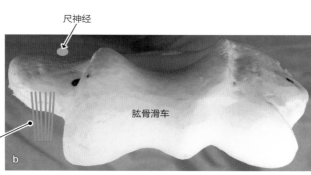

图 1.163　内侧副韧带的前斜束在内上髁的附着区域

右肱骨远端的后方及尾端

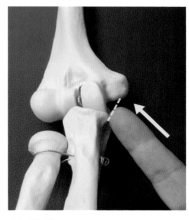

图 1.164　内侧副韧带的前斜束触诊方法

从前面观察右肘关节的骨骼。黄色虚线表示内侧副韧带的走行

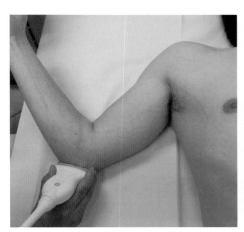

a：扫描部位

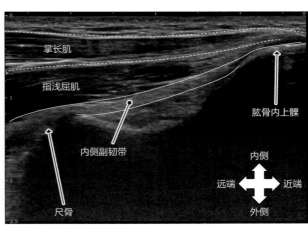

b：长轴成像

图 1.165　内侧副韧带（前斜束）的超声图像

前臂屈肌群

　　图 **1.166** 所示为内上髁附近前臂屈肌群之间的位置关系。从桡侧开始的肌肉顺序为**旋前圆肌、掌长肌、指浅屈肌、尺侧腕屈肌**（**图 1.154** →第 107 页）。内侧副韧带位于指浅屈肌和尺侧腕屈肌的深层，尺神经则被指浅屈肌和尺侧腕屈肌包围。

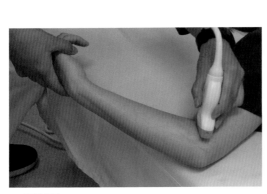

a：扫描部位

b：短轴成像

图 1.166　内上髁附近前臂屈肌群之间的位置关系的超声图像

　　图 **1.167** 对桡侧腕关节自主运动（屈曲和内收）时指浅屈肌和尺侧腕屈肌的运动进行了扫描。可以看出，这两块肌肉在收缩时都向桡侧移动以越过尺骨

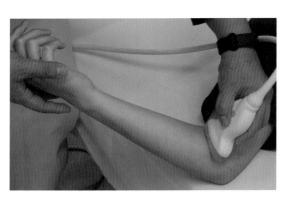

a：扫描部位

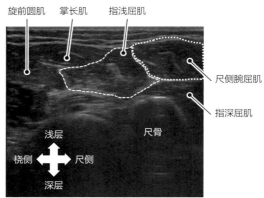

b：安静时

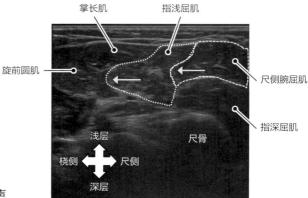

c：腕关节屈曲、内收时

图 1.167　肌肉收缩时前臂屈肌群移动的超声
图像（短轴）

肱三头肌内侧头

图 **1.168** 所示为肘关节伸展和屈曲时肱三头肌内侧头的动态变化。可以看出，相比于伸肘位，肱三头肌内侧头在屈肘位时由后向前移动。肱肌和肱三头肌内侧头之前有**内侧肌间隔**。当内侧头向前移动时，正好在内侧肌间隔后面的尺神经（**图 1.162** →第 112 页）被压向肌间隔，可能导致 Struther's 弓状结构韧带处的尺神经卡压综合征发生。因此，需要提高肱三头肌内侧头的柔韧性来改善尺神经卡压综合征。

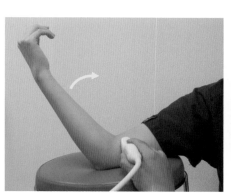

a：扫描部位

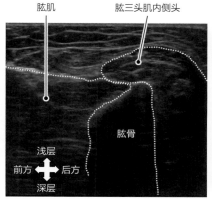

b：肘关节伸展时

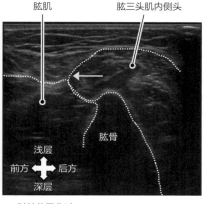

c：肘关节屈曲时

图 1.168 肘关节伸展和屈曲时肱三头肌的动态变化的超声图像（短轴）

肘关节内侧支撑机制的治疗性运动

促进前臂屈肌群收缩的治疗性运动

由于尺侧腕屈肌和指浅屈肌在内侧副韧带的走行方向一致，Davidson 等人认为这些肌肉可以补充内侧副韧带的作用，并且 Park 等人还指出当这两块肌肉协同运动时，肘外翻角度会减小很多。然而，指浅屈肌和尺侧腕屈肌具有共同的起始腱，并且指浅屈肌与**旋前圆肌**和**桡侧腕屈肌**之间有肌肉连接，因此，有必要提高包括旋前圆肌和桡侧腕屈肌在内的整个前臂屈肌群的滑动性和柔韧性，进行肌力训练和协调运动训练。**图 1.169** 所示为一种促进前臂屈肌群收缩的治疗性运动。

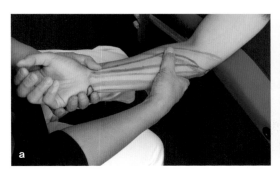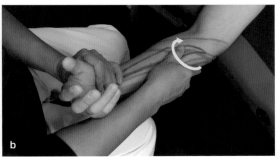

图 1.169 促进前臂屈肌群收缩的治疗性运动

a：用手握住受试者前臂近端前臂屈肌群的肌腹
b：用另一手使受试者的腕关节做屈曲和内收的动作，并诱导前臂屈肌群向桡侧移动（⟹）。随着肌肉的收缩，部分肌肉向桡侧移动（**图 1.167**）。

肱三头肌内侧头的促进疗法

　　肱肌和肱三头肌内侧头附着于内侧肌间隔。这些肌肉作为主动肌参与的动作，比如肘关节屈伸等重复运动会导致内侧肌间隔增厚。**内侧肌间隔增厚会对其后方走行的尺神经产生卡压**。因此，应对上臂肌肉的柔韧性进行检查（**图 1.170**），必要时应降低黏滞性并提高伸展性（**图 1.171**）。

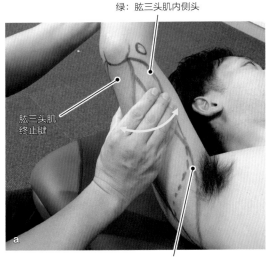
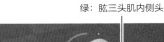
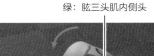

图 1.170 肱三头肌内侧头的触诊

a：首先触摸到鹰嘴，然后想象肱三头肌内侧头、外侧头的大致位置。从上臂远端的两侧抓住肱三头肌内侧头，沿短轴方向从远端到近端确认其柔韧性（⟷）

b：握住肱三头肌内侧头的同时使肘关节屈曲，沿长轴方向确认其柔韧性（⟷）

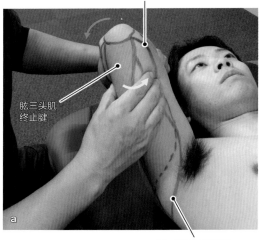
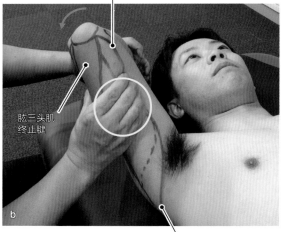

图 1.171 肱三头肌内侧头的促进疗法

a：首先触摸到鹰嘴，然后想象肱三头肌内侧头、外侧头的大致位置。治疗师握住受试者肱三头肌内侧头，同时通过肘关节屈曲（⟸）诱导肌腹向前（⟹），从而降低肱三头肌内侧头的黏滞性。这一操作可预防和改善发生于 Struther's 弓状结构韧带的尺神经卡压综合征（**图 1.161~1.162→第 111~112 页**）。但在缺乏柔韧性的状态下过度进行牵伸也可能导致尺神经卡压

b：如果肱三头肌内侧头的滑动性得到改善，接下来抑制肌腹向前运动（◎）并使肘关节屈曲（⟸）。治疗师通过在抑制肌腹前移的同时使受试者屈肘（**图 1.168**），更容易在近端和远端方向牵伸内侧头，也更容易牵伸肱三头肌内侧头的内侧部分（与内侧上臂肌间隔相连部位）

参考文献

[1] Ahmad CS, et al: Biomechanical evaluation of a new ulnar collateral ligament reconstruction technique with interference screw fixation. Am J Sports Med 31: 322-327, 2003

[2] Fleisig GS, et al: Kinetics of baseball pitching with implications about injury mechanisms. Am J Sports Med 23: 233-239, 1995

[3] 工藤慎太郎: 肘関節. 工藤慎太郎 (編著): 運動機能障害の「なぜ?」がわかる評価戦略. pp70-99, 医学書院, 2017

[4] 工藤慎太郎: 野球肘. 工藤慎太郎 (編著): 運動器疾患の「なぜ?」がわかる臨床解剖学. pp44-63, 医学書院, 2012

[5] Davidson PA, et al: Functional anatomy of the flexor pronator muscle group in relation to the medial collateral ligament of the elbow. Am J Sports Med 23: 233-239, 1995

[6] 藤田真希子, 他: 肘関節の内側支持機構. 福林徹, 他 (監修): スポーツにおける肘関節疾患のメカニズムとリハビリテーション. pp18-27, ナップ, 2011

[7] Park MC, et al: Dynamic contributions of the flexor-pronator mass to elbow valgus stability. J Bone Joint Surg Am 86: 2268-2274, 2004

[8] Otoshi K, et al: The proximal origins of the flexor-pronator muscles and their role in the dynamic stabilization of the elbow joint: an anatomical study. Surg Radiol Anat 36: 289-294, 2016

[9] Otoshi K, et al: Ultrasonographic assessment of the flexor pronator muscles as dynamic stabilizer of the elbow against valgus force. Fukushima J Med Sci 60: 123-128, 2014

[10] 河上敬介, 他: 浅指屈筋, 深指屈筋, 長母指屈筋, 方形回内筋. 河上敬介, 他 (編): 骨格筋の形と触察法. 改訂第2版, pp213-220, 大峰閣, 2013

[11] An KN, et al: Muscles across the elbow joint: a biomechanical analysis. J Biomech 14: 659-669, 1981

[12] Feindel W, et al: The role of the cubital tunnel in tardy ulnar palsy. Can J Surg 1: 287-300, 1958

[13] 仲尾保志: 上腕部における尺骨神経障害. Orthopaedics 22: 1-5, 2009

[14] Schünke M, et al (著), 坂井建雄, 他 (監訳): プロメテウス解剖学アトラス解剖学総論運動器系. 第3版, p372, 医学書院, 2017

[15] O'Driscoll SW, et al: The cubital tunnel and ulnar neuropathy. J Bone Joint Surg Br 73: 613-617, 1991

[16] 小倉丘, 他: 肘内側側副靱帯の機能解剖. 整・災外 46: 189-195, 2003

[17] 今村恵一郎: 上腕骨内側上顆の解剖学的研究. 日整会誌 69: 951-963, 1995

[18] 森田竜治: 肘関節後面. 工藤慎太郎 (編): 機能解剖と触診. pp83-94, 羊土社, 2019

1

Ⅲ

肘関節

肘外侧疼痛的解剖学分析

本节涉及的人体运动结构

- ▶ 桡侧腕长伸肌、桡侧腕短伸肌
- ▶ 桡神经
- ▶ 旋后肌
- ▶ 外侧副韧带复合体
- ▶ 指伸肌

在网球的任何发球、正手击球和反手击球动作中，腕关节加速期的**腕伸肌群**（桡侧腕长伸肌、桡侧腕短伸肌、尺侧腕伸肌和指伸肌，**图 1.172**）肌肉活动度均较高。在日常生活中，**桡侧腕长伸肌**比指浅屈肌和桡侧腕屈肌等腕关节屈肌群更早收缩，以实现强有力的持握动作。此外，在持续的敲击动作中，据报道指伸肌的肌肉疲劳程度较指浅屈肌更强。无论是强力握持动作，还是持续的敲击动作，腕伸肌群都会提前发挥作用，稳定构成手指的基础动作。

这些腕关节伸肌群都起于**肱骨外上髁**（**图 1.172**）。因此，过度使用腕伸肌会导致外上髁承受过度牵伸应力，引起**肱骨外上髁炎**（网球肘），这是肘关节外侧疼痛的主要原因。

另一方面，如果作为肘外翻内侧支撑机制的前臂屈肌群和内侧副韧带发生功能障碍，制动肘外翻就变得不可能（第 108 页），过度肘外翻会导致肘外侧的**肱桡关节**（**图 1.173**）受到较强的压缩应力，这也会导致肘外侧疼痛。此外，位置邻近的腕伸肌起点和肱桡关节（**外侧副韧带复合体**）的关节壁结构作为肘部的支撑机制协同工作，在肘外侧疼痛时从这些部位来进行治疗也是有必要的。

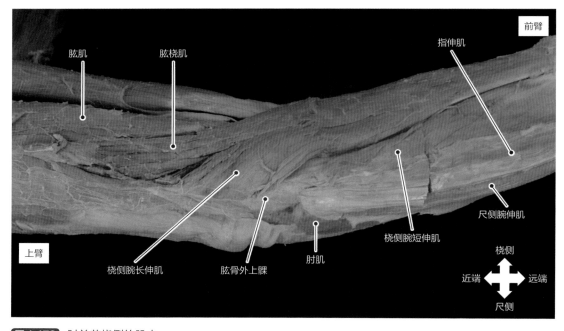

图 1.172 肘关节桡侧的肌肉

从桡侧观察右肘关节。在肘关节的桡侧，从近端屈曲侧开始依次为肱桡肌、桡侧腕长伸肌、桡侧腕短伸肌、指伸肌和尺侧腕伸肌

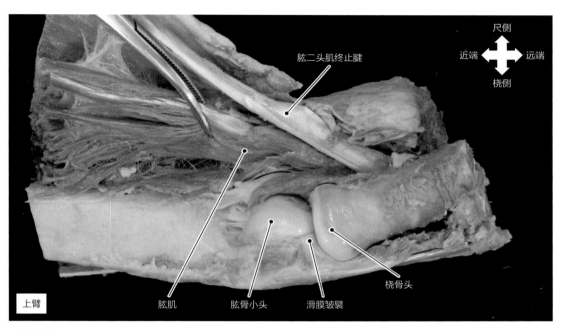

肱二头肌终止腱

尺侧

近端　远端

桡侧

桡骨头

上臂　　　　肱肌　　　肱骨小头　　滑膜皱襞

图1.173　肱桡关节的桡侧解剖

从桡侧观察左肘关节。肘关节外侧部的肌肉和关节囊被除去后，将构成肱桡关节的肱骨小头和桡骨头剖出

腕关节伸肌群

　　腕关节伸肌群的桡侧腕长伸肌、桡侧腕短伸肌、尺侧腕伸肌、指伸肌（**图1.174**）均起始于肱骨外上髁，后三者共用起始腱，彼此紧密相连（**图1.175**）。也有报道称尺侧腕伸肌不参与共同起始腱的构成。

　　腕关节伸展时，上述肌肉的张力通过共同腱集中在**外上髁**。因此，在外上髁炎期间这些肌肉受到强大的负荷会引起外上髁疼痛。在腕伸肌群的共同腱中，**桡侧腕短伸肌腱纤维**（**图1.176**）位于最深层并止于最近端，附着于外上髁的狭窄区域，与其他肌肉起始腱的不同在于它纯粹由**腱性部分**组成。由于桡侧腕短伸肌产生的张力较大且传递到附着面积较小的细肌腱，因此特别强的牵引应力集中在外上髁的狭窄区域从而引起疼痛。

桡侧腕短伸肌的走行

　　图1.178 所示为桡侧腕短伸肌与肱骨小头和桡骨头的位置关系。在肘关节运动时，**桡侧腕短伸肌**（**表1.12** →第126页）深层与肱骨小头外侧端接触且产生摩擦，容易发生损伤。在这种情况下，因为桡侧腕长伸肌从浅层覆盖了桡侧腕短伸肌的起点（**图1.177**，**表1.12**），在肘关节伸展时桡侧腕短伸肌压在深层的骨结构上会使情况变得更糟。在肘关节屈曲时，桡侧腕短伸肌从肱骨小头延伸至桡骨头的前侧，随着肘关节的伸展逐渐向外侧偏离。此外，桡侧腕短伸肌在前臂旋前或旋后时走行也会发生变化，在旋前时向内侧移位，在旋后时向外侧移位，即桡侧腕短伸肌的起点随着肘关节的运动而在深层的骨结构上移动，进一步增加了被骨结构损伤的可能性。

桡侧腕短伸肌的作用

　　O'sullivan 等人通过肌电图记录前臂旋前和旋后运动过程中桡侧腕短伸肌的肌肉活动发现，旋前圆肌和前臂屈肌群在前臂旋前时活跃，而桡侧腕短伸肌在前臂旋后时活跃，为**腕关节的稳定肌和腕关节伸展的主要肌肉**。换句话说，在打网球时，桡侧腕短伸肌在桡骨头上由外侧、后侧向内侧、前侧移动，该肌肉始终为握拍时腕关节的稳定肌和击球时腕关节的主动肌。

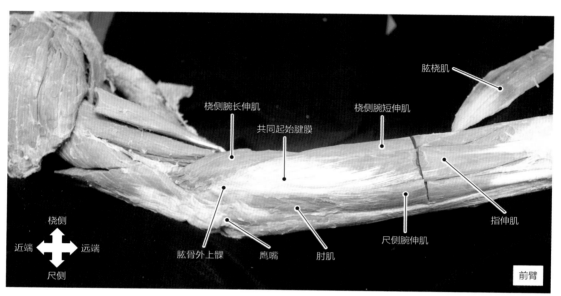

图 1.174 起始于外上髁的腕关节伸肌群

从尺侧观察从右肘延伸到前臂后侧的部分。前臂处于旋前位置。将肱桡肌在起点处切断并向远端翻转

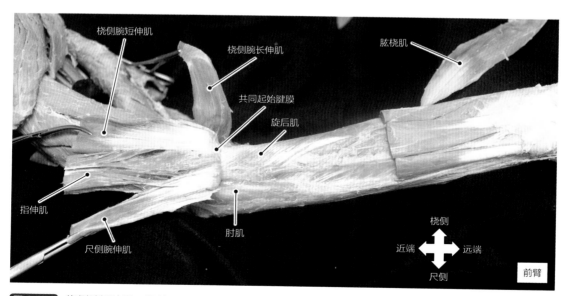

图 1.175 桡侧腕短伸肌、指伸肌、尺侧腕伸肌的共同起始腱

图 1.174 的继续。桡侧腕短伸肌、指伸肌、尺侧腕伸肌的肌腹从等高处切断，将近侧断端向近侧翻转。这些肌肉的共同起始腱从外上髁起始

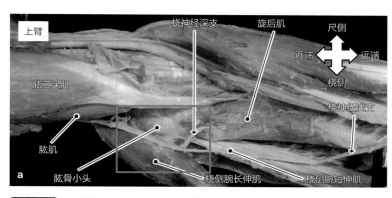 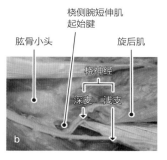

图 1.176 桡侧腕短伸肌的起始腱纤维

从前观察从右肘至前臂部分，肱桡肌已被切除。桡侧腕长伸肌、桡侧腕短伸肌的肌腹被切断后将其近侧断端向桡侧翻转。从近端观察桡侧腕短伸肌的起始腱

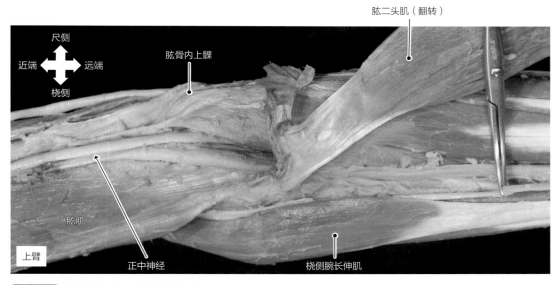

图 1.177 桡侧腕长伸肌将桡侧腕短伸肌覆盖

图 1.176 的继续。恢复到桡侧腕长伸肌和桡侧腕短伸肌的原始状态，将肱二头肌向远端翻转

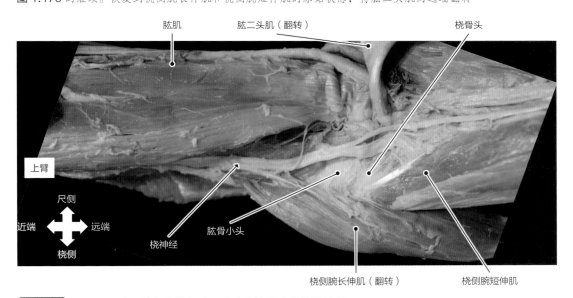

图 1.178 桡侧腕短伸肌的起点处与肱骨小头和桡骨头的位置关系

图 1.177 的继续。肘关节处于伸展位置。将桡侧腕长伸肌起点翻转向桡侧。桡侧腕长伸肌以肌纤维的形式附着在外上髁

桡神经的走行和旋后肌

图 **1.179** 可以观察到介于桡侧腕短伸肌、指伸肌与深层的旋后肌之间的脂肪组织。这一区域的脂肪组织被认为有助于维持两块不同作用的肌肉之间的滑动性。

将脂肪组织除去，剖出桡神经和旋后肌（**表 1.12 →第 126 页**）如**图 1.180** 所示。桡神经走行于肱桡肌和肱肌之间至肘窝外侧，分为感觉性浅支和运动性深支。**浅支**远离肱桡肌的深层（**图 1.181**）。**深支**穿过由肌腱纤维组成的旋后肌的近端边缘（Frohse's arcade，**旋后肌腱弓**），进入旋后肌深层，并在到达浅层的途中穿过旋后肌（**图 1.180**）。然后深支成为**骨间后神经**，并在前臂伸肌群的浅层和深层之间向远侧走行。

旋后肌腱弓和随后的旋后肌是易发生**骨间后神经卡压综合征（旋后肌综合征）**的主要部位。反复的旋前、旋后和伸腕动作易导致旋后肌和桡侧腕短伸肌张力亢进，可能导致桡神经深支的卡压。虽然不伴有肘外侧痛等感觉障碍，但如果手指难以伸直，则需要考虑为骨间后神经卡压综合征。

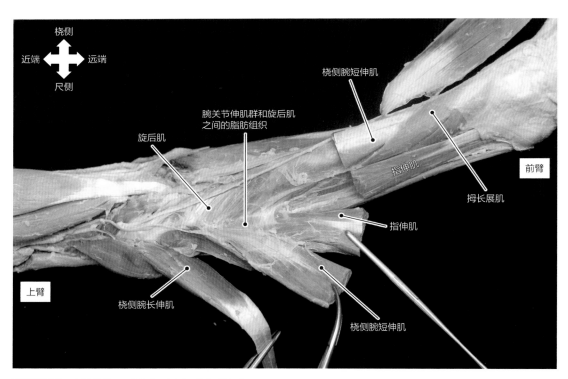

图 1.179　腕关节伸肌群和旋后肌间的脂肪组织

图 1.175 的继续。桡侧腕长伸肌、桡侧腕短伸肌和指伸肌的肌腹被切断并向桡侧翻转。前臂处于旋前位，可以观察到肘关节的前侧和前臂的后侧

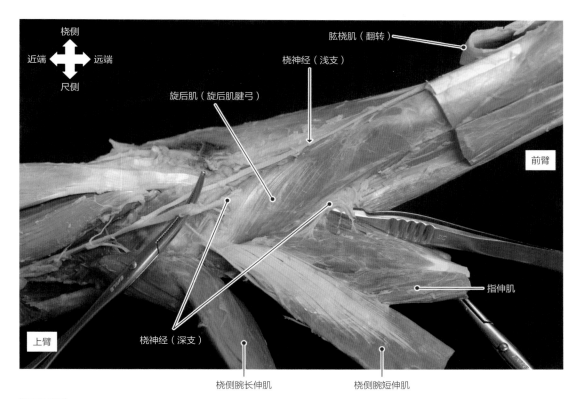

桡侧
近端   远端
尺侧

肱桡肌（翻转）
桡神经（浅支）
旋后肌（旋后肌腱弓）
前臂
指伸肌
桡神经（深支）
上臂
桡侧腕长伸肌
桡侧腕短伸肌

图 1.180 桡神经和旋后肌

图 1.179 的继续。覆盖在肘窝及其附近的脂肪组织已被去除

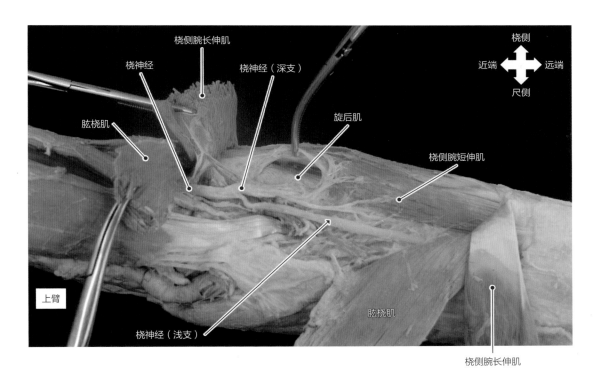

桡侧腕长伸肌
桡神经
桡神经（深支）
桡侧
近端   远端
尺侧
肱桡肌
旋后肌
桡侧腕短伸肌
上臂
肱桡肌
桡神经（浅支）
桡侧腕长伸肌

图 1.181 桡神经的浅支和深支

左上肢的肘关节前侧，肱桡肌和桡侧腕长伸肌的肌腹被切断，断端向近端和远端翻转。将桡侧腕短伸肌稍稍上提，这样可以观察到深层的旋后肌。桡神经分为浅支和深支，可见深支朝向旋后肌，浅支朝向肱桡肌远端。桡神经的周围可以观察到血管和结缔组织

1

Ⅲ

肘关节

外侧副韧带复合体

外侧副韧带复合体位于桡侧腕短伸肌、指伸肌、尺侧腕伸肌的共同起始腱的深层（**图 1.183**）。

外侧副韧带复合体的构造

外侧副韧带复合体由桡侧副韧带、桡骨环状韧带和尺侧副韧带和副韧带构成（**图 1.182**）。桡侧副韧带起始于肱骨外上髁，像扇形一样展开并附着在桡骨环状韧带的最外层。桡骨环状韧带起始于尺骨的桡骨切迹前缘，它围绕桡骨头并连接到桡骨切迹的后缘。尺侧副韧带起始于外上髁，沿桡侧副韧带的后缘和肘肌的桡侧缘，朝向尺骨旋后肌嵴。副韧带起始于桡骨环状韧带并附着于尺骨旋后肌嵴。

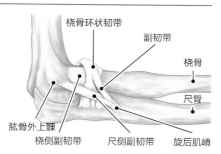

图 1.182 外侧副韧带复合体的韧带构成

图中所示为右侧肘关节的桡侧面

外侧副韧带复合体的作用和功能障碍

外侧副韧带复合体在外上髁附着处与前面所述肌肉的共同起始腱连接，共同作为肘内翻应力的防御机制，分散施加于外上髁的伸展应力。

在被动伸展肘关节的同时，桡骨和尺骨的同时旋后会导致桡骨和尺骨向肱骨后外侧半脱位。这种现象是肘关节后外侧旋转不稳。O'Driscoll 等人将肘关节后外侧旋转不稳归因于尺侧副韧带受损或缺失。然而，矶贝等人从解剖学角度确认了外侧副韧带的结构，指出桡侧副韧带和桡骨环状韧带始终存在，但尺侧副韧带的存在率仅为 20%。同样，有报道称外侧副韧带的结构在个体之间差异很大，并且有些个体没有副韧带或尺侧副韧带。因此，可以考虑针对肘关节内翻应力的防御机制是由整个外侧副韧带复合体承担的，而不是由某一单个韧带承担。

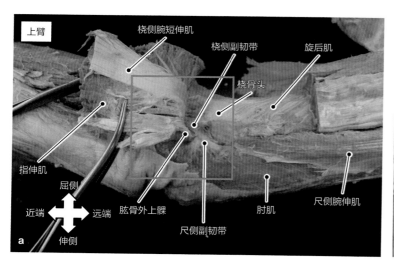

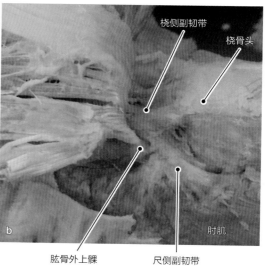

图 1.183 外侧副韧带复合体

右侧肘关节前侧，桡侧腕短伸肌、指伸肌、尺侧腕伸肌的共同起始腱从肌腹近端被切断，并向近端翻转。b 为 a 中红框的放大图像，所示为外侧副韧带复合体

桡侧腕短伸肌是外上髁炎影响的一个特殊部位，它也起始于桡骨环状韧带。**外上髁炎**会导致桡骨环状韧带的微损伤和瘢痕形成，这可能会限制前臂的旋前、旋后。

打开肱桡关节

当肘关节强制外翻而**肘关节静态支撑机制**（第 108 页）不能正常工作时，伴随着前臂的旋前、旋后运动产生的强烈**压缩应力**和**剪切应力**会传导至肱桡关节的关节面（**图 1.173**→第 119 页）。如果此状态继续，肱骨小头的一部分关节软骨与关节下软骨会发生分离。这是**剥脱性骨软骨炎**，它是肘部外侧疼痛的诱因之一。

肱桡关节关节腔后外侧部，在桡骨环状韧带近端附近的关节囊内表面有呈半月状隆起的**滑膜皱襞**（**图 1.184**）。目前尚不清楚滑膜皱襞是增强肱桡关节稳定性的结构，还是肱桡关节受到刺激后产生的副结构。然而，反复的微损伤会导致滑膜皱襞增厚和纤维化，与外侧副韧带复合体松弛伴随的反复性关节活动会使滑膜皱襞疼痛，最终导致肘外侧疼痛。

在肱桡关节运动过程中，滑膜皱襞可能会卡在关节中并导致肘部外侧疼痛。应该将这种疼痛与外上髁炎的疼痛区别开来并采用不同的处理方式。

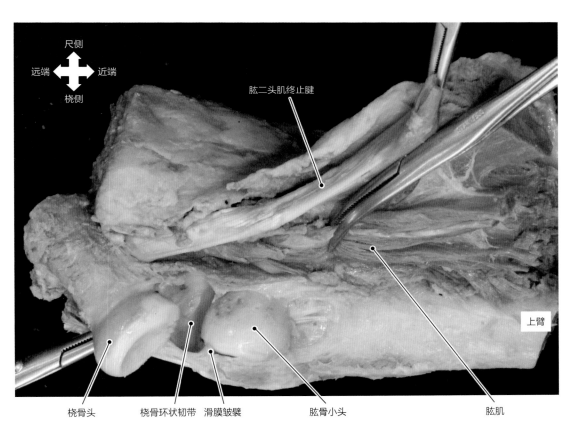

图 1.184　桡骨环状韧带和滑膜皱襞

图 1.173 的继续。将桡骨头脱位后，从关节腔侧观察桡骨头周围的桡韧带

桡骨头的周围有桡骨环状韧带和方韧带（**图 1.185**）。**方韧带**形成上桡尺关节的基底部，并连接尺骨桡骨切迹的下端与桡骨颈的内侧。方韧带被认为限制了桡骨的旋转。此外，**桡骨环状韧带**的损伤使得在前臂旋前、旋后时桡骨头的运动难以控制。上桡尺关节不稳定会导致前臂旋前、旋后时桡骨过度运动，压迫前臂伸肌群，增加滑膜皱襞的机械应力，并可能引起疼痛。

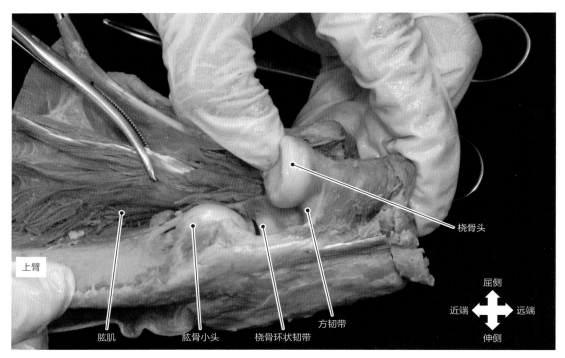

图 1.185　桡骨环状韧带和方韧带

图 1.184 的继续。将脱白后的桡骨头向上剥离，在上桡尺关节的关节腔底面可以观察到方韧带

表 1.12　前臂伸肌群

肌肉	起点	止点	支配神经	收缩 ⇒ 伸展动作	受损时受限的动作	临床相关
桡侧腕长伸肌	肱骨外侧缘远端 1/6 区域，肱骨外上髁，外侧上臂骨间隔	第 2 掌骨底背外侧面	桡神经深支	伸腕、腕外展	屈腕、腕内收	伸腕时，它比前臂屈肌更早地激活，使腕关节稳定
桡侧腕短伸肌	肱骨外上髁，桡骨环状韧带，指伸肌间腱膜	第 3 掌骨底背外侧面	桡神经深支	伸腕、腕外展	屈腕、腕内收	起点附着较窄，外上髁处易受压
指伸肌	肱骨外上髁，前臂筋膜，肘关节囊	第 2~5 指指背腱膜	桡神经深支	伸第 2~5 指、伸腕	屈第 2~5 指，屈腕	与桡侧腕短伸肌形成共同腱附着于外上髁
旋后肌	肱骨外上髁，肘关节囊后面，肘关节的桡侧副韧带，桡骨环状韧带，尺骨旋后肌嵴	桡骨外侧面和上端前面	桡神经深支	前臂旋后	前臂旋前	旋后肌的近端边缘（旋后肌腱弓）和旋后肌的后续部分是骨间后神经易卡压部位

肘外侧部的超声解剖

桡侧腕长伸肌

图 1.186 所示为肘关节屈伸时**桡侧腕长伸肌**的动态。肘关节伸展时桡侧腕长伸肌向尺侧移动。桡侧腕长伸肌覆盖于桡侧腕短伸肌。

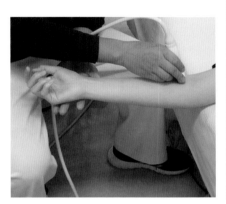

a：扫描部位

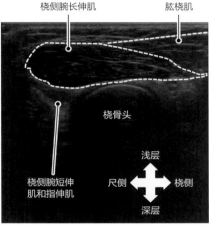

b：肘关节屈曲时

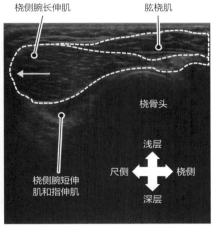

c：肘关节伸展时

图 1.186 桡侧腕长伸肌的超声图像

将探头放置在桡骨头上，并沿短轴成像

指伸肌和桡侧腕短伸肌

图 1.187 所示为腕关节运动引起的**指伸肌**和**桡侧腕短伸肌**的动态变化。随着腕关节的自主伸展，指长伸肌和桡侧腕短伸肌向尺侧移动。指伸肌、桡侧腕长伸肌与旋后肌的肌腹之间没有肌肉连接（**图 1.180** →第 123 页），指伸肌和桡侧腕短伸肌在旋后肌上方滑动。

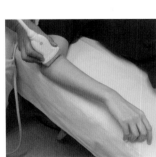

a：扫描部位

b：安静时

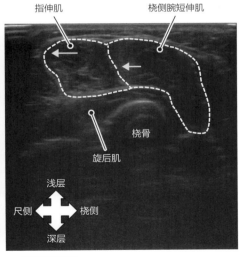

c：腕关节伸展时

图 1.187 指伸肌和桡侧腕短伸肌的超声图像

将探头放置于前臂近端约 20% 的部位，并沿短轴成像

肘外侧疼痛的治疗性运动

指伸肌（**表1.12**）和桡侧腕短伸肌的近端肌腹连接紧密，指伸肌与旋后肌之间无肌肉连接，当腕关节伸展时两块肌肉均移动至旋后肌表层（**图1.187**）。在减少这种运动量的治疗性运动中，保持肌肉间的滑动性被认为会改善伸腕和手指抓握运动。

该疗法主要是通过牵伸来提高桡侧腕长伸肌和桡侧腕短伸肌的柔韧性（**图1.188~1.190**），并在诱导肌肉收缩的同时提高肌肉间的滑动性（**图1.191**）。

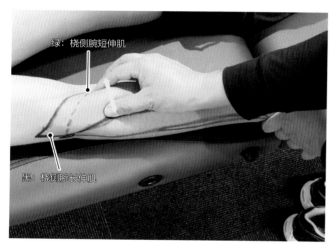

图1.188 直接牵伸桡侧腕长伸肌

除了起点以外，桡侧腕长伸肌不与桡侧腕短伸肌相连，桡侧腕短伸肌位于更深的位置。因此，治疗师可用两手指捏住桡侧腕长伸肌的肌腹并向内侧、外侧（⟷）移动以改善其柔韧性

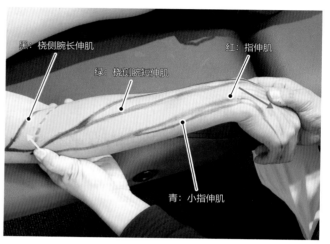

图1.189 桡侧腕长伸肌的牵伸

在桡侧腕短伸肌的远端，治疗师使受试者腕关节屈曲、内收（⟶）以进行牵伸。在其近端，沿伸展方向的相反方向（桡侧近端）施加牵力（⟹），使肌肉得到更多牵伸

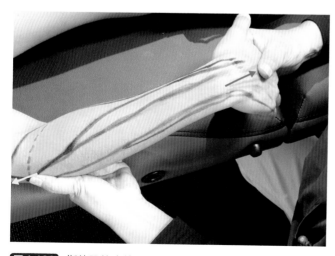

图1.190 指伸肌的牵伸

想象肱骨外上髁和腕关节中央部的连线。在指伸肌远端，治疗师使受试者手腕向屈腕方向移动（⟶）并伸展。在指伸肌近端，治疗师向伸展方向的相反方向施加牵力（⟸），使肌肉得到更多牵伸

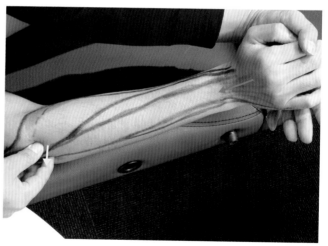

图1.191 诱导指伸肌和桡侧腕短伸肌收缩

诱导指伸肌收缩时，使受试者肌腹随着手指伸长、腕关节伸向尺侧（⟹）。诱导桡侧腕短伸肌收缩时，不要伸展受试者手指，利用伸腕将肌腹引导至尺侧

参考文献

[1] Morris M, et al：Electromyographic analysis of elbow function in tennis players. Am J Sports Med 17：241-247，1989

[2] 江渡文，他：把握動作における手指屈筋と手関節掌屈・背屈筋の筋活動の特徴. 総合リハ 40：383-387，2012

[3] Lin ML, et al：Electromyographical assessment on muscular fatigue—an elaboration upon repetitive typing activitiy. J Electromyogr Kinesiol 14：661-669，2004

[4] 工藤慎太郎：肘関節. 森田竜治，他：手関節・手部. 工藤慎太郎（編著）：運動機能障害の「なぜ?」がわかる評価戦略. pp70-138，医学書院，2017

[5] Bunata RE, et al：Anatomic factors related to the case of tennis elbow. J Bone Joint Surg Am 89：1955-1963，2007

[6] Greenbaum B, et al：Extensor carpi radialis brevis. An anatomical analysis of its origin. J Bone Joint Surg Am 81：926-929，1999

[7] 坂田淳：テニス肘に対する私の治療. 福林徹，他（監修），鈴川仁人，他（編）：スポーツにおける肘関節疾患のメカニズムとリハビリテーション. pp128-141，ナップ，2011

[8] O'Sullivan LW, et al：Upper-limb surface electro-myography at maximum supination and pronation torques：the effect of elbow and forearm angle. J Electromyogr Kinesiol 12：275-285，2002

[9] 磯貝哲，他：肘関節外側支持機構に関する解剖学的研究. 整・災外 46：197-202，2003

[10] Milz S, et al：Molecular composition and pathlogy of entheses on the medial and lateral epicondyles of the humerus：a structural basis for epicondylitiss. Ann Rheum Dis 63：1015-1021，2004

[11] O'Driscoll SW, et al：Posterolateral rotatory instability of the elbow. J Bone Joint Surg Am 73：440-446，1991

[12] Beckett KS, et al：Variations in the normal anatomy of the collateral ligaments of the human elbow joint. J Anat 197：507-511，2000

[13] 河上敬介，他：長橈側手根伸筋，短橈側手根伸筋. 河上敬介，他（編）：骨格筋の形と触察法. 改訂第2版，大峰閣，pp227-234，2013

[14] 工藤慎太郎：野球肘. 上腕骨外側上顆炎. 工藤慎太郎（編著）：運動器疾患の「なぜ?」がわかる臨床解剖学. pp53-72，医学書院，2012

[15] Ruch DS, et al：The posterolateral plica:A case of refractory lateral elbow pain. J Shoulder Elbow Surg 15：367-369，2006

1

Ⅲ

肘关节

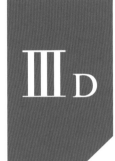

III D 肘关节屈曲受限的解剖学分析

本节涉及的人体运动结构
▶ 肱三头肌
▶ 肘关节囊

肘关节的灵活性对于日常生活和运动中的高效手部操作是必不可少的。尤其是在吃饭、整理容貌、扎头发、洗头等手靠近面部时的动作中，均伴随着肘关节的屈曲。肘关节屈曲受限的原因包括：尺骨冠突、桡骨头、肱骨冠突窝和桡骨滑车（**图 1.192**）的骨质增生，肱三头肌和肘关节后表面的软组织挛缩，以及前关节囊在完全屈肘之前发生的撞击综合征等。

本节介绍肱三头肌和肘关节后表面的软组织。前关节囊撞击综合征与肱肌深头有关，其解剖学描述见**第 102 页**。另外，我们还介绍了肘关节后部肌肉，它与肘后关节囊的撞击综合征有关，这也是肘关节伸展受限（**第 103 页**）的原因之一。

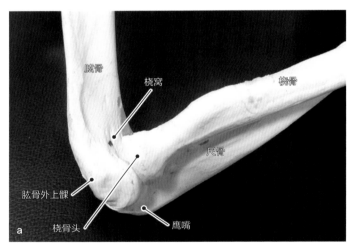
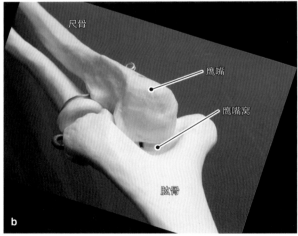

图 1.192 肘关节的骨结构

a：屈曲位肘关节的骨结构，在屈曲位的最终区域桡侧，桡骨头（位于肘关节桡侧）与肱骨桡窝相吻合，尺骨冠突和肱骨冠突窝（位于尺骨尺侧，此处不可见）吻合进入肱骨桡窝。桡窝和冠突窝的骨质增生限制了肘关节的屈曲

b：从近端和略微偏向桡侧观察处于伸展位置的肘关节骨骼的后表面。在伸展位的最终区域，尺骨鹰嘴与肱骨鹰嘴窝相吻合。当鹰嘴窝发生骨质增生时，肘关节的伸展被限制

肱三头肌的解剖结构

肱三头肌由长头（**表1.8**→第84页）和外侧头、内侧头（**表1.13**→第135页）构成（**图1.193**）。**图1.194**所示为肱三头肌的肌肉构成。内侧头在深层，它起始于肱骨桡神经沟更远端的肱骨后表面和肱骨两侧的肌间隔，表层肌纤维以羽毛状聚集形成宽肌腱，**终止腱**止于鹰嘴。内侧头位于较浅层，长头起自肩胛骨盂下结节，外侧头起自肱骨桡神经沟近位的肱骨后表面和外侧上臂的肌间隔，覆盖内侧头，长头附着于内侧头终止腱内侧缘，外侧头附着于终止腱外侧缘。**图1.195、1.196**所示为起始于肱骨的外侧头和内侧头。

肱三头肌由**桡神经**支配，肱深动脉、静脉从大圆肌深层走行至肱骨后侧，沿内侧头、外侧头附着区域的界限（**肱骨桡神经沟**）向外侧远端走行。尺神经沿内侧头的内侧缘向前臂走行（**图1.193**）。除桡神经外，为21%（7/33例）的尺神经也进入内侧头。

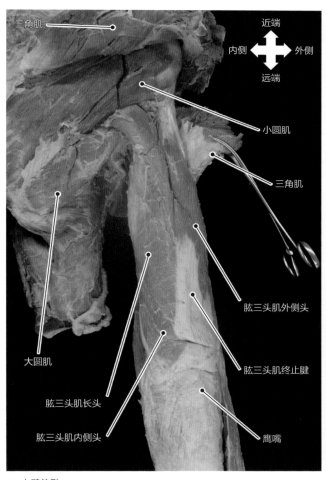

a：上臂前侧

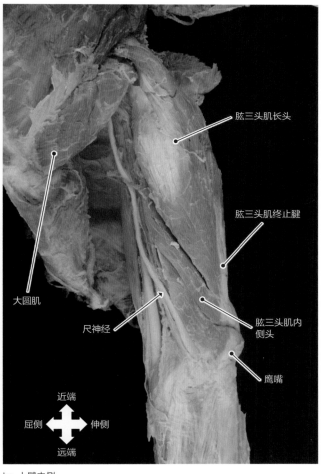

b：上臂内侧

图1.193 肱三头肌
将右上臂的三角肌前面切断后向前侧翻转

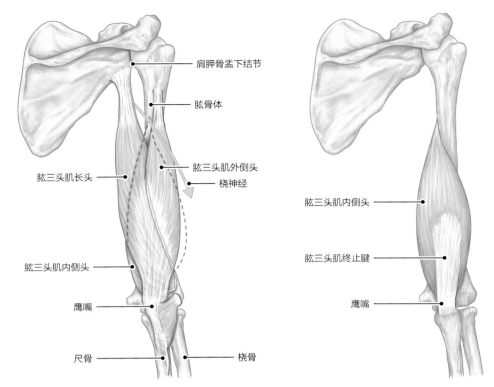

a：肱三头肌外侧头　　　　　　　　　　　　b：肱三头肌内侧头

图 1.194 肱三头肌的肌肉构成

外侧头附着于桡神经上方（近端），内侧头附着于下方（远端）的深层。a 中的蓝色虚线表示内侧头的轮廓

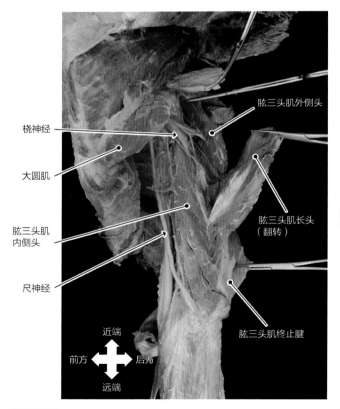

图 1.195 肱三头肌外侧头

图 1.193b 的继续。将长头的起始部附近切断并分别向近端、远端翻转

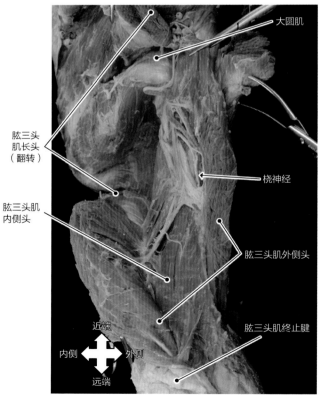

图 1.196 肱三头肌内侧头

图 1.193a 的继续。切除长头后，将外侧头肌腹切断，并分别向内侧和外侧翻转

肱三头肌内侧头和肘关节囊

图1.197 显示了附着于终止腱和肘后方关节囊的肱三头肌内侧头的矢状切面。肱三头肌终止腱向远端逐渐增厚并最终止于鹰嘴处。内侧头的肌纤维附着于终止腱的深层，但一些深部肌纤维附着于**肘后方关节囊**。附着于肘后方关节囊的内侧头深层的肌纤维束被称为**后肘关节肌**。后肘关节肌在肘关节伸展时向近端牵拉关节囊后部，但如果在肘关节伸展运动中肱三头肌内侧头没有充分收缩，则会引起肘后方关节囊后部的撞击综合征发生，导致肘关节后表面**感觉运动受阻**（肘关节无法完全伸展）。换言之，肱三头肌功能不全也是肘关节伸展受限的原因之一（**第103页**）。

另一方面，附着有后肘关节肌的肘后方关节囊，有脂肪组织存在于关节囊的纤维层和滑膜层之间（**图1.197b**）。由于肘前方关节囊中也存在类似的脂肪组织，所以前面的被称为**肘前脂肪垫**，后面的被称为**肘后脂肪垫**（**图1.198**）。**图1.199** 显示了肱三头肌内侧头的附着情况和肘后脂肪垫。肱三头肌的内侧头附着于终止腱和肘后方关节囊，但在肱骨鹰嘴窝的近端某一个区域，内侧头并不附着（**图1.198**）。脂肪垫可以随着肘关节的运动而移动，当肘关节伸展时其中的间隙被肘后脂肪垫填充（**图1.198，1.200**）。

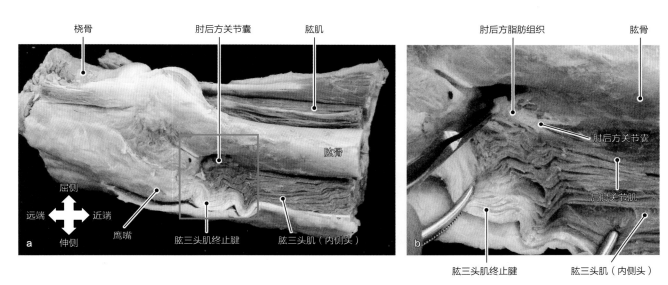

图1.197 肱三头肌内侧头和肘关节

a：左肘关节正中线外侧的软组织（不包括关节囊和相关结构）被切除并从桡侧观察。前臂处于旋前位置
b：a图红框内的放大图。显示了附着于肘后方关节囊的内侧头深层中的肌纤维束（后肘关节肌）和包含在肘后方关节囊间的肘后脂肪垫

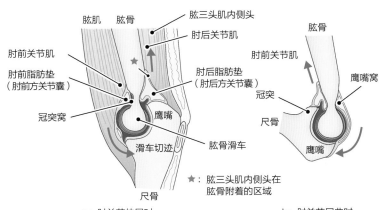

a：肘关节伸展时　　　　　　b：肘关节屈曲时

★：肱三头肌内侧头在肱骨附着的区域

图1.198 肘前、后脂肪垫和肘关节的活动

肘关节的肱尺关节矢状面。浅蓝色部分是关节囊的纤维层和滑膜层，两层之间也存在肘前、后脂肪垫。绿色为关节软骨，紫色为关节腔。肘关节伸展时肘前脂肪垫填充至鹰嘴窝，当肘关节屈曲时，它被进入的尺骨冠突推向近端。附着在肘前方关节囊的前肘关节肌的收缩有助于这种运动。另一方面，肘关节屈曲时肘后脂肪垫填充至鹰嘴窝，但在伸展过程中被进入的鹰嘴推向近端

肘关节屈曲受限的原因

肱三头肌的挛缩是肘关节屈曲受限的重要因素。此外，肘关节后表面软组织柔韧性降低及与肱三头肌的粘连也是屈肘受限的重要因素。

本节中，肱三头肌内侧头的肌束直接附着于肘后方关节囊（后肘关节肌），在肘后方关节囊纤维层与滑膜层之间存在肘后脂肪垫（**图 1.197，1.199**）。

肘后脂肪垫在肘关节屈曲时填充至**鹰嘴窝**，但当肘关节伸展鹰嘴进入鹰嘴窝时，脂肪垫在改变形状的同时向近端移动以被推出。相反，在从伸展位至屈曲位的过程中，脂肪垫在改变其形状的同时向远端移动（**图 1.198，1.200**），并重新填充鹰嘴窝，使肘部能够平滑、完整地屈伸。

在肱骨鹰嘴窝的近端，有一个**肱三头肌不附着的区域**（**图 1.199**）。该区域被认为可以容脂肪垫在肘关节伸展期间向近端移动。因此，**肘后脂肪垫**的柔韧性降低和粘连可能是肘关节伸展和屈曲障碍的一个因素。此外，肘关节在伸展过程中肘后脂肪垫的移动会向近端将**肘后方关节囊**推出，避免与肘关节伸展相关的关节囊产生挤压（关节囊撞击综合征）。肱三头肌内侧头（后肘关节肌）的收缩将后囊向近端拉出，进一步增强了这种回避效果。

由此看来，肱三头肌的挛缩不仅影响了肘关节的屈曲，而且对肘关节的伸展也有负面影响。研究证明，肘后脂肪垫的柔软性降低、肱三头肌的挛缩，都会影响肘关节的屈伸，临床上认为的"难以伸展的肘关节往往难以屈曲"可能与此有关。

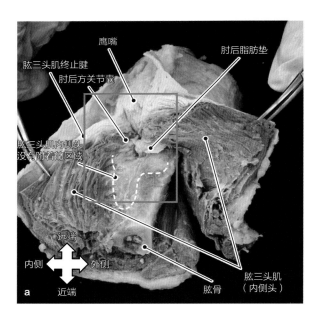

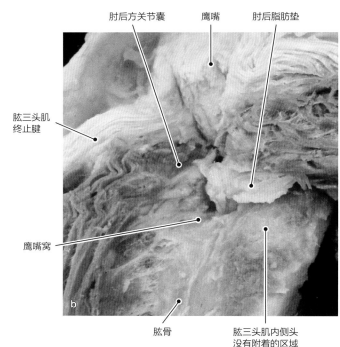

图 1.199 肱三头肌内侧头和肘后脂肪垫

a：将左上臂的远端部切断，从后侧近位观察位于伸展位的肘关节。将肱三头肌远端部沿矢状面切断，肌纤维向内、向外自然散开
b：a 中红框的放大图。鹰嘴窝的近位处，肘后脂肪垫存在于肱三头肌内侧头和肱骨之间

　　肱肌参与肘关节的屈曲。**肱肌**止点处有浅层和深层两个肌束，深层肌束的一部分（**前肘关节肌**）附着在肘前方关节囊上（**图1.198**，**图1.148**→第102页）。因此，肱肌深层肌束的收缩不完全会导致肘关节屈曲时前方关节囊发生撞击综合征，从而导致肘关节屈曲受限（第102页）。前方关节囊各层之间的肘前脂肪垫（**图1.149**→第102页），可以根据肘关节的屈伸运动（**图1.151**→第104页）改变其形状和厚度，它使肘关节的屈曲和伸展平滑地进行，在肘关节屈曲时伴随着前肘关节肌的收缩有助于肘前方关节囊向近端移动，从而防止肘前方关节囊发生撞击。因此，肘前脂肪垫的柔韧性降低也会使肘关节屈曲受限。

表1.13　肱三头肌

肌肉	起点	止点	支配神经	收缩 ⇒ 伸展动作	受损时受限的动作	临床相关
肱三头肌（内侧头、外侧头）	内侧头：肱骨后面的桡神经沟远端区域，内侧上臂肌间隔，外侧上臂肌间隔 外侧头：肱骨后面的桡神经沟近端区域，外侧上臂肌间隔	尺骨鹰嘴	桡神经	伸肘关节	肘关节屈曲	在肘部伸展运动期间，内侧头拉动肘后方关节囊以防止撞击综合征的发生

肘关节后侧的超声解剖

　　从肘关节后方长轴方向观察肱三头肌（**图1.200**）。在肱三头肌的内侧头，可以观察到附着在鹰嘴上的肌束和附着在关节囊上的肌束。肘关节伸展时（**图1.200c**）与屈曲时（**图1.200b**）相比，**肘后脂肪垫**向近端移动以被推出鹰嘴窝。当再次处于屈肘位时，脂肪垫会向远端移动。

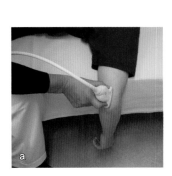
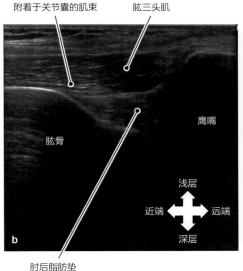
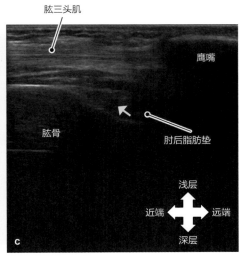

图1.200　肱三头肌的附着情况，以及屈肘时肘后脂肪垫的移动情况

a：扫描部位，将探头靠近鹰嘴近端沿长轴成像
b：肘关节屈曲时
c：肘关节伸展时，脂肪垫从鹰嘴窝处被推出并向近位移动

肘关节屈曲受限的治疗性运动

接下来介绍针对肱三头肌挛缩的治疗性运动，基于肘前方关节囊撞击的"针对肱肌挛缩的治疗性运动"已在**图 1.152**（第 105 页）中进行了描述。

肱三头肌长头的治疗性运动（牵伸）如**图 1.123**（第 84 页）所示。在这里，我们会特别处理内侧头，因为内侧头的挛缩也阻碍了深层肌纤维（后肘关节肌）附着的肘后方关节囊和肘后脂肪垫（**图 1.197** →第 133 页）的自由移动。

肱三头肌内侧头的牵伸

针对肌肉挛缩的疗法，需要从伸展障碍和滑动障碍两个角度去思考。牵伸是伸展障碍的对应疗法，已在**图 1.171**（第 116 页）中进行了描述。

诱导肱三头肌内侧头收缩的方法

诱导肌肉收缩是针对肌肉滑动障碍的一种治疗方法。内侧头也附着在肘关节的后方关节囊上。内侧头的肌肉收缩使肘后方关节囊被牵伸，肘后脂肪垫的柔韧性也得以改善。此外，在诱导肌肉收缩的同时也应改善这些结构之间的滑动性。

肱三头肌内侧头大部分附着于**肱骨**（**图 1.194** →第 132 页）。因此，当捏住肱三头肌肌腹并将其左右移动时，长头和外侧头容易移动，而内侧头则难以移动。首先，确认内侧头位置并从两侧抓住略靠近鹰嘴的区域（**图 1.201a**）。接下来，让受试者进行肘关节完全伸展（ ⟹ ）运动（**图 1.201b**）。此时，治疗师诱导肌肉收缩，使肱三头肌内侧头向近端滑动（ ⟸ ）。

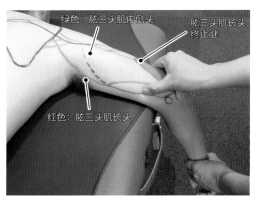

a：确认肱三头肌内侧头位置并握住

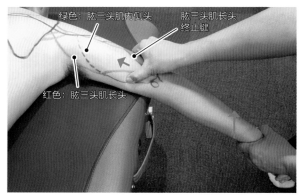

b：诱导肌肉收缩

图 1.201 诱导肱三头肌内侧头收缩的方法

参考文献

[1] 本間敏彦：上腕の筋．佐藤達夫，他（編）：日本人のからだ—解剖学的変異の考察．pp107-113，東京大学出版会，2000

[2] 工藤慎太郎：上腕骨外側顆骨折．工藤慎太郎（編著）：運動器疾患の「なぜ？」がわかる臨床解剖学．pp44-52，医学書院，2012

[3] 林典雄：肘関節後方脂肪体の超音波観察と拘縮との関連．杉本勝正（監修），林典雄（著）：運動療法のための運動器超音波機能解剖．pp71-75，文光堂，2015

[4] 林典雄，他：肘関節伸展運動における肘後方脂肪体の超音波動態観察よりみた後方インピンジメントの病態考察．理学療法学 Supplement 2010：CaOI1021，2011

IV A 手部麻木的解剖学分析

本节涉及的人体运动结构
▶ 腕管
▶ 尺管
▶ 屈肌支持带（腕掌侧韧带）
▶ 指浅屈肌
▶ 指深屈肌
▶ 蚓状肌

　　控制手部皮肤感觉的正中神经、尺神经和桡神经拥有特定的分布区域。因此，如果手掌拇指侧出现症状（如麻木）则可能是**正中神经**受压，如果手掌和手背小指侧出现症状则可能是**尺神经**受压，如果手背拇指侧出现症状则可能是**桡神经**受压。最可能的受压部位是正中神经所在的**腕管**和尺神经所在的**尺管**（Guyon管），两者都位于腕骨的屈侧（**图1.202**）。桡神经的运动神经纤维穿过**旋后肌**（**图1.180**→第123页），但没有发现可致桡神经感觉神经纤维受压的特定解剖结构。本节介绍与腕管和尺管相关的解剖结构。

　　腕管处发生的神经卡压被称为**腕管综合征**。由于穿过腕管的正中神经也含有拇对掌肌的运动神经纤维，所以随着拇对掌肌的肌肉无力和萎缩会出现一些感觉症状。最具代表性的神经卡压发生的部位是**旋前圆肌**（**图1.138**→第96页），在这种情况下可能还会出现前臂肌肉无力的症状。

　　尺管处发生的神经卡压被称为**尺管综合征**。由于通过尺管的尺神经也含有支配腕内肌（不包含正中神经支配肌）的运动神经纤维，所以在此情况下也会出现腕内肌的肌力减弱（运动障碍和小指对掌肌、骨间肌的萎缩）。最容易出现神经卡压的部位是肘管（**图1.159，1.161**→第111页），在这种情况下前臂尺侧会出现感觉障碍，环指和小指会出现屈伸障碍。

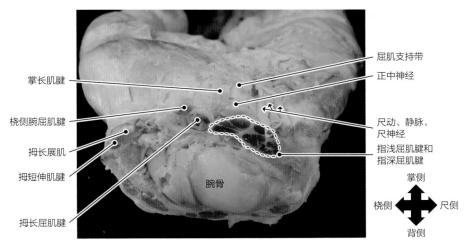

掌长肌腱
桡侧腕屈肌腱
拇长展肌
拇短伸肌腱
拇长屈肌腱
腕骨
屈肌支持带
正中神经
尺动、静脉，尺神经
指浅屈肌腱和指深屈肌腱
掌侧
桡侧　尺侧
背侧

图1.202 腕部的神经卡压部位

将左手桡骨腕关节的关节腔处的手掌切断，观察它的断面。屈肌支持带和腕管之间的桡侧腕屈肌腱，拇长屈肌腱和正中神经，以及指浅、指深屈肌腱都会通过腕骨。掌侧尺动、静脉和尺神经则通过尺管

腕管的结构

腕骨掌侧中央有呈凹槽状的**腕骨沟**，尺侧的隆起由**豆状骨和钩骨**构成，桡侧的隆起由**舟状骨和大多角骨**构成。**屈肌支持带**（腕掌侧韧带）连接两侧的隆起，封闭腕骨沟而形成一条纤维性骨质隧道，即腕管（**图1.203**）。

前臂朝手指方向的正中神经和指浅、深屈肌腱等都会穿过腕管（**图1.204**）。正中神经、指浅屈肌腱、指深屈肌腱及拇长屈肌腱通过**腕管**，桡侧腕屈肌通过**腕桡侧管**。腕桡侧管接近腕管的桡侧和掌侧。桡侧腕屈肌穿过屈肌支持带的腕桡侧管，再穿过大多角骨结节的尺侧，并朝向第2掌骨的底部。手的麻木通常被认为是掌神经所穿过的大多角骨的结构出现问题。

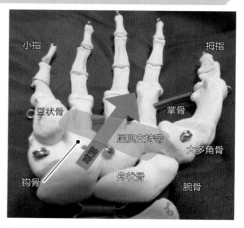

图1.203 腕管的结构

腕管综合征的发病机制

腕管综合征是由正中神经在腕管内受压引起的。其多数病因尚不清楚，女性发病较多，由于多在怀孕期间和绝经期发生，所以被认为与激素水平有关。另外，由于女性的腕管直径较小，也容易对腕管内压的增加产生很大影响。

由于水肿、炎症或骨折等会造成腕管狭窄，使管腔内压力上升，导致柔软的正中神经压迫掌侧的屈肌支持带，从而出现神经受压，造成二次伤害。

腕关节背屈和掌屈

在抓握锤子等物体时，指浅屈肌和指深屈肌的收缩使手指弯曲，但同时在腕关节产生屈曲力

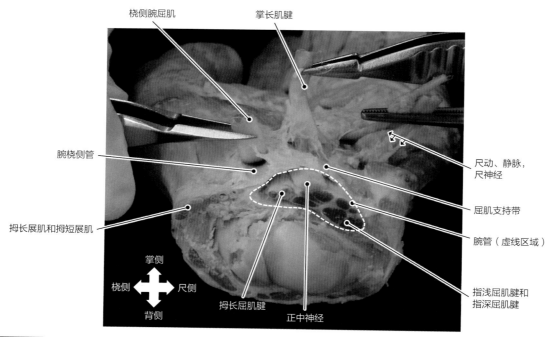

图1.204 腕关节处的横切面

接**图1.202**。将掌长肌腱从屈肌支持带上剥离，掌侧朝上。打开腕管的腕桡侧管，通过它的桡侧腕屈肌腱也被翻转到掌侧

矩。由于指伸肌过度伸展，桡侧腕短伸肌和其他腕伸肌的调节使腕关节处于背屈位，从而缓解指伸肌腱的张力。通过肌腱固定作用（tenodesis action），保持指浅屈肌的收缩效果，可以有效地使手指弯曲。也就是说，**腕关节背屈**是用力抓握物体或发挥最大肌肉力量时最重要的肢位。

另一方面，当保持腕关节背屈的伸肌不活跃时（例如，由于伸肌瘫痪或肌肉疲劳），指屈肌对**手腕掌屈**起主导作用。在腕关节掌屈 60° 时，屈肌腱和正中神经之间的卡压，以及屈肌支持带相对屈肌腱滑动的阻力也会增加。南野等人通过超声图观察腕关节和手指在运动时腕管内正中神经的运动情况发现，腕关节掌屈位伴随全手指的屈曲，正中神经移动至掌侧、尺侧挤压屈肌支持带，这种情况在腕管综合征患者中更为明显。据报道，腕管内的正常压力为 2.5 mmHg，而腕管综合征患者的压力为 30 mmHg，腕关节掌屈者的压力为 100 mmHg。因此，腕关节掌屈位被认为是腕管综合征的危险因素，Smith 等人也表示，在腕关节掌屈时反复做捏和抓的动作也会引起腕管综合征。

屈肌支持带（腕横韧带）掌侧的构造

紧挨着屈肌支持带掌侧的**掌腱膜**（**图 1.205**）使屈肌支持带与结缔组织紧密相连。掌腱膜从掌长肌延伸出来（**表 1.14 → 第 144 页**），并在手掌中部朝远侧呈放射状分布。掌腱膜近位的桡侧有拇对掌肌，尺侧有掌短肌。**掌短肌**是皮肌，起始于掌腱膜的尺侧边缘，附着在小指对掌肌侧缘的皮肤上。在比掌腱膜更深、比屈肌支持带更远的位置，拇对掌肌和小指对掌肌之间充满了**脂肪组织**（**图 1.206**）。这部分脂肪结缔组织中存在尺动、静脉和尺神经（**图 1.207**），这些血管和神经通过尺管到达手掌。

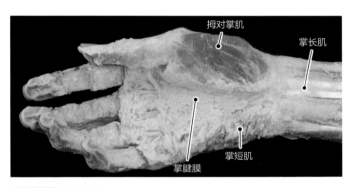

图 1.205 掌腱膜

剥去右手掌的皮肤，解剖得到掌腱膜和掌短肌

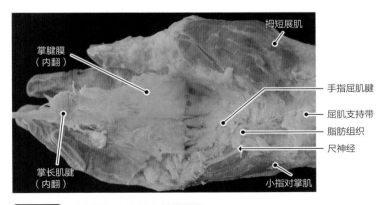

图 1.206 剥离屈肌支持带上的掌腱膜

右手掌。屈肌支持带远端充满脂肪组织

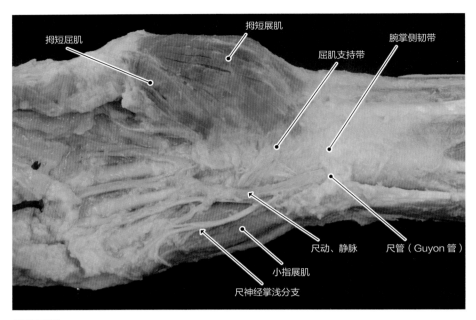

拇短屈肌

拇短展肌

屈肌支持带

腕掌侧韧带

尺动、静脉

尺管（Guyon 管）

小指展肌

尺神经掌浅分支

图 1.207 尺管及通过此处到达手掌的血管、神经

去除掌腱膜下的脂肪组织，解剖尺动、静脉及尺神经掌浅分支

尺管的构造

尺管是由下层**屈肌支持带**、上层**腕掌侧韧带**，尺侧**豆状骨**和**豆钩韧带**、桡侧**钩状骨**所组成的管道。屈肌支持带通过结缔组织与拇对掌肌和小指对掌肌的筋膜相连，在屈肌支持带所处的位置远端，肌腱状结缔组织连接这两个对掌肌（**图 1.208**）。

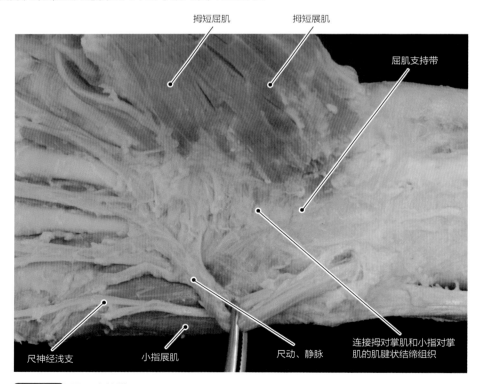

拇短屈肌

拇短展肌

屈肌支持带

尺神经浅支

小指展肌

尺动、静脉

连接拇对掌肌和小指对掌肌的肌腱状结缔组织

图 1.208 屈肌支持带

引导尺动、静脉和尺神经偏向尺侧，从掌侧观察屈肌支持带

尺管综合征的发病机制

尺管处的各种占位性或炎症性病变均是尺管综合征的致病原因。另外，虽无实质性疾病，但有长期重复压迫尺管的动作，如使用拐杖、握紧自行车把或使用鼠标，也会导致尺管综合征的发生。

小指对掌肌附着在屈肌支持带、钩骨和豌豆骨上，与尺管的形成有关。小指对掌肌的柔韧性下降或过度紧张会压迫腕掌侧韧带和屈肌支持带，导致尺管的狭窄。

尺神经在豌豆骨附近分为感觉浅支和运动深支（**图1.207**）。因此，如果尺神经卡压部位是分叉前的掌支处，则会出现运动障碍和感觉麻痹；如果卡压部位是分叉后的浅支处，则会出现感觉麻痹；如果卡压部位是分叉后的深支处，则会出现运动障碍的症状。

剖开屈肌支持带，观察腕管的内部结构

在腕管内，将指浅、深屈肌腱从尺侧包围的**腱鞘**占了很大一部分（**图1.209**）。正中神经在腱鞘的掌侧，穿过屈肌支持带的深层。在**图1.210**中，稍稍剥开腱鞘，可以看到指浅、深屈肌腱。在切除部分滑膜鞘时，可以看到指深屈肌腱（**表1.14** → 第144页）和蚓状肌（**图1.211**）。蚓状肌的起源（**表1.14**）接近腕管的远端。

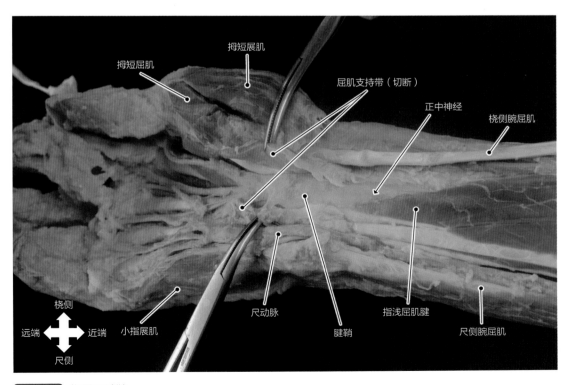

图1.209 指屈肌腱鞘

切开右腕部屈肌支持带的中央位置，腕管被打开

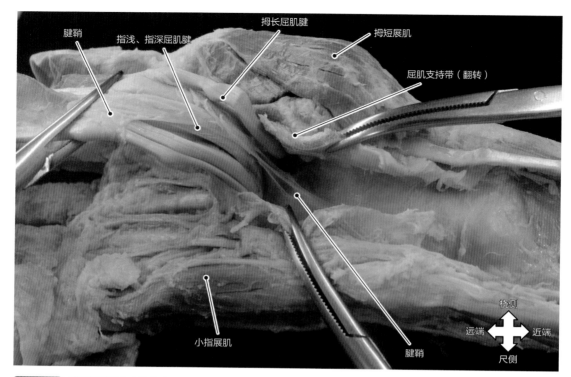

图 1.210 指屈肌通过腱鞘的内部

图 1.209 的继续。切断腕管入口处的腱鞘，向远端翻转。拨开腱鞘的深层面就可以看到内部的指屈肌腱

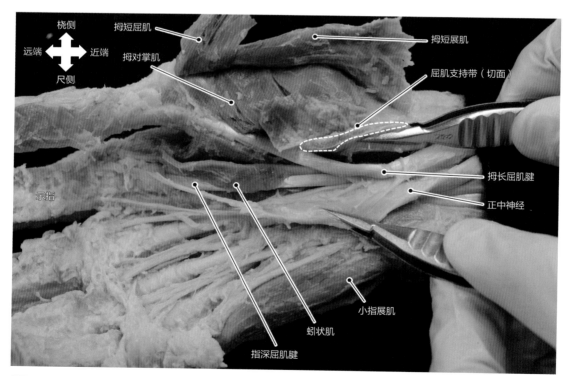

图 1.211 指深屈肌腱和蚓状肌

剖开右腕的腕管，朝示指方向可以看到指深屈肌腱和蚓状肌。将处于最浅层的正中神经略微向尺侧翻转，切除深层的腱鞘组织。在这个案例中，蚓状肌起点的近端似乎已经进入腕管。拇长屈肌腱通过腕管的最桡侧，朝向拇指方向

蚓状肌内陷和腕管综合征

在手指弯曲时，蚓状肌会向腕管内凹陷。山田等人报道了由蚓状肌内陷引起的双侧腕管综合征的病例，并通过超声波检查了手指弯曲时蚓状肌的动态变化，发现正常人 43 只手中有 17 只，而腕管综合征患者 19 只手中有 13 只在手指弯曲时蚓状肌向腕管内凹陷。另外，Cobb 等人解剖新鲜尸体上肢发现，蚓状肌在手指屈曲最大时向腕管内凹陷约 30 mm，并且切除蚓状肌会缓解手指屈曲最大时在腕内上升的压力。山田等人推测蚓状肌内陷是腕管综合征的危险因素，蚓状肌经常凹陷可能会诱发滑膜囊炎，导致腕内压力增加而形成腕管综合征。

正中神经在腕管附近的走行

在前臂，正中神经在指浅屈肌深层和指深屈肌间的走行，接近手腕处在指浅屈肌桡侧的皮下出现，然后稍微偏向尺侧，通过指浅屈肌腱浅层进入腕管（**图 1.212**）。在此期间，正中神经接近**指浅屈肌**的桡侧边缘走行。因此，手指做过度重复的运动，会导致正中神经和指浅屈肌之间产生摩擦。在屈肌支持带和正中神经之间，指浅屈肌和指深屈肌之间（**图 1.213**）有脂肪组织，这些脂肪组织维持着正中神经的滑动性。

由于桡骨远端骨折或手部骨折导致的手或手指活动受限，可能因结缔组织粘连导致正中神经滑动受损并引起疼痛。

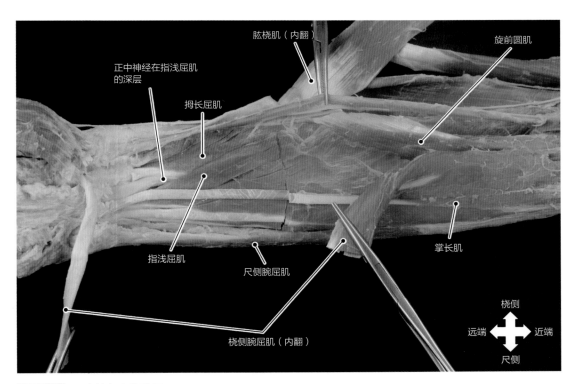

图 1.212 正中神经和指浅屈肌

右前臂的屈侧处剥离出指浅屈肌，将掌长肌、桡侧腕屈肌、肱桡肌朝远端或近端翻转。正中神经从指浅屈肌深层皮下出现，朝向腕管，紧贴指浅屈肌的桡侧边缘

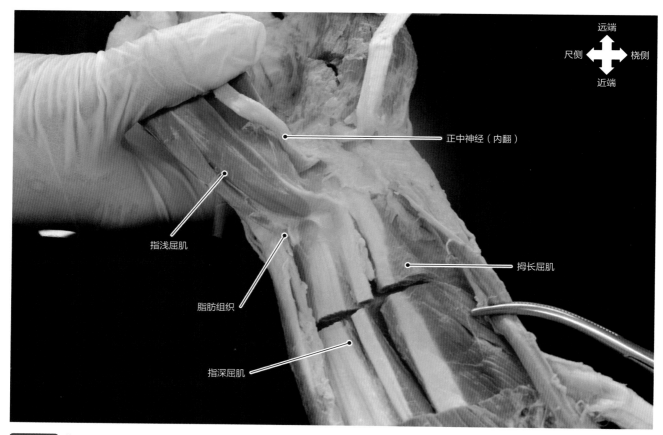

远端
尺侧　桡侧
近端

正中神经（内翻）

指浅屈肌

拇长屈肌

脂肪组织

指深屈肌

图 1.213 指浅屈肌和指深屈肌之间的脂肪组织

图 1.212 的继续。指浅屈肌和正中神经朝远端翻转

表 1.14　前臂屈肌群

肌肉	起点	止点	支配神经	收缩 ⇒ 伸展动作	受损时受限的动作	临床相关
指浅屈肌						
尺侧腕伸肌	参照表 1.11（第 112 页）					
指深屈肌	尺骨前 2/3 处，前臂骨间膜	第 2～5 指的远端指骨底部	正中神经 尺骨神经	第 2～5 指的掌指关节，近指尖关节，远指尖关节的弯曲。腕关节的屈曲	第 2～5 指的腕掌关节，近指尖关节，远指尖关节的伸展。腕关节的伸展	蚓状肌的起点
掌长肌	肱骨内上髁，前臂筋膜	掌腱膜	正中神经	腕关节的掌弯曲。掌筋膜挛缩	腕关节的伸展	有发育不良和缺陷的案例 拇短展肌和拇对掌肌共同作用于拇指的伸展收缩
蚓状肌	指浅屈肌止点	第 2～5 指的指背腱膜	正中神经 尺神经的深支	第 2～5 指伸直，掌指关节弯曲	第 2～5 指的伸展，掌指关节的伸展	与腕管综合征的发病有关

腕管及其附近部位的超声解剖

确认腕骨处的豌豆骨和舟状骨及两骨浅层的**屈肌支持带**。可扫描到屈肌支持带下方的腕管内有
指屈肌腱穿过，同时也可扫描到**蚓状肌**（**图 1.214~1.216**）。

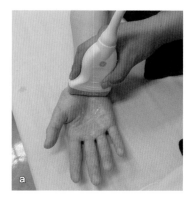
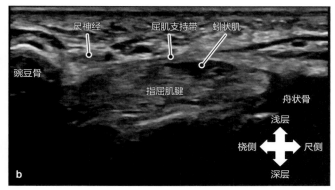

图 1.214 腕管及其附近

a：将探头放在离腕管稍远的地方，扫描腕管
b：蚓状肌和指屈肌腱及其与腕管的位置关系。在腕管的远端区域，也可以观察到蚓状肌

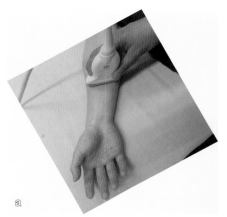
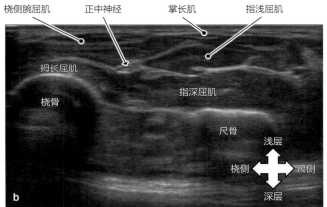

图 1.215 前臂屈肌群和正中神经的位置关系（前臂中部）

a：将探头放到前臂中部
b：正中神经在指浅屈肌和指深屈肌之间的位置

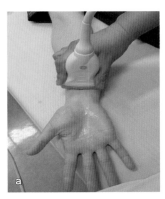
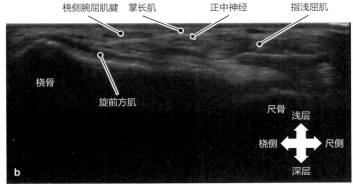

图 1.216 前臂屈肌群和正中神经的位置关系（前臂远端 1/4 处）

a：将探头置于前臂远端 1/4 处
b：正中神经在指浅屈肌的浅层

手部麻木的治疗性运动

有研究指出，伴随**大鱼际肌**和**小鱼际肌**的延展性不良导致的**屈肌支持带**弹性降低，可能与早期腕管综合征的腕管压力上升有关。青木等人根据这个观点，设计了可以提高拇对掌肌和小指对掌肌延展性的简单治疗性运动，并研究了它的临床效果。虽然目标病例仅限于轻度病例，但患者手指麻木和感觉迟钝已经消失，治疗取得了良好的效果。**图 1.217**、**1.218** 所示的是基于青木等人的研究结果呈现的治疗性运动。

此外，如本节所述，以改善正中神经或者指浅屈肌的滑动性，以及保持蚓状肌的灵活性为目的的治疗性运动也很重要。

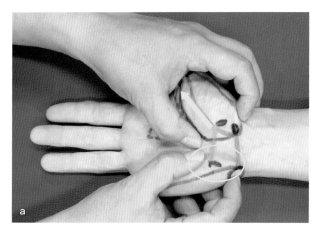
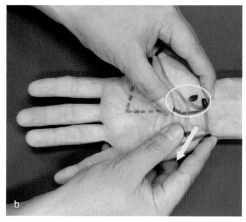

图 1.217 拇对掌肌和小指对掌肌的牵伸

a：拇对掌肌和屈肌支持带的牵伸。固定腕部尺侧（◎），牵伸拇对掌肌（⇨）
b：小指对掌肌和屈肌支持带的牵伸。固定腕部桡侧（◎），牵伸小指对掌肌（⇨）

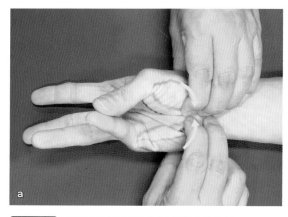
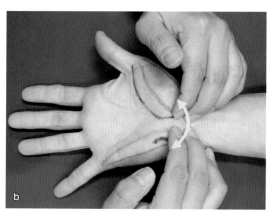

图 1.218 诱导拇对掌肌和小指对掌肌的收缩

a：以掌中区为支点，诱导拇对掌肌和小指对掌肌之间的对抗性运动
b：然后适当地打开

参考文献

[1] 森田竜治，他：手関節・手部．工藤慎太郎（編著）：運動機能障害の「なぜ?」がわかる評価戦略．pp100-138，医学書院，2017

[2] 町田正文，他：手根管症候群．柏森良二，他（編）：末梢神経麻痺の評価―電気診断学とリハビリテーション．pp141-152，医歯薬出版，1992

[3] Neumann DA（著），第7章 手関節．Andrew PD，他（監訳）：筋骨格系のキネシオロジー．原著第3版，p262-263，医歯薬出版，2018

[4] Yoshii Y, et al：The effect of wrist position on the relative motion of tendon,nerve,and subsynovial connective tissue within the carpal tunnel in a human cadaver model. J Orthop Res 26：1153-1158,2008

[5] Zhao C, et al：Gliding characteristics between flexor tendons and surrounding tissues in the carpal tunnel：a biomechanical cadaver study. J Orthop Res 25：185-190,2007

[6] 南野光彦，他：超音波短軸像による正中神経の手根管内での移動の検討―手根管開放術前後の比較．日手会誌32：52-54，2015

[7] 南野光彦，他：超音波短軸像による正中神経の手根管内での移動について―健常者での手関節肢位変化および手指運動による検討．日手会誌29：15-18，2012

[8] Gelberman RH, et al：The carpal tunnel syndrome. A study of carpal pressure. J Bone Joint Surg Am 63：380-383，1981

[9] de Krom MC, et al：Risk factors for carpal tunnel syndrome. Am J Epidemiol 132：1102-1110,1990

[10] Smith EM, et al：Carpal tunnel syndrome：contribution of flexor tendons. Arch Phys Med Rehabil 58：379-385,1977

[11] 今井富裕：尺骨神経管症候群．臨床神経生理学43：183-188，2015

[12] Gross MS, et al：The anatomy of the distal ulnar tunnel. Clin Orthop Relat Res 196：238-247，1985

[13] 山田賢治，他：虫様筋が原因と考えられた両側手根管症候群の1例―症例報告と超音波による解析．日手会誌24：972-979，2008

[14] Cobb TH, et al：Lumbrical muscle incrusion into the carpal tunnel during finger flexion. J Hand Surg Br 19：434-438，1994

[15] Cobb TH, et al：Effect of lumbrical muscle incrusion within the carpal tunnel on carpal tunnel pressure：a cadaveric study. J Hand Surg Am 20：186-192，1995

[16] 市江雅芳：長掌筋の作用に関する機能解剖学的研究．信州医誌35：33-44，1987

[17] 堀口元，他：手根管症候群の発症における手内在筋の関与について（第1報）．日手会誌24：S247，2007

[18] 青木孝文，他：軽症手根管症候群の治療における母指対立開排運動の施行．Peripheral Nerve 19：537-539，2008

1

Ⅳ

腕关节和手部

IV_B 腕关节尺侧不稳的解剖学分析

本节涉及的人体运动结构
▶ 三角纤维软骨复合体
▶ 尺侧腕伸肌
▶ 尺侧腕屈肌
▶ 小指展肌

腕关节是由**桡腕关节、腕正中关节**和**桡尺远侧关节**组成，可以进行掌屈和背屈、桡屈和尺屈、内旋和外旋等运动。在前臂，手与桡骨相连，桡骨围绕尺骨旋转，允许前臂和手向内和向外运动。尺骨不参与桡腕关节的形成，腕骨近端和尺骨之间的部分是**三角纤维软骨复合体**（triangular fibrocartilage complex，TFCC），由三角纤维软骨和周围的一些韧带组成（**图 1.219**）。TFCC 作为腕关节的一部分，与桡尺远侧关节和桡腕关节相连（**图 1.220**），能够支持桡骨与尺骨、桡骨与手掌的相连接，且不影响任何关节的运动。

腕关节的力量主要由桡腕关节传递，但尺骨和腕骨之间也有力的传递，大约 20% 的力是通过 TFCC 传导的。因此，TFCC 对尺腕关节的轴向应力起着缓冲作用，并参与腕关节的力量传递。另外，由于它连接着桡骨和尺骨的下端，所以也参与了维持桡尺远侧关节的稳定。TFCC 的损伤不仅会导致桡腕关节尺侧的不稳定，还会导致邻近的桡尺远侧关节的不稳定。

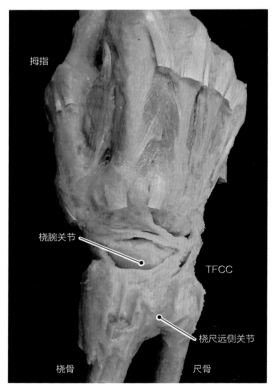

图 1.219 TFCC 和桡腕关节

在右手背上，覆盖于腕部的肌肉和桡骨关节的关节囊已被移除，露出桡腕关节区域

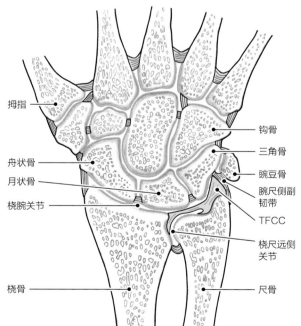

图 1.220 腕关节的概要和 TFCC

TFCC 的位置在左腕区的冠状面以黄色部分显示

　　TFCC 损伤最常发生在涉及抓握动作的网球和棒球运动中。TFCC 损伤多数是由手腕尺侧反复受到的压迫、牵引或剪切应力造成的，这通常是因为抓握动作的不充分引起。临床症状包括腕部尺侧的静息痛和运动痛，前臂旋前和旋后运动范围受限，以及桡尺远侧关节不稳，患者反馈多为腕关节旋转时，如拧布或转动门把手等动作中感到疼痛。

TFCC 的结构

　　各书对 TFCC 结构的描述不尽相同。本书基于中村的研究，从人体解剖学和组织学的角度对 TFCC 进行了粗略检查，阐明 TFCC 的三维结构。这种三维结构很好地解释了 TFCC 的功能，对 TFCC 损伤的影像诊断和手术很有帮助。中村指出，TFCC 的结构由 3 个部分组成：**远端面**、**近端面**和**尺侧壁**（**图 1.221**）。

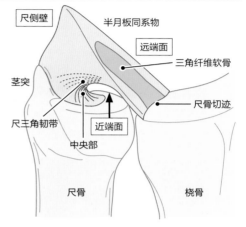

图 1.221　TFCC 的三维结构

TFCC 的远端面

　　远端面（**图 1.222**）由从桡骨的**尺骨切迹**开始迁移的**三角纤维软骨**和三角纤维软骨尺侧的**半月板同系物**（关节半月板样结构）组成（**图 1.221**），周围被厚厚的韧带状组织所包围，称为**掌侧尺桡韧带和背侧尺桡韧带**。远端面结构整体呈吊床状，**月状骨**和**三角骨**在这个结构内（**图 1.220**）。半月板同系物和尺桡韧带在尺侧连接到 TFCC 的尺侧壁。

TFCC 的近端面

　　近端面由尺三角韧带组成（**图 1.221**、**1.223**）。尺三角韧带从茎突和尺骨头下表面的过渡区（尺骨凹陷部位）呈扇形延伸，并附着于桡骨尺骨切面上（**图 1.224**）。尺三角韧带最早由中村记述，分为 3 个部分：背侧部、中央部和掌侧部。**背侧**和**掌侧**部是坚韧的纤维结构，从尺骨凹陷处延伸并分别到达桡尺骨切面的背侧和掌侧边缘。**中央部**从尺骨凹陷处几乎垂直地伸出，途中向桡侧弯曲，然后与三角纤维软骨连接（**图 1.221**）。

　　关于背侧部和掌侧部，一直以来的问题是背侧尺桡韧带和掌侧尺桡韧带的不同点。在位置不同的基础上，也因为它们不附着在尺骨上，因此中村认为两者是不同的，并指出传统观点是尺桡韧带支撑远端面的吊床结构，但真正起到尺桡韧带作用的是尺三角韧带的背侧和掌侧部分。

TFCC 的尺侧壁

　　尺侧壁是**内侧腕侧副韧带**，包括尺侧腕伸肌的腱鞘，它在尺骨茎突尖端和三角骨之间延伸（**图 1.220**）。

　　被三角纤维软骨和半月板同系物（远端面）、尺三角韧带（近端面）和内侧腕侧副韧带（尺侧壁）所包围的 TFCC 的内部是一个相对疏松和脆弱的结构。

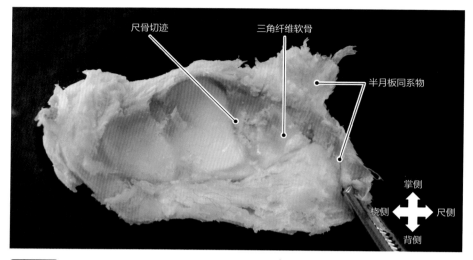

图 1.222 TFCC 的远端面

右侧桡腕关节。将手从前臂分离，从远端观察关节窝和 TFCC

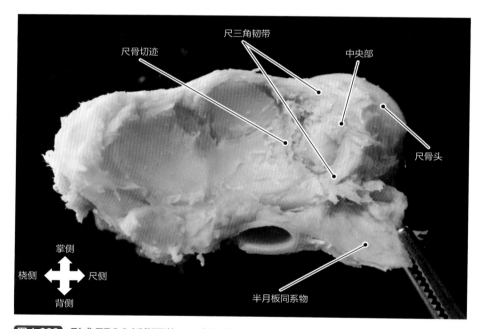

图 1.223 形成 TFCC 近侧面的尺三角韧带

在图 1.222 的基础上切除三角纤维软骨，从远端观察位于其近端的尺三角韧带

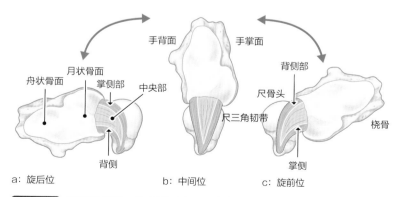

a: 旋后位　　　　　b: 中间位　　　　c: 旋前位

图 1.224 前臂的旋前、旋后运动和尺三角韧带

从远端看连接桡骨和尺骨下端的尺三角韧带。舟状骨面和月状骨面位于近侧腕骨的桡腕关节面上，分别位于舟状骨和月状骨的对侧面（图 1.220、1.225）

TFCC 的功能

　　TFCC 填充了尺骨近侧腕骨（月状骨和三角骨）和尺骨远端的空间（**图 1.220**），作为一个整体，TFCC 被认为对腕关节尺侧的轴向应力有整体缓冲作用，并具有将力传递到腕关节尺侧的作用。

　　考虑到 TFCC 不同部位的功能，由**三角纤维软骨和半月板同系物**组成的**远端面**的吊床结构作为桡腕关节窝尺侧延伸出的凹槽（**图 1.222**），可容纳尺骨近侧腕骨。它是**桡骨腕关节的尺侧支撑结构**，同时也是使关节活动的辅助结构。

　　至于构成**近端面**的尺三角韧带，它连接着桡骨和尺骨的下端，正好位于桡尺关节的远端，并形成关节腔的底部，所以它是**远端桡尺关节的稳定化结构**。另外，中村观察到尺三角韧带在前臂旋转过程中会从尺骨窝开始垂直向上发生扭曲，且靠近旋转中心的韧带起点扭曲尤为明显（**图 1.221**），这表明三角韧带能够使前臂顺利旋转（桡骨围绕尺骨头旋转）（**图 1.224**）。另一方面，由于腕骨与桡骨整体旋转，在尺骨茎突和近端尺骨腕骨之间伸展的腕尺侧副韧带随着前臂的旋转而发生轴对称位移。然而，报告显示，无论是尺三角韧带扭曲还是腕尺侧副韧带移位，在 TFCC 远端面的三角形纤维软骨中都几乎观察不到与前臂旋转相关的形变。中村推测，TFCC 内的脆弱结构作为一种缓冲机制，可防止三角韧带的扭转和腕尺侧副韧带的移位传递到三角纤维软骨。正是这种缓冲机制使 TFCC 能够发挥其一项重要作用，即防止前臂旋转对桡腕关节运动产生影响。

　　在连接桡骨、尺骨远端的同时形成三角韧带边缘的背侧、掌侧桡尺韧带，被认为可以在前臂旋前、旋后时控制桡骨的旋转运动（**图 1.224**）。关于控制方式，牧田等人认为，三角韧带不是旋前时背侧紧张而旋后时掌侧紧张这种单一的模式，而是在旋转时两条韧带协同工作。森友认为，背侧和掌侧韧带都应细分为：附着在尺骨茎突上的浅层韧带和附着在尺骨小窝上的深层韧带，在旋后时紧张的是背侧深层和掌侧浅层，在旋前时紧张的是背侧浅层和掌侧深层（**图 1.225**）。

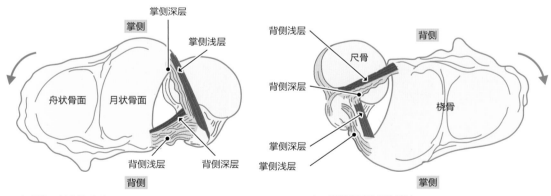

a：远端桡尺关节旋后时　　　　　　　　　　　　b：远端桡尺关节旋前时

图 1.225　前臂旋前、旋后时三角韧带边缘的动态

从远端观察远侧径向关节。仅绘制形成关节底部的三角韧带的边缘（掌侧和背侧）。有研究表明，旋后时掌侧浅层（棕色）和背侧深层（蓝色）紧张，旋前时掌侧深层（棕色）和背侧浅层（蓝色）紧张

尺侧腕伸肌和 TFCC

　　TFCC 的尺侧壁位于尺侧腕伸肌（**表 1.15**）肌腱穿过的伸肌支持带的深处（**图 1.226**）。该肌腱通过伸肌支持带中 6 个肌腱间隔中最内侧的第 6 间隔进入手背部（**图 1.227**）。尺侧腕伸肌腱在第 6 肌腱间隔穿过尺骨远端后表面的尺骨沟，在尺骨沟内被一束宽 1.5~2 cm 的纤维束所覆盖（**图 1.227、1.228**）。这个纤维束是下层腱鞘，它在尺侧远端位稳定尺侧腕伸肌腱（**图 1.227**）。当整个手旋后时，尺侧腕伸肌腱被牵伸，下层腱鞘所覆盖区域的摩擦应力增加。

　　将尺侧腕伸肌腱的切断端翻到远端，在下层可以看到腕尺侧副韧带。腕尺侧副韧带构成了TFCC 尺侧壁的浅层（**图 1.229**）。尺侧腕伸肌腱与尺侧壁相连，增强了 TFCC 对腕关节尺侧的支持作用。

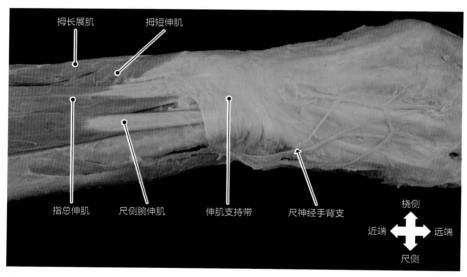

图 1.226　尺侧腕伸肌和伸肌支持带

从稍尺侧观察右腕部的背侧面。伸肌支持带近端的前臂筋膜已经被去除

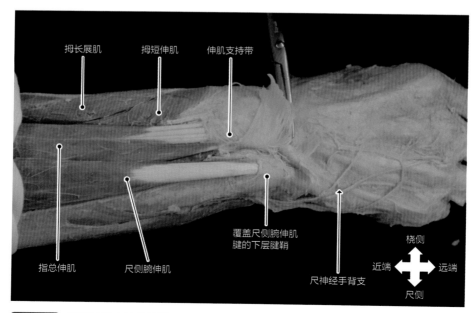

图 1.227　展开伸肌支持带的第 6 肌腱间隔

图 1.226 的继续。伸肌支持带被切开，露出穿过第 6 肌腱间隔的尺侧腕伸肌腱

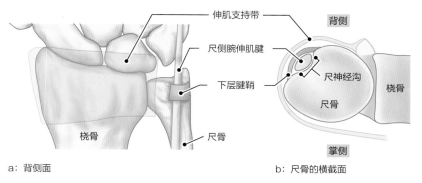

a: 背侧面   b: 尺骨的横截面

图 1.228 尺侧腕伸肌和下层腱鞘

b 图是从远端观察桡尺远侧关节

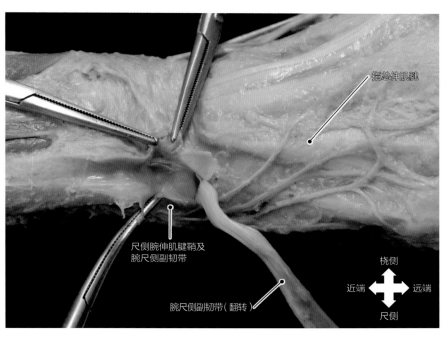

图 1.229 构成 TFCC 尺侧壁浅层的腕尺侧副韧带

图 1.227 的继续。切开下层腱鞘，然后在止点切开尺侧腕伸肌并向远端翻转

尺侧腕屈肌、小指展肌与腕关节尺侧的稳定性

尺侧腕屈肌与 TFCC 没有解剖学连续性。**尺侧腕屈肌起于肱骨内上髁和尺骨后缘，止于豌豆骨**；小指展肌起始于豌豆骨，两块肌肉紧密相连（**图 1.230**）。

尺侧腕屈肌也是腕关节的支撑结构，与尺侧腕伸肌和掌背桡侧腕关节韧带一起，有助于桡腕关节和腕关节尺侧的稳定。尺侧腕屈肌为了发挥支撑功能，需要通过小指展肌（**表 1.15**）使豌豆骨固定在远端，对掌运动时小指展肌张力降低可能会降低腕关节尺侧稳定性。

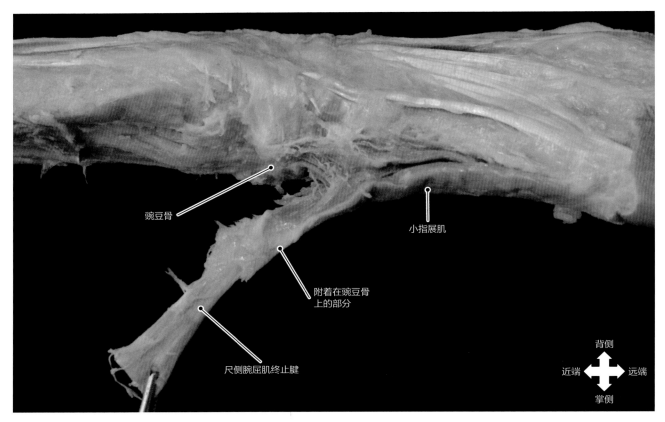

豌豆骨

小指展肌

附着在豌豆骨
上的部分

尺侧腕屈肌终止腱

背侧

近端　　远端

掌侧

图 1.230　尺侧腕屈肌和小指展肌

从右手尺侧观察。剥离尺侧腕屈肌与豌豆骨的附着部分，显示其与起于豌豆骨的小指展肌的连接关系

表 1.15　尺侧腕伸肌、尺侧腕屈肌和小指展肌

肌肉	起点	止点	支配神经	收缩 ⇒ 伸展动作	受损时受限的动作	临床相关
尺侧腕伸肌	肱骨内上髁，桡侧副韧带，尺骨后缘	第 5 掌骨基底部内侧面	桡骨神经的深支	腕关节的背伸、尺偏	腕关节的掌屈、桡偏	控制腕关节背伸运动中出现的桡偏倾向
尺侧腕屈肌	参阅表 1.11					
小指展肌	豌豆骨，手部屈肌支持带	穿过包含籽骨肌腱的小指的基底部内侧面	尺神经掌支的深支	小指屈曲和外展	小指伸展和内收	通过尺侧腕屈肌和豌豆骨连接，起到稳定腕关节尺侧的作用

手部尺侧的超声解剖

　　构成 TFCC 的主要解剖结构是三角纤维软骨、半月板同系物、尺三角韧带和腕尺侧副韧带。虽然很难观察到三角纤维软骨、半月板同系物和尺三角韧带，但可以在尺侧腕伸肌的深处观察到构成 TFCC 尺侧壁的腕尺侧副韧带（**图 1.231**）。此外，可以通过腕关节的运动来确认该韧带松弛和伸展的样子。

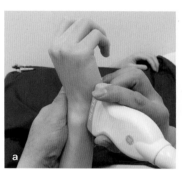
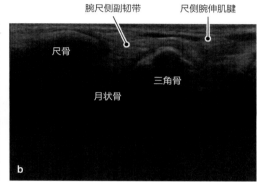
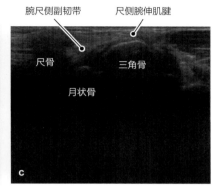

图 1.231　腕尺侧副韧带的超声图像

a：扫描部位。在尺骨茎突和尺骨头之间确认尺侧腕伸肌的位置，沿此放置探头，扫描手部尺侧部
b：腕关节中立位。腕尺侧副韧带松弛
c：腕关节桡偏位。观察到腕尺侧副韧带被牵伸

TFCC 损伤的治疗性运动

　　很难用治疗性运动来缓解因 TFCC 结构性破裂而产生的疼痛。治疗时，首选使用矫形器固定腕部和用胶带限制尺侧腕屈肌，如果没有改善，则需进行手术。在手关节固定、限制尺屈的绷带等保守疗法没有改善的情况下可考虑手术。Blair 等人指出，TFCC 损伤的疼痛机制之一是伤后不稳定导致的继发性滑膜炎。因此，在 TFCC 受伤时对手腕进行保守性固定可能对滑膜炎和疼痛的减轻有积极作用。另外，泽泉等人也对 TFCC 的矫形治疗进行了研究，在 26 例 TFCC 单独损伤的患者中，有 22 例（84.6%）疼痛消失或疼痛仍然存在，但不影响日常生活活动。

　　在保守治疗中，重点是缓解腕关节尺侧部分的疼痛，并指导患者在日常生活中如何在尺偏或背伸位施力，不要强迫前臂旋转。如果在日常生活或运动中存在前臂旋转受限，可通过腕关节的尺偏、背伸和拇指内收来代偿。而且，前臂尺侧肌群（尺侧腕屈肌和尺侧腕伸肌）的无力会降低握力。在腕部尺侧不稳定的情况下，将拇指压在手掌上以补偿握力的丧失，可以增强腕关节的桡偏曲度，并增加对 TFCC 的牵引应力。

　　因此，改善**前臂回旋肌群**的运动，改善由于**前臂尺侧肌群**的肌肉反复收缩导致的过度紧张，以及改善由于按压拇指导致的**拇指内收肌**的过度紧张，都可以有效减轻 TFCC 受到的压力。

前臂旋转肌群的牵伸

参阅第 167 页。

尺侧腕屈肌的牵伸

尺侧腕屈肌可以从体表观察，并且可以以内上髁、鹰嘴骨和豌豆骨作为标志进行触诊（图 **1.232**）。由于尺侧腕屈肌止于豌豆骨，因此需要固定豌豆骨以使肌肉更多地牵伸。

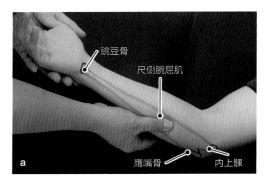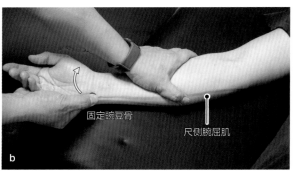

图 1.232　尺侧腕屈肌的牵伸
a：尺侧腕屈肌显示为绿色。对已确定位置的尺侧腕屈肌进行直接牵伸
b：在被动牵伸的过程中，作为尺侧腕屈肌止点的豌豆骨缺乏稳定性容易导致牵伸不足。因此，治疗师应该用一只手抓住前臂，用另一只手固定豌豆骨，在此状态下将腕关节向桡偏（图中 ➡ 方向）方向移动，从而进行更多的牵伸。但应注意，向桡偏方向过度牵伸将对 TFCC 造成牵引压力

尺侧腕伸肌的牵伸

与尺侧腕屈肌一样，尺侧腕伸肌可从体表进行触诊和直接牵伸（图 **1.233**）。进行被动牵伸时，应注意避免过度牵伸对 TFCC 造成牵引压力。

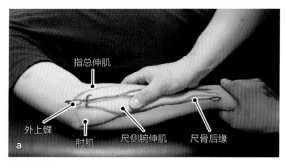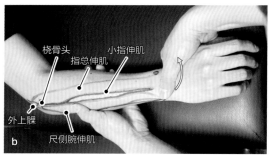

图 1.233　尺侧腕伸肌的牵伸
a：可以从前臂的尺侧检查尺骨后缘，然后将手指向桡骨背侧倾斜来触诊尺侧腕伸肌。由于肘肌位于尺骨近端（鹰嘴骨）附近，因此还要确认其位置。首先，对确认的尺侧腕伸肌进行直接牵伸
b：然后，将尺侧腕伸肌向桡偏方向（图中 ➡ 方向）牵伸

拇收肌的牵伸

拇收肌位于掌腱膜和指屈肌腱的深处，因此它的内侧边界很难被触摸到。然而，外侧远端边界的部分区域（**图1.234a**）可以通过第1骨间背侧肌的掌侧来触诊。

拇收肌内侧缘的位置被认为在第3掌骨与手掌掌侧中央部分的连线上。

治疗师用一只手固定住小鱼际肌群（**图1.234b**），另一只手在桡侧方向（**图1.234b**）牵伸拇收肌。此外，可通过掌筋膜和指屈肌腱对拇收肌进行直接牵伸。

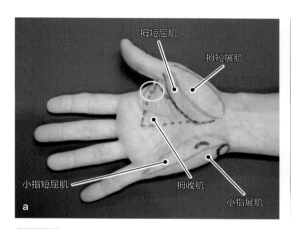
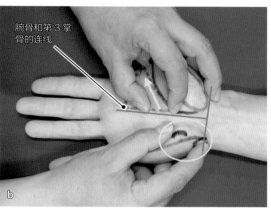

图1.234 拇收肌的牵伸

a：拇收肌显示为绿色。圆圈内的部分可以从体表触摸到
b：对拇收肌进行直接牵伸。固定小鱼际肌群，向桡侧方向牵伸（图中⇨方向）

参考文献

[1] 大森信介：手関節のバイオメカニクス．Jpn J Rehabil Med 53：762-764，2016

[2] 多田浩一：手の外科に必要な解剖学と運動学．OTジャーナル 28：768-774，1994

[3] 山内仁，他：TFCC 損傷に対する理学療法―テニスにおけるグリップ動作を中心に．関西理学 6：59-64，2006

[4] 中村俊康：手関節三角線維軟骨複合体の機能解剖および組織学的研究．日整会誌 69：168-180，1995

[5] 牧田聡夫，他：手関節三角線維軟骨複合体の回内外中の形状解析―第2報 disc properの形状変化．日手会誌 15：211-215，1998

[6] 牧田聡夫，他：手関節三角線維軟骨複合体の回内外中の形状解析―第1報 三角靭帯の長さの変化．日手会誌 14：245-249，1997

[7] 森友寿夫：掌側進入による直視下 TFCC 縫合術と尺骨手根骨靭帯修復術．整形・災害外科 53：333-339，2010

[8] 森田竜治，他：手関節・手部．工藤慎太郎（編著）：運動機能障害の「なぜ？」がわかる評価戦略．pp100-138，医学書院，2017

[9] 小野正博，他：右変形性手関節症にDarrach法を施行した一症例―橈骨手根関節の安定性に着目して．整形リハ学会誌 13：62-65，2010

[10] 矢崎潔，他：手の運動を学ぶ．p47，三輪書店，2017

[11] Blair WF, et al：Arthrotomography of the wrist：An experimental and preliminary clinical study．J Hand Surg Am 10：350-359，1985

[12] 澤泉卓哉，他：TFCC 損傷に対する装具療法の検討．日手会誌 14：230-233，1997

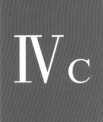

IVc 腕关节桡侧疼痛的解剖学分析

本节涉及的人体运动结构
▶ 拇长展肌腱
▶ 拇短伸肌腱
▶ 腕掌关节

腕关节桡侧区域疼痛的原因，从机械应力的角度可以分为**摩擦应力**和**压缩应力**。

产生摩擦应力的机制

在产生摩擦应力时，受到压力的是**拇长展肌**和**拇短伸肌**（**图 1.235**，**表 1.16** →第 165 页）。腕关节屈曲时，腕关节桡侧的软组织会受到牵伸应力，其中最靠近桡侧的两块肌肉被牵伸得最长。

这两条肌肉在伸肌支持带下经最靠近桡侧的**第 1 肌腱间隔**（以下简称为第 1 间隔）到达手部（**图 1.236**），尺屈时，两条肌腱和第 1 间隔之间产生摩擦应力。在拇指层面，拇长展肌作用于**腕掌关节**的桡侧外展和掌侧外展，拇短伸肌作用于拇指腕掌关节的桡侧外展和掌指关节的伸展。这些对抗的动作，即拇指的抓握动作，会牵伸这些肌肉。

高尔夫和网球的握持，长时间书写和拧抹布，以及用螺丝刀转动螺丝等动作中，除了拇指的这种抓握，腕关节的尺屈和桡屈也在反复进行。由这种强烈的摩擦应力引起的腱鞘炎被称为桡骨茎突狭窄性腱鞘炎（德凯尔万综合征）。

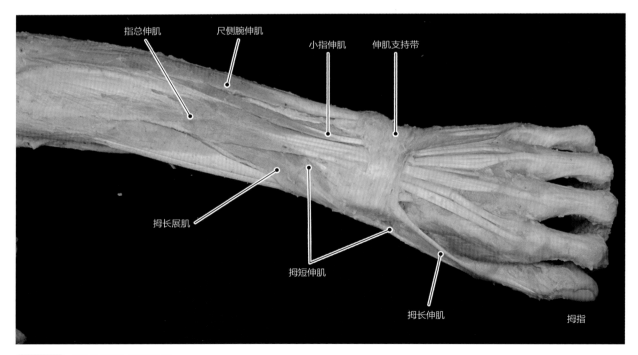

图 1.235 拇长展肌和拇短伸肌

图中显示了左前臂伸肌侧和手背浅层的肌肉

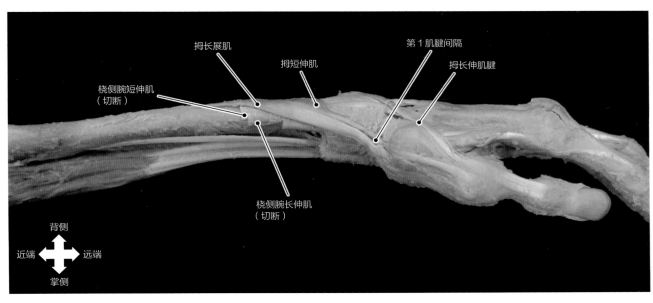

拇长展肌
桡侧腕短伸肌（切断）
拇短伸肌
第1肌腱间隔
拇长伸肌腱
桡侧腕长伸肌（切断）

背侧
近端 远端
掌侧

图1.236 拇长展肌、拇短伸肌和伸肌支持带

从桡侧观察左前臂伸展侧和手背。桡侧腕长伸肌和桡侧腕短伸肌在肌腱过渡处附近被切断，近端切口已被移除。桡骨长伸肌和桡骨短伸肌被切除，这两块肌肉通过的隧道被打开。桡骨短伸肌已在肌腱过渡处附近被切断，近端切口已被移除。拇长展肌和拇短伸肌通过部分的伸肌支撑带被切除，这两条肌腱通过的肌腱间隔（第1间隔）已经被打开

产生压缩应力的机制

　　在产生压缩应力时，是**拇指腕掌关节**（**图1.237a**）受到了压力。拇指在日常生活中的手部运动中起着核心作用，有两种功能：抓握物体时的**对抗运动**（动态功能），例如将手平放在地板或桌子上支撑身体的非抓取运动（静态功能）。拇指腕掌关节是拇指功能的基础。

　　拇指腕掌关节是大多角骨与第1掌骨底之间的鞍状关节（**图1.237b**），活动度高，作为拇指基础关节有较高的功能要求。因此，它在各种情况下都容易受到压缩应力的影响，这导致手部的关节容易患关节炎，甚至是**骨关节炎**，患者在做捏东西或打开瓶盖等需要拇指力量的动作时就会发生拇指根部周围疼痛。

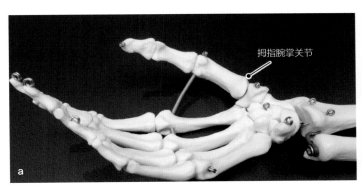

拇指腕掌关节

a

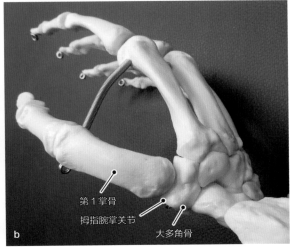

第1掌骨
拇指腕掌关节
大多角骨

b

图1.237 拇指腕掌关节

右手的骨骼标本从掌侧略靠近尺骨（a）和背侧略靠近桡骨近端（b）处进行观察

伸肌支持带的第 1 间隔和拇长展肌腱、拇短伸肌腱

　　前臂筋膜覆盖了腕关节背侧，其变厚的部分是**伸肌支持带**，前臂伸肌腱正好穿过伸肌支持带的深层到达手背（**图 1.238**）。伸肌支持带的深层有 6 条肌腱间隔（**图 1.239**），被滑液鞘包住的**前臂伸肌腱**由此通过。每个间隔由结缔组织中隔分隔，该中隔从伸肌支持带的深层延伸到掌侧并垂直于骨表面和关节囊，由桡侧向尺侧排列。**拇长展肌**和**拇短伸肌**从最靠近桡侧的桡骨茎突桡侧面的**第 1 间隔**穿过。

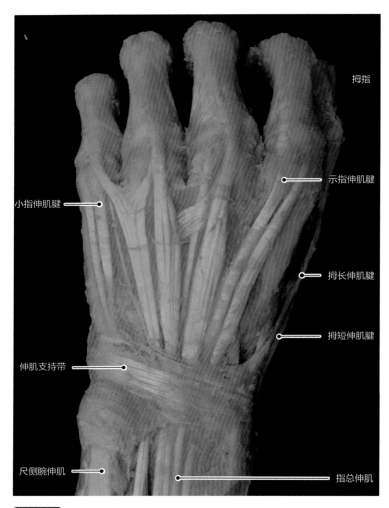

拇指

示指伸肌腱

拇长伸肌腱

拇短伸肌腱

小指伸肌腱

伸肌支持带

尺侧腕伸肌

指总伸肌

图 1.238　伸肌支持带和前臂伸肌腱

观察左侧手背。在拇长伸肌腱的桡侧可观察到拇短伸肌腱，其背后隐藏着拇长展肌腱

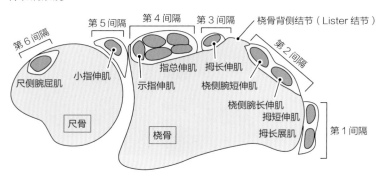

第 5 间隔　　第 4 间隔　　第 3 间隔　　桡骨背侧结节（Lister 结节）

第 6 间隔

第 2 间隔

尺侧腕屈肌　　小指伸肌　　　指总伸肌　　拇长伸肌

示指伸肌　　桡侧腕短伸肌

尺骨

桡侧腕长伸肌

拇短伸肌

拇长展肌

第 1 间隔

桡骨

图 1.239　伸肌支持带和肌腱间隔

由 6 条肌腱间隔形成的伸肌支持带

解剖学变化

　　打开第 1 间隔，观察拇长展肌腱和拇短伸肌腱（**图 1.240a**）。在图中，**拇短伸肌腱**作为单根肌腱穿过第 1 间隔到达拇指近节指骨底，其肌腹和肌腱有可能分为两部分并与拇长展肌腱粘连，也有可能出现肌肉缺损的情况。**拇长展肌腱**比拇短伸肌腱更靠近掌侧，向第 1 掌骨底的外侧面延伸，图中显示了从中途分离的和拇短展肌腱连接的**副腱**（**图 1.240b**）。拇长展肌有副腱的概率很高（94%），副腱的终止位置包括大多角骨（最常见）、拇短展肌和关节囊等。

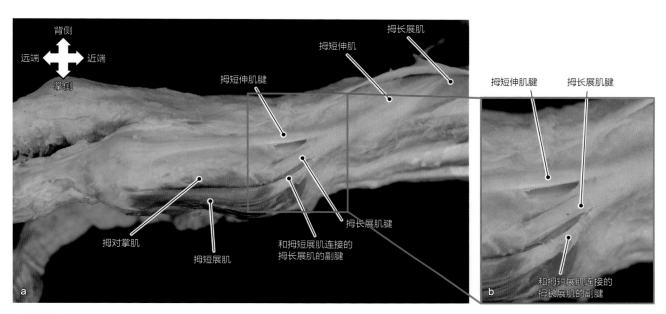

图 1.240　第 1 间隔和拇长展肌腱、拇短伸肌腱

a：从桡侧看右腕关节。打开第 1 间隔，解剖出穿过该间隔的肌腱，以及其远端的拇对掌肌
b：a 图中红框内的放大图

隔膜的出现和桡骨茎突狭窄性腱鞘炎

　　详细地观察第 1 间隔（**图 1.241**）。在图中，拇长展肌腱和拇短伸肌腱之间出现了一个**隔膜**。虽然根据报道略有差异，但在正常解剖的病例中第 1 间隔内隔膜的出现概率多为 30%~50%。在桡骨茎突狭窄性腱鞘炎的临床病例中，其出现概率较高，为 73.3%（完全型隔膜 26.7%，部分型隔膜 46.6%），或 76.5%（完全型隔膜 61.7%，远端型隔膜 13.6%，近端型隔膜 1.2%）。

　　由此可以推断，隔膜的存在对桡骨茎突狭窄性腱鞘炎的发病率有相当大的影响。平沼等人认为，隔膜的存在造成第 1 间隔的二分化，以及上述拇长展肌腱和拇短伸肌腱的解剖学变化，因而在做第 1 间隔切开手术时不应被暴露的肌腱数量所迷惑，必须确保隐藏在附属腔内或其余间隔腔内的肌腱也要被切开。

肌腱滑动距离

　　在第 1 间隔中，**拇短伸肌腱**的滑动距离比拇长展肌腱要长，这种差异在拇指屈曲时比拇指伸展时更大。肌腱滑动距离越长，伴随滑动的摩擦应力就越大。因此，桡骨茎突狭窄性腱鞘炎的病因往往是拇短伸肌而不是拇长展肌。

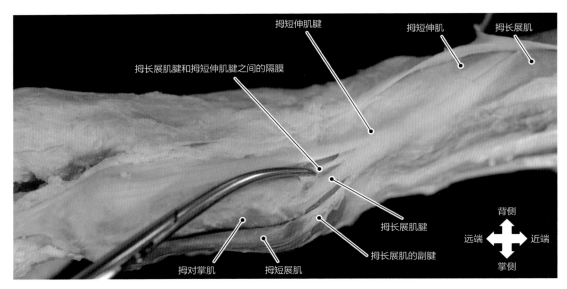

拇短伸肌腱
拇短伸肌
拇长展肌
拇长展肌腱和拇短伸肌腱之间的隔膜

背侧
远端　近端
掌侧

拇对掌肌
拇短展肌
拇长展肌腱
拇长展肌的副腱

图1.241 拇长展肌腱和拇短伸肌腱之间的隔膜

图 1.240 的继续。

桡骨茎突狭窄性腱鞘炎的检查

　　小仓等人还指出，在握拳尺偏试验中，拇短伸肌腱的张力可达到最大值，手腕的尺侧屈曲伴随着拇指的最大屈曲。在桡骨茎突狭窄性腱鞘炎的诊断中，握拳尺偏试验也是有效的，拇长展肌会在这个位置被牵伸。

　　拇短伸肌的专用检查有"岩原·野末征"试验，在腕关节最大掌屈的状态下自动伸展拇指，如果疼痛增强则判断为阳性。在这个体位上，拇短伸肌必须通过屈曲到达手掌侧的第 1 间隔，增加了该肌肉的摩擦应力。另外，由于拇短伸肌腱是唯一一条穿过间隔或副隔腔的肌腱，所以由隔膜引起的绞窄症状容易出现于拇短伸肌腱。堀内等人报道，在拇短伸肌腱有绞窄的情况下，患者处于"岩原·野末征"试验的肢位时疼痛很可能会增加。

拇指腕掌关节的韧带和肌腱

　　拇指腕掌关节中存在 5 条韧带。从掌侧可见的（**图1.242**）是由大多角骨掌侧突起开始的第 1掌骨掌侧基底部的**前斜韧带**，以及由屈肌支持带起始的第 1 掌骨尺侧基底部的**尺侧副韧带**。从背侧可见的（**图1.243**）是从大多角骨背尺侧开始附着在第 1 掌骨尺侧基底部的**后斜韧带**，以及从大多角骨的背桡侧突起开始并附着在第 1 掌骨背侧基底部的**背桡侧韧带**。**第 1 掌骨间韧带**开始于第 2 掌骨基底部的背侧，并附着于第 1 掌骨的尺侧基底部，位于第 1 掌骨的掌侧和背侧之间的过渡区（**图1.244**）。这些韧带位于关节囊增厚的部分，每条韧带的边界并不明确。

　　这些韧带最紧张的肢位包括：掌侧的前斜韧带和尺侧副韧带的外展位和对抗位，靠背侧的第 1掌骨间韧带和后斜韧带的外展位和对抗位，以及背桡侧韧带除外展位以外的任何肢位。一般来说，许多韧带在对抗和外展位均处于紧张状态，所有韧带都被认为是抵抗脱臼的制动装置。在拇指腕掌关节中，外展、屈曲、伸展运动的最终阶段都伴随着第 1 掌骨的旋转。此外，鱼际肌是保持拇指肢位的肌群，当手部运动和工作等需要肌肉力量时，**手外在肌**和**拇收肌**共同发挥作用。在这些肌肉的动作中，韧带在保持关节稳定的同时还起到在最终运动区域引导旋转运动的重要作用。

　　另外，第 1 掌骨基底部附着**拇长展肌腱**（**图1.243**）。这块肌肉的张力在大多角骨的远端关节面将第 1 掌骨基底部牵引到桡侧和掌侧，如果第 1 掌骨韧带由于某种原因松动，会导致该关节半脱位。此外，在骨关节炎病例中，有报道称宽、粗且强韧的**前斜韧带**被脆化或者破坏，前斜韧带的变形被认为与进一步发生的腕掌关节症状有关。

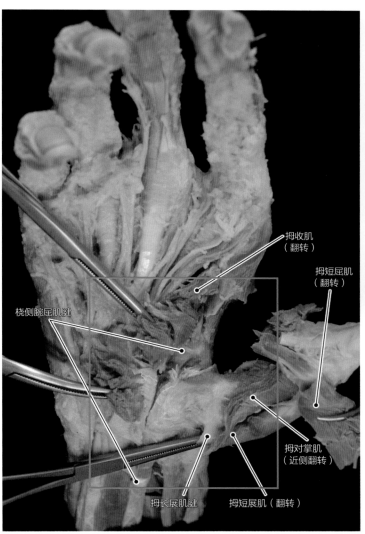

a: 拇指腕掌关节（掌侧）

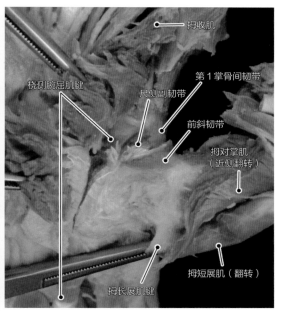

b: a 的放大图

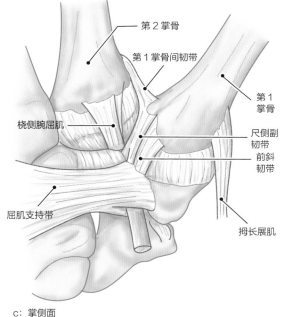

c: 掌侧面

图 1.242 从手掌侧观察拇指腕掌关节韧带

将右手掌的拇指的鱼际肌腹切断并向两侧翻开，剖出拇指腕掌关节

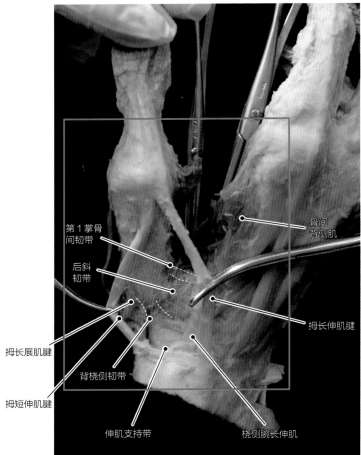

拇指腕掌关节（背侧）区域标注：

第1掌骨间韧带

后斜韧带

拇长展肌腱

拇短伸肌腱

背桡侧韧带

伸肌支持带

桡侧腕长伸肌

骨间背侧肌

拇长伸肌腱

a：拇指腕掌关节（背侧）

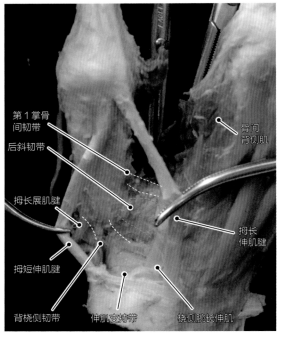

第1掌骨间韧带

后斜韧带

拇长展肌腱

拇短伸肌腱

背桡侧韧带

伸肌支持带

桡侧腕长伸肌

骨间背侧肌

拇长伸肌腱

b：a 的放大图

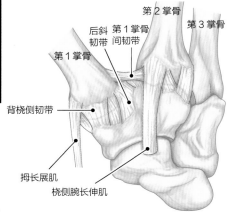

第2掌骨　第3掌骨

后斜韧带　第1掌骨间韧带

第1掌骨

背桡侧韧带

拇长展肌

桡侧腕长伸肌

c：背侧稍偏桡侧

图 1.243 从背侧和稍偏桡侧观察拇指腕掌关节的韧带

图 1.242 的继续。在右手背拇指侧的附着处分离第 1 背侧骨间肌。拇长伸肌腱与拇短伸肌腱之间的间隙被拉宽

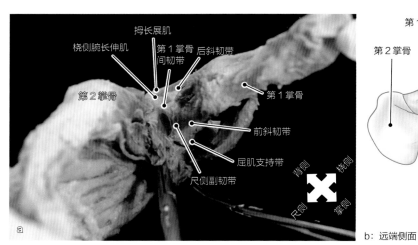

拇长展肌

桡侧腕长伸肌

第1掌骨间韧带

后斜韧带

第2掌骨

第1掌骨

前斜韧带

屈肌支持带

尺侧副韧带

尺侧　背侧　桡侧　掌侧

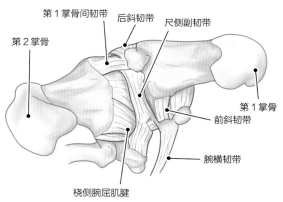

第1掌骨间韧带

后斜韧带

尺侧副韧带

第2掌骨

第1掌骨

前斜韧带

腕横韧带

桡侧腕屈肌腱

b：远端侧面

图 1.244 从远端观察拇指腕掌关节韧带

图 1.243 的继续。右手第 1 掌骨和第 2 掌骨之间的间隙被拉宽

手部桡侧的超声解剖

桡骨茎突狭窄性腱鞘炎在炎症期不适合治疗性运动，保守疗法或矫形器是首选的治疗方法，但也有报道称，隔膜的存在会影响桡骨茎突狭窄性腱鞘炎的发病和预后。通过回声可以评估第 1 间隔中是否存在隔膜和副腱。如果存在隔膜或副腱（图 1.245），则应考虑相应的手术治疗。

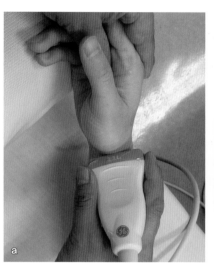
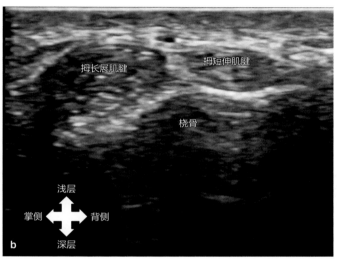

拇长展肌腱　拇短伸肌腱
桡骨
浅层
掌侧　背侧
深层

图 1.245 手部桡侧的超声图像

a：检查确认手部桡侧的拇长展肌腱和拇短伸肌腱，将探头放置在与两腱垂直的位置
b：拇长展肌腱和拇短伸肌腱的超声图像，在这个例子中，两腱之间存在隔膜

表 1.16　拇短伸肌和拇长展肌

肌肉	起点	止点	支配神经	收缩 ⇒ 伸展动作	受损时受限的动作	临床相关
拇短伸肌	前臂骨间膜桡骨的后面	拇指近节指骨基底部的背侧	桡骨神经的深支	拇指掌指关节的伸展拇指的外展	拇指掌指关节的内收拇指的内收	过度使用是桡骨茎突狭窄性腱鞘炎发病的主要原因
拇长展肌	尺骨的骨间缘前臂骨间膜桡骨的后面	第 1 掌骨基底部的外侧面	桡骨神经的深支	拇指的外展	拇指的内收	起到稳定大多角骨腕关节的作用

腕关节桡侧疼痛的治疗性运动

森田等人确定可能导致拇指腕掌关节造成压缩应力的 4 个主要原因：①前臂旋前、旋后受限；②拇长展肌无力；③拇收肌缩短；④大鱼际肌和小鱼际肌的柔韧性降低。关于①~③的原因也包括摩擦应力作用于腕关节的桡侧。因此，有必要确定腕关节桡侧疼痛是"哪个因素造成的哪种压力的结果"，然后进行治疗处理。

前臂旋前、旋后受限的治疗

前臂旋前、旋后受限会通过腕关节的尺偏和掌屈以及拇指的外展和内收来补偿，因此第 1 间隔中的摩擦应力会增加。此外，通过拇指腕掌关节的运动来补偿前臂的旋前受限，拇指腕掌关节上的压缩应力也会增加。

本文介绍了作为前臂旋前、旋后限制因素的**近端、远端桡尺关节**的牵伸（**图 1.246**）和前臂旋转肌群（特别是**旋前圆肌**）的牵伸（**图 1.247**）。前臂旋前受限可能是由近端桡关节的桡骨环状韧带挛缩引起的。在牵伸时（**图 1.246a**），观察牵伸是否会引起拇长展肌腱和拇短伸肌腱的旋后变化和疼痛，这些是桡骨茎突狭窄性腱鞘炎的主要原因。牵伸时，首先令受试者肘部微屈、前臂旋后，治疗师一只手握住桡骨，另一只手握住前臂远端，然后指示受试者前臂旋前（**图 1.246a** 中红色箭头方向），治疗师沿桡侧压迫桡骨（**图 1.246a** 中黄色箭头方向）以牵伸桡骨环状韧带。

对于远端桡尺关节，应进行旋前、旋后的运动范围练习（**图 1.246b**）。远端桡尺关节的桡骨和尺骨运动中，从最大旋后位到旋前 45° 是旋前运动，但从旋内 45° 到最大旋后位几乎是并列运动，桡骨被认为相对于尺骨向掌侧偏移，相对地，在旋前时尺骨头向背侧移动，在旋外时向掌侧移动。因此，在运动范围练习时，治疗师要根据动作进行引导。

形成共同腱膜的前臂旋前肌群（**图 1.133** →第 93 页）也应进行牵伸，该肌群起始于肱骨内上髁（**图 1.247**）。

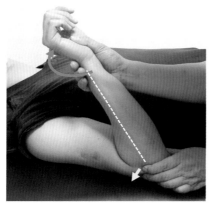 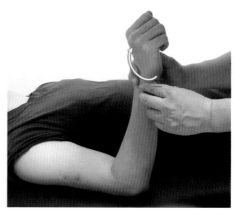

a：近端桡尺关节的桡骨环状韧带的牵伸　　　b：远端桡尺关节的旋前、旋后可动区域的练习

图 1.246　近端、远端桡尺关节的牵伸

a：桡骨头横截面是一个前后直径大于左右直径的椭圆形。因此，在前臂旋前位，桡骨头会向外移动约 2 mm。这是由桡骨环状韧带控制的，在旋前时，韧带向桡侧方向拉长。牵伸可以支持这种肢位

b：治疗师一只手握住桡骨远端，另一只手握住尺骨头。在旋前、旋后时均在桡骨远端位置进行引导，在旋前时应将尺骨头向背侧的反方向引导（➡），在旋后时应将尺骨头向掌侧的反方向引导

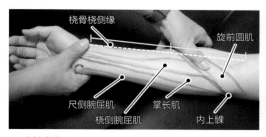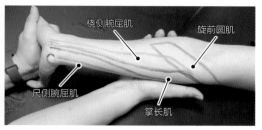

a: 直接牵伸　　　　　　　　　　　　　　　　　b: 被动牵伸

图 1.247　前臂旋转肌群（特别是旋前圆肌）的牵伸

a: 旋前圆肌的尺侧下缘位于内上髁与桡骨桡中部的连线上，该线的近侧 2 横指宽处有肌腹。由于旋前圆肌与前臂屈肌群有肌肉连接，所以对旋前圆肌和前臂屈肌群的肌肉连接区域可进行直接牵伸
b: 治疗师用一只手抓住患者前臂的背侧，另一只手握住手掌。让受试者前臂处于旋后位，腕关节和手指处于伸展位，对旋前圆肌和肌肉连接的前臂屈肌群进行牵伸

拇长展肌无力的治疗

　　由于**拇长展肌**起着维持拇指腕掌关节稳定性的作用，因此认为拇长展肌无力和超负荷会导致拇指腕掌关节的不稳定。此外，当拇长展肌出现肌肉无力时，代偿其功能（拇指外展和尺屈期间制动）的**拇短伸肌**也会超负荷，从而在第 1 间隔产生强烈的摩擦应力。

　　疼痛是由拇长展肌和拇短伸肌的过度紧张引起的，如果保守疗法和矫形器能够缓解症状，则可以通过改善拇长展肌和拇短伸肌的柔软性（**图 1.248**）来减轻疼痛。如果近端腕骨存在掌侧移位或旋前受限，请提前纠正对齐。**图 1.249** 是针对拇长展肌无力的治疗方法。由于伴随关节运动的肌肉力量训练可能会对腕掌关节造成负担，所以要在关节的运动方向上进行肌肉力量训练，或者进行等长收缩训练。另外，在**图 1.248**、**1.249** 的任一训练中，为了避免在第 1 间隔中产生摩擦，应在握住近端部位的状态下，使肌腹向远端滑行。

拇收肌缩短的治疗

　　拇指和示指、中指的**捏合动作**和**握持动作**由于**拇收肌**的肌紧张增加而缩短，同时降低了作为拮抗肌的**拇长展肌**的肌肉功能。拇长展肌无力会导致拇指腕掌关节不稳定。关于拇收肌的治疗方法请参见**图 1.234**（第 157 页）。

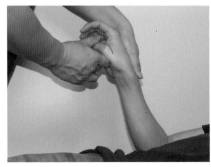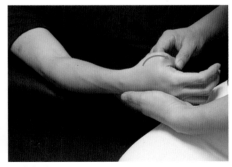

a: 拇长展肌　　　　　　　　　　　　　　　　　b: 拇短伸肌

图 1.248　拇长展肌和拇短伸肌的牵伸

a: 从肘屈位、前臂旋前位、腕部尺偏位，尺侧内收拇指腕掌关节进行牵伸
b: 从前臂在中间位至略微旋前位、腕关节尺屈位、拇指腕掌关节对立位，屈曲掌指关节进行牵伸

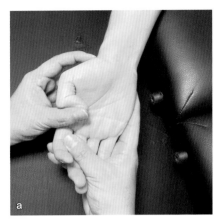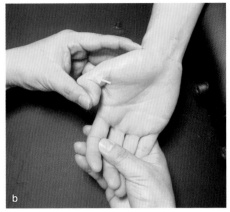

图1.249 拇长展肌无力的治疗方法

为了激活拇长展肌，使拇指指间关节屈曲（a），此时具有同样作用的拇长伸肌张力减弱，然后进行拇指的桡侧外展运动（b 中黄色箭头方向）

大鱼际肌和小鱼际肌柔韧性降低的治疗

当手的外侧弓由于大鱼际肌和小鱼际肌的柔韧性降低而抬高时，拇指更容易变成内收位。拇指腕掌关节的桡侧外展受限，则拇指的掌指关节会伸展过度来进行代偿。结果，拇指腕掌关节的不稳定性增加，受到的压缩应力增加。关于大鱼际肌和小鱼际肌的治疗方法请参见**图 1.217、1.218**（第 146 页）。

参考文献

[1] 森田竜治，他：手関節・手部．工藤慎太郎（編著）：運動機能障害の「なぜ？」がわかる評価戦略．pp102-138，医学書院，2017

[2] 本間敏彦：前腕の伸筋．佐藤達夫，他（編）：日本人のからだ—解剖学的変異の考察．pp113-115，東京大学出版会，2000

[3] 城石達光，他：de Quervain 病における第１区画の臨床的意義．整形外科と災害外科 51：570-574，2002

[4] 小倉丘，他：伸筋支帯第１区画における短母指伸筋と長母指伸筋の滑走距離—その臨床的意義について．日手会誌 14：332-335，1997

[5] 平沼晃，他：de Quervain 狭窄性腱鞘炎と手背第１区画における解剖学的変異．整形外科 23：1186-1188，1972

[6] 堀内行雄，他：de Quervain 病手術例の検討．整形外科 40：199-203，1989

[7] 今枝敏彦：大菱形中手骨関節の靱帯解剖．日本手外科学会雑誌 10：704-707，1993

[8] Neumann DA（著），嶋田智明，他（監訳）：筋骨格系のキネシオロジー．pp217-224，医歯薬出版，2005

[9] 矢崎潔，他：手の運動を学ぶ．pp79-98，三輪書店，2017

[10] 清水弘之，他：de Quervain 病の治療成績と隔壁の関与について．日手会誌 17：295-299，2000

[11] 杉本勝正（監修），林典雄（著）：運動療法のための運動器超音波機能解剖—拘縮治療との接点．pp76-82，文光堂，2015

[12] Nakamura T, et al：In Vivo motion analysis of forearm rotation utilizing magnetic resonance imaging．Clin Biomech 14：315-320，1999

[13] 蓬莱谷耕士：前腕の基礎知識とセラピィ．大阪作業療法ジャーナル 24：22-32，2011

Ⅳ D 手指伸展受限的解剖学分析

本节涉及的人体运动结构
- ▶ 指屈肌腱
- ▶ 伸肌支持带
- ▶ 指背腱膜
- ▶ 斜支持韧带

日常生活中使用手的动作基本分为非抓握性动作和抓握性动作。

非抓握性动作是在各种静止姿态时手部的使用形态，通常是手掌张开的状态。在做洗脸、擦窗户、手按地板站起等动作时，如果**掌指关节**和**近指间关节**伸展受限，则无法顺利进行。

抓握性动作包括旋钮动作和抓握动作。在这些运动中，通过使用视觉系统等感受系统来识别对象物的形状、空间及距离，进而有效地选择做出的动作。例如，对象物是乒乓球或棒球时，手指容易弯曲，但在按下开关或抓篮球时，手指需要伸直。手指伸展受限大大降低了日常生活活动能力。手指伸展受限不仅是由以手指伸肌腱为主体的**手指伸展机制紊乱**造成的，**手指屈肌腱的滑动紊乱**也会导致手指伸展受限。因此，需要了解屈肌腱的滑动机制。

另一方面，手背皮下组织存在丰富的**皮下静脉**（**图1.250**），周围的压迫容易阻碍静脉血液的流动。手背的皮下组织疏松而富有弹性，受外伤后此处常出现肿胀。如果手部被石膏固定，手指长时间不动，血流的阻碍会使受损的指伸肌腱周围组织产生瘢痕，导致手指伸展受限。因此，也需要了解手指皮下组织的构造。

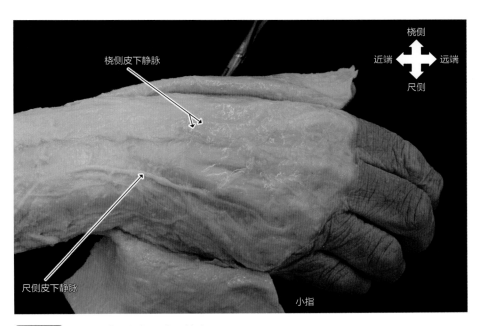

图1.250 手背的皮下组织和皮下静脉

切除右手掌背的表皮和真皮，露出皮下组织

手背皮下组织的构造

　　手背皮肤（表皮和真皮）和**手背腱膜**之间由皮下的脂肪组织填充而成，具有一定的活动性，**皮下静脉**贯穿其中。因此，皮肤静脉很容易受到来自表层的压迫，组织液在皮下组织中蓄积就会引起**水肿**和肿胀。

　　与此相对，手掌的皮下组织由强韧的**掌腱膜**（**图 1.205**→第 139 页）分为浅层和深层，掌腱膜的浅层面由稍致密的结缔组织与真皮相连，因此手掌皮肤的活动性较低。这就是为什么手背上的皮肤可以捏起很薄的一层，但手掌上的皮肤只能捏起很厚的一层。

　　另一方面，在皮下组织更深处的**指伸肌腱**的深层（**图 1.251**），以及从指伸肌腱开始的指背腱膜的深层（**图 1.252**）也存在**脂肪组织**，有利于指伸肌腱的滑动。这些结缔组织瘢痕化后，指伸肌腱的运动会受到很大的阻碍。

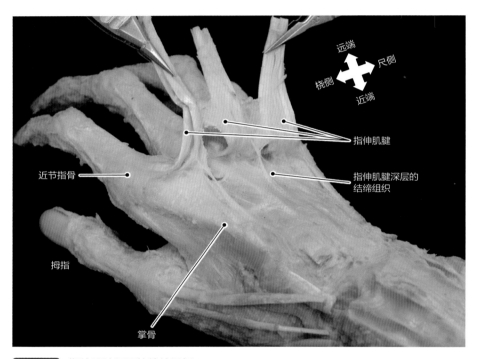

图 1.251　指伸肌腱深层的结缔组织

右手的第 2 指（示指）至第 4 指的指伸肌腱在腕部切断，并向远端翻转

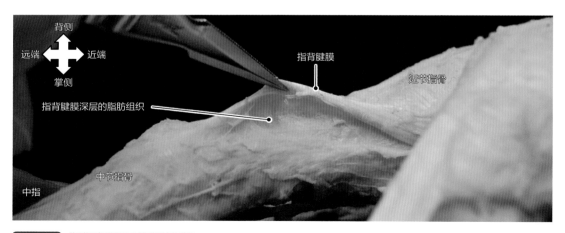

图 1.252　指背腱膜深层的脂肪组织

掀开右手第 3 指（中指）的指背腱膜的桡侧缘

手指掌侧指屈肌腱的滑车结构

在手指掌侧，指浅屈肌和指深屈肌在总腱鞘内并行（**图 1.253**）。腱鞘由内层的**滑膜鞘**和外层的**纤维鞘**构成，纤维鞘由环状部（**环形滑车**）和交叉部（**交叉滑车**）两种不同纤维走向的韧带结构加固，也称**韧带性腱鞘**。**环状部**（annuular）是间隔开的 5 个滑车（从近位开始排序 A1 ~ A5），**交叉部**（cruiciform）是 A2 与 A5 间的 3 个滑车（从近位开始排序 C1 ~ C3）（**图 1.254**）。轮状部位于关节附近起着**滑车**的作用，它根据关节的运动改变肌腱的方向，有效地向止点传达肌腱的动作。相邻环状部分之间的间隙是为了便于手指屈曲，间隙内的交叉部是为了保证韧带性腱鞘功能的连续性。环状部和交叉部的桡侧和尺侧末端附着在近节指骨上，防止腱鞘在手指弯曲时移位。

在掌指关节、近指间关节及远指间关节的掌侧存在纤维软骨性的**掌板**（**图 1.255**）。**图 1.253**展示了掌板的位置。掌板是已成为软骨的掌侧韧带的一部分。掌侧韧带位于掌指关节和指间关节关节囊的掌侧，附着于腱鞘的纤维鞘。环状部和交叉部韧带也附着在掌板上。在近指间关节的掌板中，一条韧带从近端边缘的两端开始向近端延伸，附着在 A2、C1 附近的近节指骨掌侧面（**图 1.256**）。这条韧带因其从掌板延伸出来的形状被称为缰绳韧带。血管在缰绳韧带的内侧运行，因此该部位的外伤容易造成瘢痕形成和屈曲挛缩。

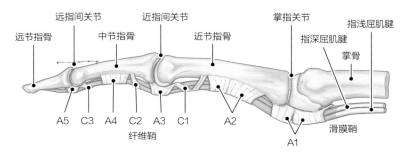

图 1.253 指屈肌腱的滑车特征

从手指侧面观察，红线部分为掌板的位置

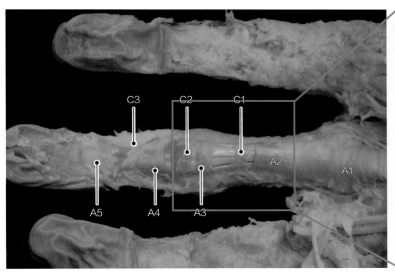

图 1.254 纤维鞘的环状部和交叉部

去除右手第 3 指指腹的皮肤和皮下组织，露出指屈肌腱的腱鞘

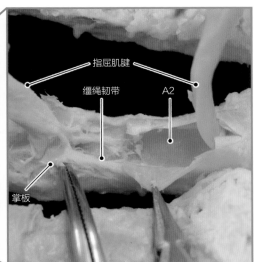

图 1.255 掌板和缰绳韧带

切断**图 1.254** 红色范围内的韧带，将断端向近端、远端方向翻转，露出近指间关节的掌板和缰绳韧带

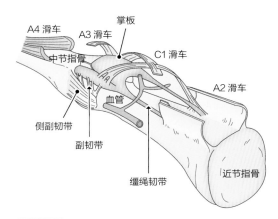

图 1.256 近指间关节的掌板

手指的伸展结构

伸肌支持带和指伸肌

在第 2~5 指的掌骨的侧面，**指总伸肌**的止点向远端延伸。另外，第 2 指和第 5 指的**示指伸肌腱**和**小指伸肌腱**等固有伸肌腱也向远端延伸（**图 1.238** →第 160 页）。这些肌腱在腕关节背侧被伸肌支持带所覆盖。**伸肌腱穿过伸肌支持带下方的 6 个肌腱间隔并到达手指**（**图 1.239** →第 160 页）。

当手指弯曲时，指伸肌腱向远端滑动。由桡骨远端骨折等原因导致指伸肌腱和伸肌支持带之间发生粘连时，肌腱很难向粘连远端滑动（**图 1.257**）。因此，当指伸肌腱处于伸展状态、腕关节屈曲时，如果弯曲手指以求进一步伸展指伸肌腱，则腕关节背侧疼痛会导致手指无法弯曲（**图 1.257a**），但腕关节伸展、肌腱放松时，疼痛可以缓解，手指可以弯曲（**图 1.257b**）。如果腕关节伸展但手指的屈曲受限没有改善，则可能与腕关节远端位置的粘连有关，即指伸肌腱深层的结缔组织（**图 1.251** →第 170 页）的瘢痕化引发粘连等。

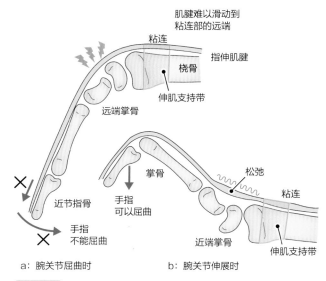

a: 腕关节屈曲时　　　　　b: 腕关节伸展时

图 1.257 伸肌支持带和指伸肌腱的粘连

指背腱膜

在第 2~5 指的背面，指伸肌的止点呈膜状展开，骨间肌（**表 1.17** →**第 177 页**）和蚓状肌的共同肌腱在近节指骨两侧结合形成**指背腱膜**（**图 1.258**）。**图 1.259** 中显示了骨间肌和蚓状肌终止腱如何结合形成指背腱膜。在每根手指的桡侧，骨间肌腱和蚓状肌腱分别经过**掌骨深横韧带**的背侧和腹侧到达近节指骨的侧面（**图 1.260**）。

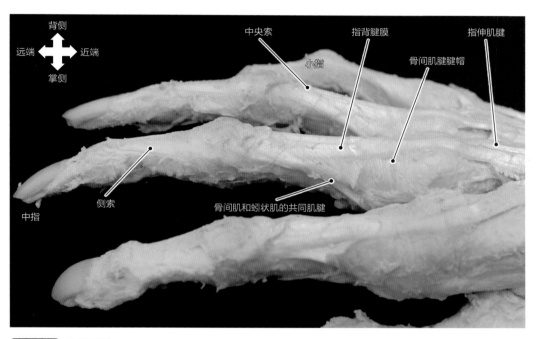

图 1.258　指背腱膜

从背桡侧观察右手的第 2~5 指的指背。去除皮肤和皮下组织，剖开第 3 指（中指）观察指伸肌腱与指背腱膜相连的部分

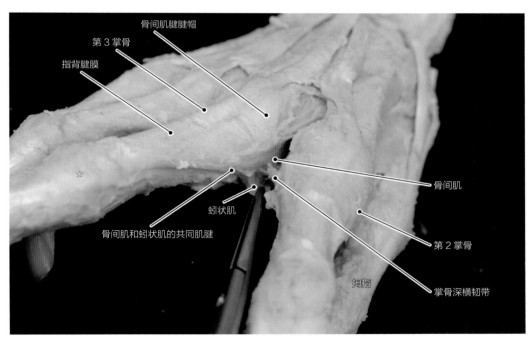

图 1.259　骨间肌和蚓状肌结合形成指背腱膜

图 1.258 的继续。把第 2 掌骨和第 3 掌骨间隔扩大，从背侧远端观察第 3 掌骨的桡侧面。掌骨头之间的掌骨深横韧带被切断。☆表示近指间关节的位置

另一方面，在尺侧面只有骨间肌与指背腱膜合并。

指背腱膜在近指间关节屈伸中的作用

指背腱膜附着于掌指关节和指间关节的关节囊，远端分为**中央索**和**左右侧索**。中央索在中节指骨底，左右侧索进一步向远端结合后连接到远节指骨底（**图1.261c、d**）。指伸肌、骨间肌、蚓状肌的每一条肌纤维都会并入侧索，但指伸肌的肌纤维主要集中在中央索，骨间肌和蚓状肌的肌纤维主要进入侧索（**图1.261**）。

近指间关节的伸展是由侧索通过同关节的背部而产生的（**图1.261a、c**）。在这种情况下，被肌肉牵拉的侧索使指背腱膜向近端滑动，左右侧索也向相邻方向滑动。

另一方面，近指间关节弯曲时，侧索被牵伸到远处，左右侧索朝远离彼此的方向滑动。换句话说，近指间关节的运动需要侧索的滑动，使其能够滑动的就是位于指背腱膜深层的脂肪组织（**图1.252**→第170页）。

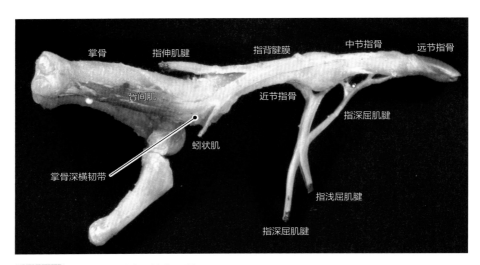

图1.260　骨间肌与蚓状肌的位置关系

从桡侧观察附着于左手第4指（无名指）的肌腱。掌侧骨间肌腱与蚓状肌肌腱汇合，其汇合腱进一步与指总伸肌腱（指伸肌腱）汇合形成指背腱膜。

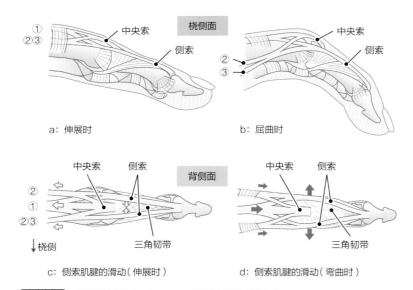

a: 伸展时　　　　　　　　　b: 屈曲时

c: 侧索肌腱的滑动（伸展时）　　　d: 侧索肌腱的滑动（弯曲时）

图1.261　指背腱膜的构成和手指屈伸时侧索的运动

①指伸肌；②骨间肌；③蚓状肌

斜形韧带或斜支持韧带

　　斜形韧带或斜支持韧带是从近指间关节的掌侧开始，沿对角线延伸到中节指骨的外侧，到远指间关节背侧面的韧带（**图 1.262**）。

　　远指间关节的伸展运动不仅仅由指伸肌的收缩，也由向近端牵拉侧索的蚓状肌和骨间肌的收缩引起（**图 1.261**），不过斜支持韧带产生的被动力也作用于远指间关节的伸展。也就是说，当近指间关节由于指伸肌的收缩而经由指背腱膜中央索伸展（**图 1.261a、c**），斜支持韧带就会自动拉长，其张力使远指间关节伸展（**图 1.263**）。当近指间关节处于屈曲位时，斜支持韧带松弛，远指间关节上的被动牵伸力被释放，使远指间关节很容易屈曲。相反，当远指间关节在指深屈肌的作用下弯曲时，斜支持韧带变得紧张，近指间关节被迫弯曲。因此，斜支持韧带具有协调近指间关节和远指间关节的作用，而斜支持韧带的缩短限制了近指间关节和远指间关节的协调运动。

　　另外，**天鹅颈畸形**是指关节的伸展结构和弯曲结构的平衡破裂，近指间关节呈过度伸展位，远指间关节呈屈曲位。针对外伤后发病的天鹅颈畸形，有报道称移植掌长肌腱重建斜支持韧带的汤普森试验能够取得良好的效果。

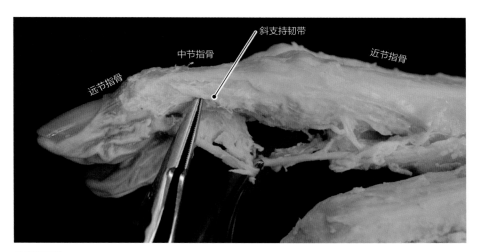

图 1.262 斜支持韧带

切除右手第二指的桡侧面皮肤，剖出在中节指骨侧面的斜支持韧带

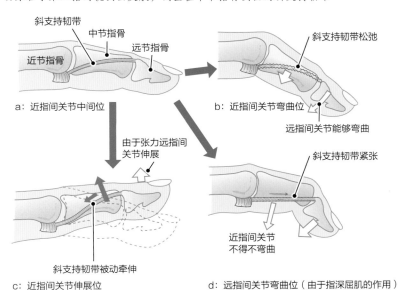

a: 近指间关节中间位

b: 近指间关节弯曲位

斜支持韧带松弛

远指间关节能够弯曲

由于张力远指间关节伸展

斜支持韧带被动牵伸

c: 近指间关节伸展位

斜支持韧带紧张

近指间关节不得不弯曲

d: 远指间关节弯曲位（由于指深屈肌的作用）

图 1.263 手指屈伸时斜支持韧带的动态

拇指的指背腱膜

　　在拇指中，**拇长伸肌**和**拇短伸肌**形成了手指的指背腱膜（**图 1.264**）。由于拇指没有蚓状肌和骨间肌，因此具有与之相同功能的**拇短展肌**（**图 1.265**）和**拇收肌**分别从桡侧和尺侧附着在指背腱膜上。

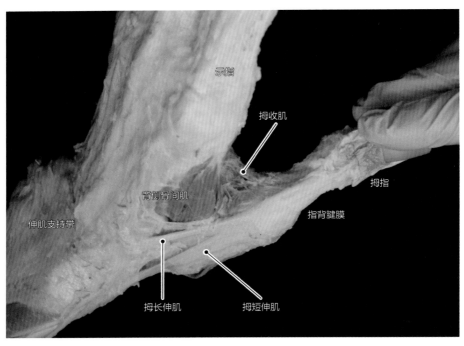

图 1.264　拇指的指背腱膜和拇收肌

去除左手背的表皮和真皮，露出皮下组织
在拇指和第 2 指（示指）的基部去除皮下组织，露出肌肉。拇长伸肌和拇短伸肌形成指背腱膜，拇收肌腱从尺侧附着于这些部位

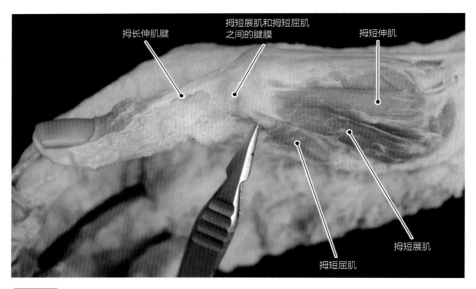

图 1.265　拇指的指背腱膜和拇短展肌

从桡侧观察右手拇指根部。剖出拇指近节指骨的指背腱膜和大鱼际手背部的肌肉，显示出拇短展肌从桡侧附着到指背腱膜上的情况。露出从桡侧附着于指背腱膜的拇短展肌

表 1.17　背侧、掌侧骨间肌

肌肉	起点	止点	支配神经	收缩 ⇒ 伸展动作	受损时受限的动作	临床相关
背侧骨间肌	第 1~5 指掌骨底部和体部对面的两端	第 2~4 指的指背腱膜	尺神经的深支	第 2 指和第 4 指外展，第 3 指桡侧外展和尺侧外展，第 2~4 指的指间关节伸展，掌指关节屈曲	第 2 指和第 4 指内收，第 3 指桡侧外展和尺侧外展，第 2 指和第 4 指的指间关节屈曲，掌指关节延伸	两块肌肉的止点主要附着于侧索
掌侧骨间肌	第 2 掌骨内侧面第 4 掌骨外侧面第 5 掌骨外侧面	第 2、4、5 指的指背腱膜	尺神经的深支	第 2、4、5 指内收，第 2、4、5 指的指间关节伸展，掌指关节屈曲	第 2、4、5 指外展，第 2、4 和 5 指的指间关节伸展，掌指关节伸展	

手指伸展受限的治疗性运动

对近指间关节周围水肿引起的结缔组织的粘连和瘢痕化，改善**指背腱膜**的**中央索和侧索**的滑动性的措施是很重要的（**图 1.266**）。另外，在远指间关节周围，为了**防止斜支持韧带**的缩短，有必要采取主动措施（**图 1.267**）。

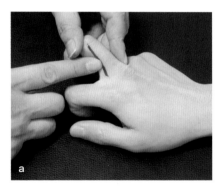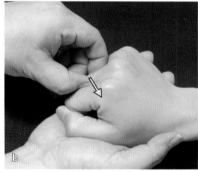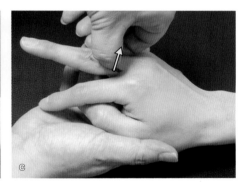

图 1.266　改善指背腱膜的中央索和侧索的光滑性

a：通过伸展手指的掌指关节和弯曲指间关节，在近节指骨前后的中央部分确认侧索位置
确认侧索位置后从两侧握住，手指弯曲时向掌侧（b）引导，伸展时向背侧（c）引导。保持侧索的滑动性和功能性，促进手指顺畅的伸展运动

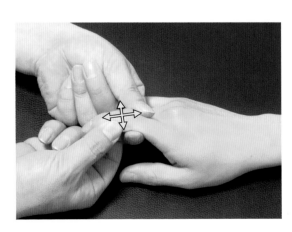

图 1.267　改善斜支持韧带及周围结缔组织的柔韧性

用指腹固定近指间关节和远指间关节之间，使皮肤和皮下组织向内外、远端、近端方向滑动或转动

参考文献

[1] 矢崎潔, 他: 手の運動を学ぶ. pp2-14, 60-77, 100-117, 三輪書店, 2017

[2] Schünke M, et al（著）, 坂井建雄, 他（監訳）: プロメテウス解剖学アトラス 解剖学総論 運動器系. 第 3 版, pp292-293. 医学書院, 2017

[3] 森於菟, 他: 分担解剖学 1- 総説・骨学・靱帯学・筋学. 第 11 版, p221, 金原出版, 1982

[4] 上羽康夫: 手—その機能と解剖. 改訂第 5 版, pp179-192, 金芳堂, 2010

[5] 上本宗唯, 他: 外傷性 Swan neck 変形に対する治療経験. 整形外科と災害外科 47: 1004-1007, 1998

[6] Drake RL, et al（著）, 塩田浩平, 他（監修・監訳）: グレイ解剖学. 原著第 3 版, p665, エルゼビア・ジャパン, 2016

第 2 章　下肢

I ▶ **髋关节**

$\mathbf{I_A}$ 髋关节屈曲受限的 解剖学分析

本节涉及的人体运动结构
▶ 股直肌
▶ 髋臼唇
▶ 臀小肌

　　髋关节是由髋臼和股骨头组成的球窝关节（**图 2.1**）。**髋臼**朝向前外侧下方，与之相对应的**股骨头**朝向前内侧上方。位于髋关节前方的髋臼对股骨头的覆盖率较低（**图 2.25**→**第 200 页**）。为了弥补股骨头较低的被覆盖率，髋关节前方的关节囊韧带——**髂股韧带**较为强韧。此外，连接髋臼和关节囊的纤维软骨组织被称为**髋臼唇**，它增加了髋臼的深度，提高了髋关节整体结构的稳定性。

　　髋臼或股骨头的变形，或者由于某种功能障碍导致髋臼唇和股骨头撞击，再或者是髋臼唇和关节囊的增生，都会使关节运动受限。上述情况被称作**髋关节撞击（FAI）**。发生髋关节撞击部位正前方的关节囊和髋臼唇，附着了**股直肌**和**臀小肌**等肌肉。

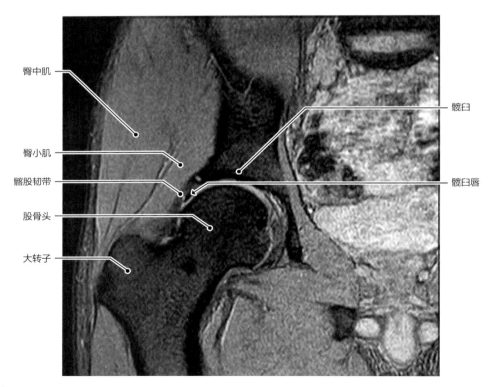

图 2.1　髋关节的冠状面 MRI

髋关节是由髋臼和股骨头组成。为了弥补股骨头嵌入深度的不足，在髋臼边缘处存在髋臼唇这种结构。髋臼唇和关节囊韧带（髂股韧带）的界限并不清晰。此外，在大转子周围包绕的臀小肌和关节囊的边界也不清晰

股直肌

股直肌不仅起始于髂前下棘，也起始于髋臼上缘及其周围的关节囊，还起始于髋臼唇，经过髌骨后止于胫骨粗隆（**图2.2**）。Kassarjiana 等人表明，股直肌可以分为起自髂前下棘的**直头**以及起于髋臼唇和周围组织的**反折头**。**反折头**紧紧地附着于髋臼，附着面积较大（**图2.3**）。Ryan 等人表明，直头的附着部大约长 13 mm、宽 26 mm，**反折头**的附着部则大约长 48 mm、宽 17 mm。

由上述情况可见，为了预防髋关节屈曲活动时的撞击，非常重要的一点就是股直肌的**反折头**将髋臼唇以及周围组织（关节囊）向外牵拉。

在股直肌起始部周围，存在**缝匠肌**、**阔筋膜张肌**、**股外侧肌**（**图2.4**），以及**髂小肌**（**图2.3**）和**臀小肌**（**图2.6**→第185页），股直肌与这些肌肉组织之间存在**疏松结缔组织**。为了确保股直肌可以将髋臼唇和关节囊牵拉出来，这些疏松结缔组织并不固定，使股直肌和周围肌肉之间能够保持一定的滑动性，这一点是非常重要的。

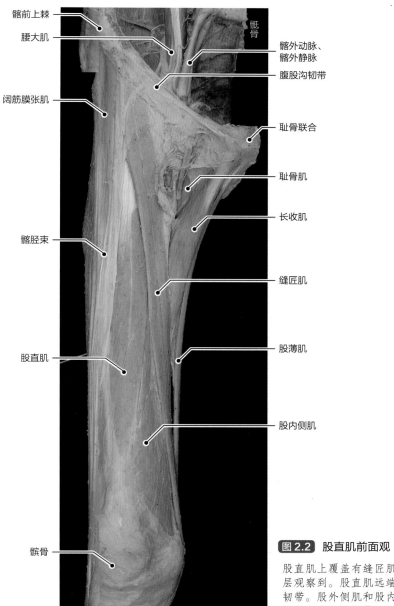

髂前上棘
腰大肌
阔筋膜张肌
髂胫束
股直肌
髌骨

骶骨
髂外动脉、髂外静脉
腹股沟韧带
耻骨联合
耻骨肌
长收肌
缝匠肌
股薄肌
股内侧肌

图2.2 股直肌前面观

股直肌上覆盖有缝匠肌和阔筋膜张肌，所以不能从表层观察到。股直肌远端在髌骨前面和左右两侧止于髌韧带。股外侧肌和股内侧肌，以及股直肌深面的股中间肌也止于髌韧带

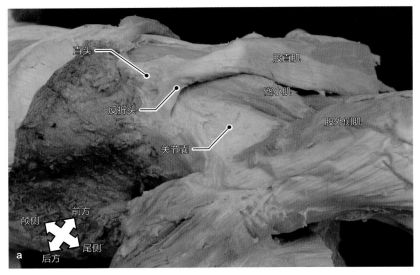

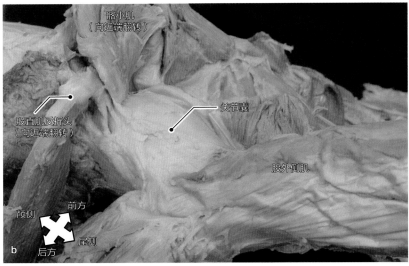

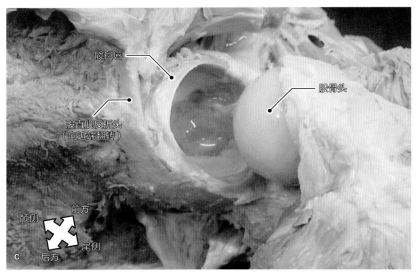

图 2.3　股直肌反折头和关节囊、髋臼唇的位置关系

a：图为右髋关节外侧面。股直肌的起始部，存在向髂前上棘远端延伸的直头，以及向髋关节后方延伸的反折头

b：图为右侧髋关节、关节囊前方。从 a 图中将股直肌和髂小肌向近端翻转，暴露出关节囊前方。髂小肌（图 2.27→第 201 页）也和髋关节撞击的发生有一定联系

c：图为右侧髋关节、髋臼唇及股骨头，关节囊被解剖，股骨被置于屈曲、内收的位置，暴露出股骨头，此时我们可以观察到髋臼唇的位置

对于股直肌的反折头和髋臼唇、关节囊的连接处，界限有很多不明确的地方。也就是说，若股直肌发生损伤，髋臼唇也会发生损伤，同理，髋臼唇发生损伤则代表关节囊同样会受损。总之，关节的稳定性会受到影响

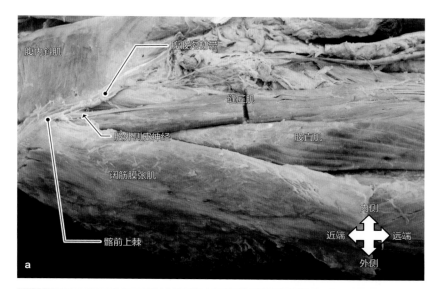

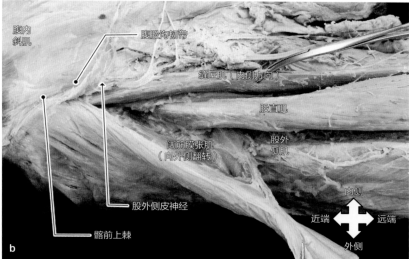

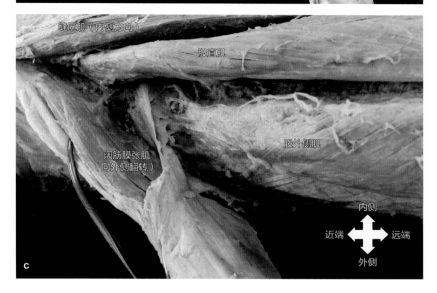

图2.4 位于股直肌起始部的周围结构及其相对位置关系

a：图为右侧髋关节前外侧面。股直肌的起始部由缝匠肌和阔筋膜张肌所覆盖

b：由图 a 的位置将阔筋膜张肌向外侧翻转，缝匠肌向内侧移动。此时，股直肌起始部的位置依然位于较深的位置，不能从外侧完全观察到

c：图为股直肌起始部的放大图。股直肌周围被覆丰富的脂肪组织，可以观察到股直肌同周围其他组织之间的滑动

臀小肌

　　臀小肌，由髂骨翼外侧的臀前线和臀下线之间起始，斜向走行，止于股骨大转子前方（**图2.5**）。因此，臀小肌的作用不仅能使髋关节外展，对髋关节也有屈曲作用。关于髋关节旋转，在髋关节屈曲位时臀小肌有使之旋内的作用，而在髋关节伸展位时臀小肌有使之旋外的作用。

　　臀小肌位于臀部肌群的最深处，其前方紧挨股直肌的起始部位（**图2.6**）。此外，臀小肌与髋关节前上方之间有结缔组织相连（**图2.7**）。因此，臀小肌对于髋关节的屈曲和外展运动来说，它的作用是将关节囊向上牵拉，防止髋关节撞击发生。

　　此外，**图2.7**中可以看到，在臀小肌和髋关节囊附着处的前上方，可以看到股直肌反折头的关节囊附着点。我们认为，是臀小肌和股直肌的协同作用防止了髋关节撞击的发生。

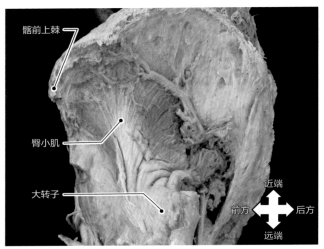

a：左侧髋关节外侧面
此图去除了臀小肌以外的所有外展肌群。臀小肌不仅位于肢体前方，也有从肢体后方起始的肌束绕到大转子前方

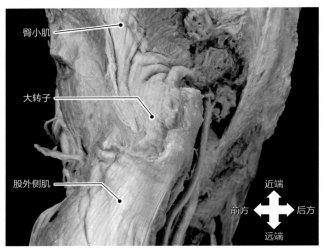

b：为图 a 大转子附近的放大图
此图可以确认臀小肌的终止腱位于大转子前方

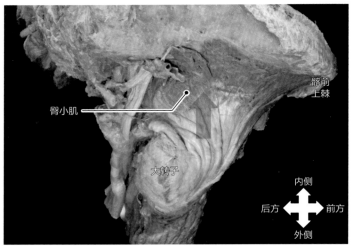

c：从上方观察右侧臀小肌
根据臀小肌的肌纤维走行，可以观察到臀小肌张力增加可将股骨拉向髋臼。此外，我们可以推测出臀小肌收缩可以使髋关节旋内

图2.5　臀小肌的形态和功能

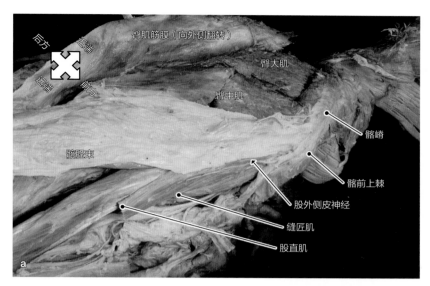

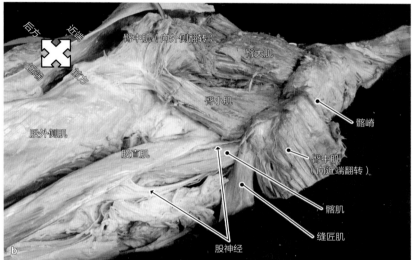

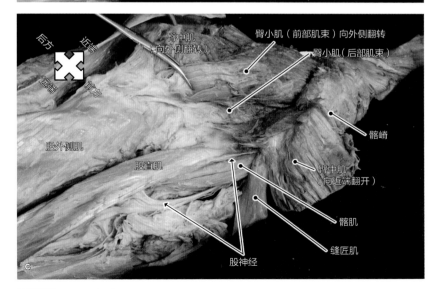

图2.6 臀小肌的位置

a：臀大肌和臀中肌位于臀部肌群筋膜深部

b：将臀大肌和臀中肌向外侧后方翻转，可以观察到臀小肌前部肌束，在大腿前方外侧的股直肌由臀小肌前部肌束前缘进入深层。由于臀小肌前方脂肪组织较多，臀小肌借由脂肪组织与股直肌相接

c：若将臀小肌前部肌束向外侧翻转，可以观察到臀小肌后部肌束

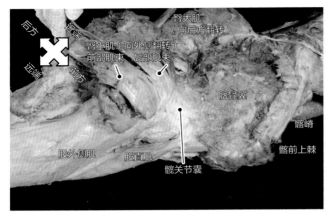

a: 将臀小肌的后部肌束向外侧翻转，可以观察到髋关节囊

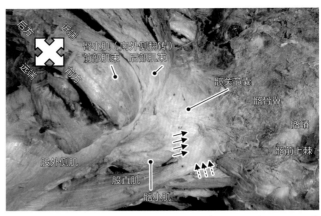

b: 此图为髋关节的放大图，股直肌的反折头（→）在髋关节囊的深层，可由面向髋关节囊的方向观察到

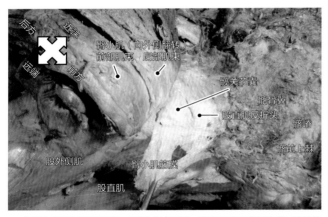

c: 将臀小肌后部肌束的深层筋膜向前方剥离，我们可以明确其筋膜与髋关节囊是一个整体结构

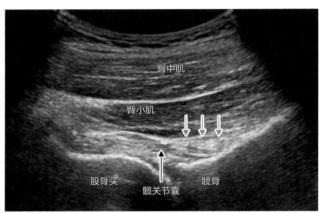

d: 图为臀小肌和髋关节囊的超声图像，由于臀小肌的深层筋膜与髋关节囊的分界并不明显，所以我们推测臀小肌筋膜与髋关节囊为一个整体结构（↓）

图 2.7 臀小肌和髋关节囊

股直肌和臀小肌的治疗性运动

　　根据上述的临床解剖，为了防止髋关节撞击综合征的发生，促进股直肌和臀小肌的肌肉收缩是十分重要的。

　　针对**股直肌**的治疗性运动中，改善股直肌与其周围肌肉如**缝匠肌**、**阔筋膜张肌**、**髂小肌**之间的滑动性是十分必要的。在此章节，我们将介绍临床上使用较多的改善股直肌和臀小肌之间滑动性的手法。通过仔细的触诊，将手指置于股直肌和臀小肌之间的间隙，通过膝关节屈曲和伸展的往复动作，维持并改善肌肉间的滑动性（**图 2.8**）。

　　臀小肌与**臀中肌**协同外展髋关节，相较于臀中肌，臀小肌位于更深层的位置，所以臀小肌在髋关节外展初期起作用。特别是在髋关节外展 20° 的等长收缩中，我们可以发现较强的肌电信号。因此，促进臀小肌的肌肉收缩（**图 2.9**），对于改善髋关节的旋内或初期的外展运动是有效的。

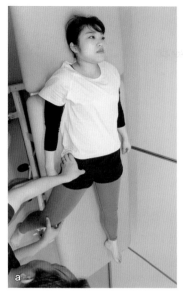
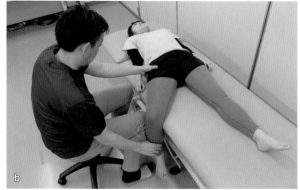
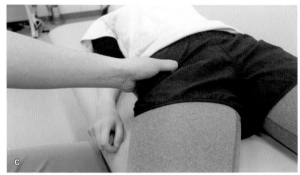

图2.8 改善股直肌和臀小肌之间间隙滑动性的手法

a：受试者肢位为髋关节外展位，小腿垂于床边，膝关节采取屈曲位，治疗师左手深入触及股直肌和臀小肌之间的间隙

b、c：从上述状态往复进行膝关节的屈曲和伸展动作，继而改善股直肌和臀小肌之间的滑动性

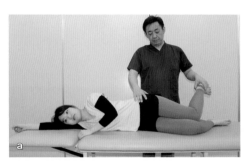
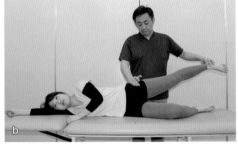

图2.9 促进臀小肌收缩的手法

髋关节处于内旋位或者小角度的外展位时，可以通过图中手法促进臀小肌的收缩

参考文献

[1] Kassarjiana A, et al: Current concepts in MRI of rectus femorismusculotendinous （myotendinous） and myofascial injuries in elite athletes. Eur J Radiol 81:3763-3771，2012

[2] Ryan JM, et al: Origin of the direct and reflected head of the rectus femoris: an anatomic study. Arthroscopy 30:796-802，2014

[3] Ward WT, et al: Anatomy of the iliocapsularis muscle. Relevance to surgery of the hip. Clin Orthop Relat Res 374:278-285，2000

[4] Beck M, et al: The anatomy and function of the gluteus minimus muscle. J Bone Joint Surg Br 82:358-363，2000

[5] Walters J, et al: Gluteus minimus: observations on its insertion. J Anat 198:239-242，2001

2

Ⅰ

髋关节

IB 髋关节内收受限的解剖学分析

本节涉及的人体运动结构

▶ 髂胫束

▶ 臀大肌

▶ 阔筋膜张肌

▶ 臀中肌

髋关节位于人体重心附近。人体重心通过髋关节的运动连带骨盆的运动进行平滑的移动。在步行中，髋关节的内收运动虽然对重心在支撑腿侧转移活动中起到重要的作用，但实际上我们很难意识到这种活动的存在。当髋关节内收受限，骨盆的侧方活动会变得困难，由于骨盆代偿性产生旋转运动，所以重心的活动范围会超过正常水平。因此，髋关节的内收受限是临床实践中值得注意的一个功能障碍问题。

髂胫束的走行和腿部肌群筋膜、臀部肌群筋膜

相比髋关节的中心部分来说，限制髋关节内收的结构是存在于髋关节外侧的肌肉、肌腱、韧带等。在皮下组织深层存在**腿部肌群筋膜**和**臀部肌群筋膜**（**图 2.11**）。腿部肌群筋膜的最外侧部分有被称为**髂胫束**的致密结缔组织（**图 2.10、2.11**）。在髂胫束的上端，走行于大转子后方与臀部肌群的髂胫束纤维束呈指状交叉，从而加强了整个结构的稳定性。髂胫束下端附着于胫骨上端的前外侧面，向下放射到小腿部筋膜。髂胫束作为股外侧肌和皮下组织之间的连接部分，与两侧的结合都较为疏松，这样有利于膝关节在屈曲、伸展时组织之间的滑动。因此，手术和挫伤等原因造成的髂胫束和皮下组织之间的连接部分瘢痕化，会使髂胫束的滑动性下降，不仅会限制髋关节的内收活动范围，还会影响膝关节的屈曲、伸展运动。

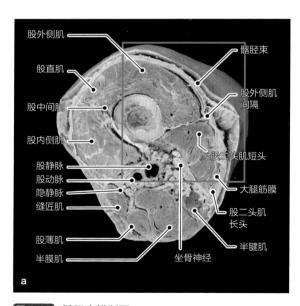

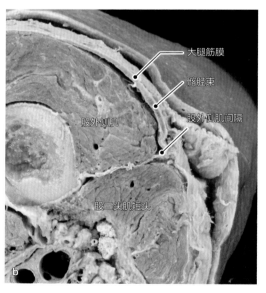

图 2.10 髂胫束横断面

a：大腿远端 1/4 高度水平的横截面
b：a 图中方框的放大图。大腿筋膜的外侧部被宽厚的髂胫束包裹

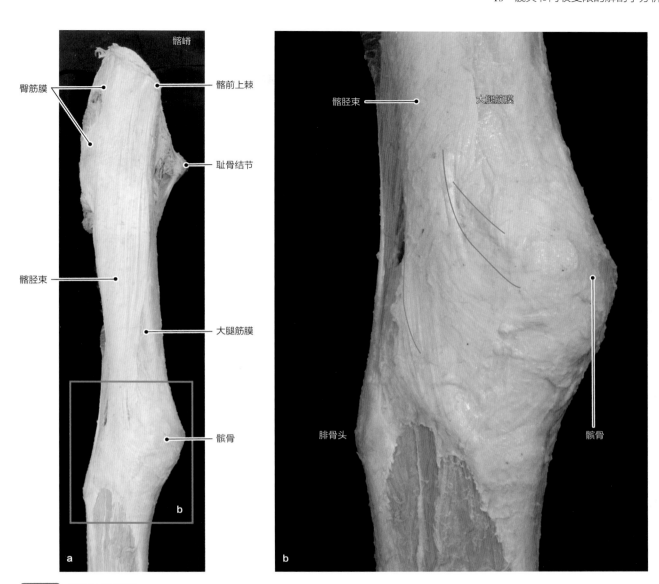

图 2.11 髂胫束的外观

a：右侧大腿外侧近端，大腿筋膜的上部被臀筋膜所覆盖，形成髂胫束

b：a 图中方框的放大图，髂胫束前方指向髌骨（——），后方指向胫骨前外侧（——）

臀大肌和髂胫束的关系

移除臀筋膜就可以观察到臀大肌（**图 2.12**）。**臀大肌**是髋关节强有力的伸肌。臀大肌浅层起始于腰背筋膜及骶骨和尾骨，腱膜则移行成为髂胫束（**图 2.12**）。臀大肌深层起始于髂骨翼的臀后线后方及骶结节韧带，在股骨粗隆部位终止。起始部分附着面积较大，关于髋关节的内收、外展运动，上部肌束对于外展作用大，而下部肌束对于内收的作用大。因此，**上部肌束**的延展性降低会导致髋关节内收受到限制。此外，**下部肌束**的一部分通过髂胫束（**图 2.12b**）和肌连接，止于股外侧肌。因此，下部肌束的延展性降低会使髂胫束的滑动性降低，为髋关节内收受限的另一个原因。

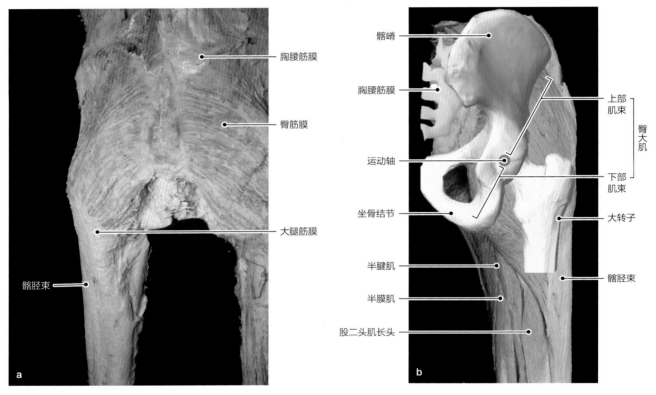

图 2.12　臀大肌的构造

a：臀大肌表面的筋膜
b：去除臀筋膜后将臀大肌剖出。一部分臀大肌与骨骼重叠，浅层越过大转子，在远端止于髂胫束。在运动轴（●）上，上部肌束对髋关节有外展的作用，而下部肌束对髋关节有内收的作用

阔筋膜张肌的位置

如果将髂前上棘处前外侧的大腿筋膜切开，可以看到阔筋膜张肌的肌腹部分（**图 2.2 →第 181 页**）。阔筋膜张肌被大腿筋膜包裹并起于髂前上棘，移行为髂胫束。因此，阔筋膜张肌的延展性降低会导致髂胫束的滑动性降低。

臀中肌的肌束构成

将臀大肌向外翻转，可以观察到完整的臀中肌（**图 2.13**）。**臀中肌**的作用是使髋关节外展。因此，臀中肌的延展性降低会限制髋关节的内收运动。

　　从表面观察，可以根据肌束将臀中肌分为前、后部，或者前、中、后部。虽然臀中肌作为一个整体的作用是使髋关节外展，但是附着于运动轴前方的**前部肌束**可以使髋关节屈曲，位于运动轴后方的**后部肌束**可以使髋关节伸展。此外，后部肌束相对于前部肌束位于更深的位置，由于前部与后部的肌束之间有朝向大转子的终止腱存在，所以臀中肌整体呈现为**羽状肌**的形态。从臀中肌的超声图像中，我们可以确认肌肉的羽状角（**图 2.14**）。

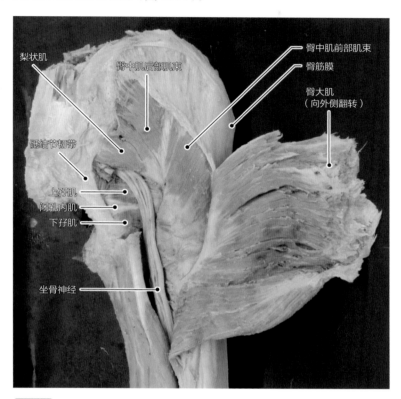

图 2.13　臀中肌的位置关系

将臀大肌翻转可以确定臀中肌的位置。图中臀中肌的上外侧部被臀筋膜所覆盖。臀中肌可以分为前部肌束和后部肌束，后部肌束位于相对更深的位置

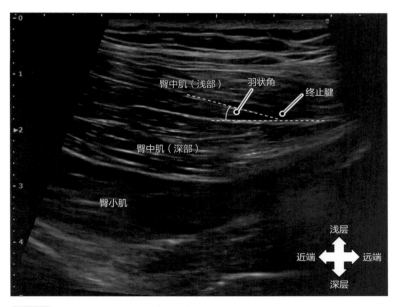

图 2.14　臀中肌的超声图像（长轴）

　　一旦确认了大转子近端位置，位于臀小肌的浅层的羽状结构——臀中肌就可以被观察到

髋关节内收受限的治疗性运动

对于限制髋关节内收的因素，我们主要列举**髂胫束**的滑动性降低和髋关节外展肌群（特别是**臀大肌**的上部肌束和**臀中肌**）的延展性降低。我们认为臀大肌的延展性下降与**髂胫束**的延展性下降也有一定的联系。

臀大肌与髂胫束的滑动性

臀大肌下部的深层肌束可以分为位于大转子后下方移行为股外侧肌（肌连接）的部分，以及附着于臀肌粗隆的部分。对于附着在臀肌粗隆的部分而言，肌束与髂胫韧带之间通过脂肪组织相互连接，并以此来确保两种组织之间的滑动性。但是，由于外伤或者术后制动等因素，这一连接部分的脂肪组织会致密化，导致滑动性下降和髂胫束紧张。此时，治疗师应该对大转子后下方进行按压，同时使膝关节进行自主的屈曲和伸展运动。伴随膝关节的屈曲运动，髂胫束向臀大肌附着部的近端移动；伴随膝关节的伸展运动，髂胫束向臀大肌附着部的远端移动（**图 2.15**）。

臀中肌的延展性

臀中肌在髋关节内收运动时被动伸展，而对于起自臀筋膜的肌束部分，则可以在臀筋膜的近端施加压力使其进一步被动伸展。此外，对于深层肌束的被动活动，不应该从表层施加压力，而应该从后向前直接施加压力（**图 2.16**）。

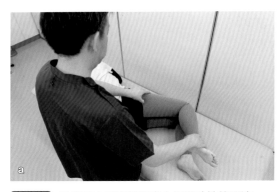
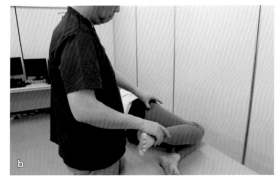

图 2.15　改善臀大肌和髂胫束之间滑动性的手法

治疗师将手指置于大转子后上方，髂胫束和臀大肌之间的位置。在图示的肢位下使受试者的膝关节屈曲和伸展，由此带动髂胫束的滑动

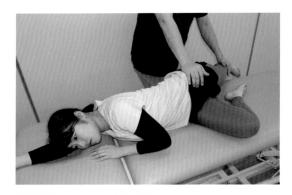

图 2.16　臀中肌的直接牵伸

在对臀中肌进行直接牵伸时，治疗师右手放置于臀中肌肌腹的前方，左手在感受到关节活动范围到达极限时使髋关节内收

髋关节外旋受限的解剖学分析

本节涉及的人体运动结构
▶ 臀中肌
▶ 梨状肌
▶ 股方肌
▶ 上孖肌、下孖肌
▶ 闭孔内肌、闭孔外肌

深部外旋六肌对于髋关节外旋运动的重要性

髋关节的外旋运动是在单腿站立、向摆动侧重心移动时起作用的肌肉。若外旋肌肌力低下，会导致被称作 Trendelenburg 征的摆动侧骨盆下移等重心移动不充分的情况。

使髋关节外旋的主要肌肉是**臀中肌**、**臀小肌**、**阔筋膜张肌**、**梨状肌**，通过髋关节**内收**和外展运动轴上方的**臀大肌**上部肌束也有辅助外旋的作用。当臀中肌的肌力低下时，骨盆保持水平位和人体重心的侧方移动将会变得困难。

臀中肌的张力可以分为沿股骨颈向股骨头和髋臼方向延伸的矢量，以及向股骨外上方牵拉的外展方向的矢量（**图 2.17**）。但是，由于臀中肌的张力产生一个使股骨向外上方移动的矢量，使得另一个使股骨头维持在向心位的矢量的效率下降。而使后一矢量充分发挥效率的肌肉为臀小肌和位于臀部最深层的深部外旋六肌（**图 2.17**）。因此，如果这些肌肉肌力下降，髋关节外旋肌的作用就无法充分发挥。

所谓深部外旋六肌，指梨状肌、上孖肌、下孖肌、闭孔内肌、股方肌，以及闭孔外肌（**表 2.1**）。上述肌肉在股骨上端后方，起于大转子上方，止于转子窝、转子间线（**图 2.18**）。

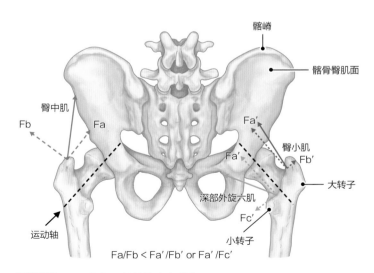

$$Fa/Fb < Fa'/Fb' \text{ or } Fa'/Fc'$$

图 2.17 运动中的髋关节的稳定结构

通过臀小肌和深部外旋六肌的收缩，可以保证固定向心位的沿股骨颈方向轴向的矢量发挥高效

表 2.1　深部外旋六肌

	起点	止点	支配神经	收缩 ⇒ 伸展动作	受损时受限的动作	临床相关
梨状肌	骶骨前面	大转子上端后缘	骶神经丛	外旋髋关节	内收、内旋髋关节	在髋关节屈曲位发挥内旋髋关节的作用。与坐骨神经卡压有关
上孖肌	坐骨棘	转子窝	骶神经丛	外旋髋关节	内旋髋关节	上孖肌和下孖肌是两块小肌肉，它们分别位于闭孔内肌终止腱上方和下方。也有人认为它们是闭孔内肌的一部分
下孖肌	坐骨结节	转子窝	骶神经丛	外旋髋关节	内旋髋关节	
闭孔内肌	闭孔膜内面	转子窝	骶神经丛	外旋髋关节	屈曲、外展、内旋髋关节	可以通过切除闭孔内肌来增加髋关节屈曲的角度
股方肌	坐骨结节外前面	大转子下部和转子间嵴	骶神经丛	外旋髋关节，内收髋关节	屈曲、外展、内旋髋关节	/
闭孔外肌	闭孔膜外面	转子窝下部（闭孔内肌、上孖肌和下孖肌的下部）	闭孔神经	外旋髋关节，内收、屈曲髋关节	屈曲、外展、内旋髋关节	经过髋关节的下面，由前向后斜向走行。在深部外旋六肌中体积较大

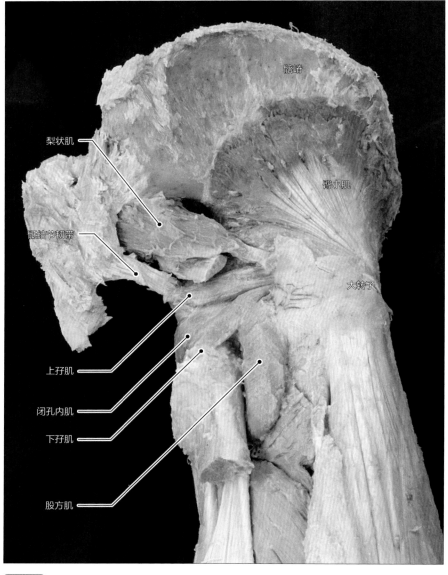

图 2.18　稳定髋关节的肌群

从后方对右髋关节进行观察。深部外旋六肌将股骨后部覆盖

从步行中观察闭孔肌群的功能

深部外旋六肌对维持髋关节后方稳定的作用非常重要（**图 2.18**）。深部外旋六肌之中，在动态稳定性中起最重要作用的肌肉，我们认为是体积较大的**闭孔内肌**和**闭孔外肌**。

闭孔外肌

闭孔外肌的作用除了使髋关节外旋之外，也可使其内旋。为了平稳地进行单脚站立，髋关节的外展肌群和内收肌群需要平衡收缩。闭孔外肌属于内收肌群，紧贴髋关节下方走行（**图 2.19**）。如果从建筑学角度讲，我们将股骨比作"支撑柱"，骨盆比作"房梁"，那闭孔外肌就类似于"斜撑"。所谓"斜撑"，就是强化抵抗房梁所受到的垂直方向的力的结构（**图 2.20**）。换言之，闭孔外肌对于单脚站立时的髋关节来说，在其垂直方向上的稳定性方面起了重要的作用。

闭孔外肌在股骨下方由内前方向外后方斜向走行（**图 2.19**）。在大腿后方，闭孔外肌的肌腱向转子窝的方向上行。闭孔外肌有使髋关节屈曲的作用，当髋关节处于伸展位进行离心收缩时，它在髋关节下方起到了完美的支撑作用。

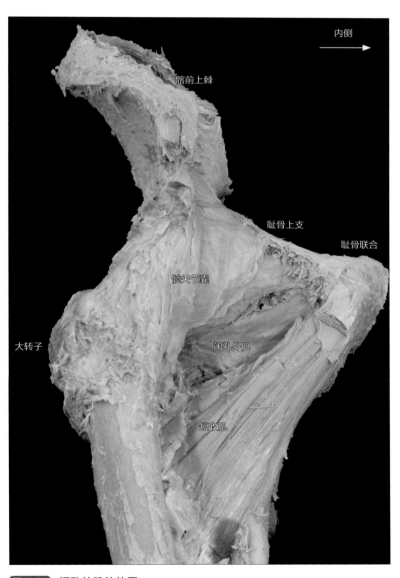

图 2.19 闭孔外肌的位置

从前方对右侧髋关节进行观察

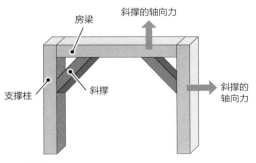

图 2.20 斜撑的轴向力

闭孔内肌

闭孔内肌起自闭孔膜内侧面，经过坐骨结节上方坐骨小孔边缘后，止于股骨转子窝。闭孔内肌以坐骨小孔为支点由后向前走行（**图 2.21**），有很强的外旋髋关节的作用。闭孔内肌的终止腱上下相接于**上孖肌**和**下孖肌**（**图 2.18**），能够提供强大的外旋力。此外，当髋关节在 90° 屈曲位进行外展、外旋时，闭孔内肌的肌肉活动增加。当髋关节屈曲 90° 时，闭孔内肌的大转子后上方终止腱将闭孔内肌向后上方牵拉，产生的外展、外旋力改变了该肌肉原本的位置。

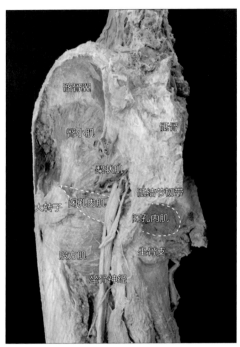

a：后面观

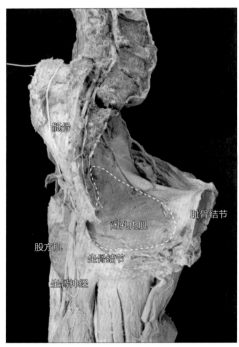

b：内侧面观

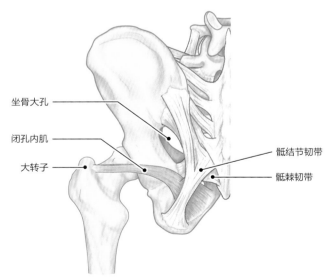

c：闭孔内肌的走行

图 2.21　左侧骨盆

闭孔内肌起自闭孔膜内侧面，然后从后方绕行，经过坐骨小孔后伸出盆腔（a、b 中虚线）

闭孔肌群的治疗性运动

由于**闭孔肌群**位于髋关节较深处的位置，我们无法使用肌电图对其进行分析，所以未能向外界展示出治疗性运动的实际效果。通过 MRI 进行分析，闭孔内肌在髋关节 90° 屈曲位的外展、外旋运动中，以及闭孔外肌在髋关节伸展位的外旋运动中，两者的肌肉活动分别增加。有报道指出低负荷、高频率的训练是相对有效的。

因此，对于侧卧位下髋关节屈曲位外展、外旋的运动受限，我们可以将压力施加于受试者大腿远端，对受试者施加向内旋的力并让其抵抗，以促进**闭孔内肌**进行**等长收缩**（**图 2.22a**）。此外，如果抵抗力过大，会导致外旋肌即臀大肌强力收缩，所以我们要施加一个相对较弱的力。若施加的力已相对较弱仍能感受到较强的臀大肌收缩，则可以将压力施加于大腿更近端的部位。

针对**闭孔外肌**的治疗性运动，要使受试者在仰卧位下进行髋关节的外旋运动（**图 2.22b**）。此外，由于在负重位下闭孔外肌的功能相对较强，所以应在负重位下，使受试者保持髋关节外展、外旋的深蹲动作，从这一肢位进行下蹲，同时有意识地内收髋关节（**图 2.23**）。髋关节处于外展、外旋位时闭孔外肌在伸长状态下进行收缩，重心位置的下降使得髋关节进一步外展，可加强闭孔外肌的**离心收缩**。此后，重心上移的过程中受试者有意识地内收髋关节，可使闭孔外肌**向心收缩**。

2

I

髋关节

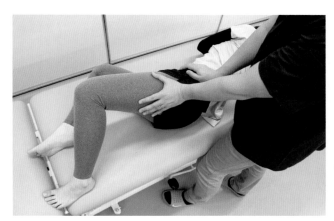

a：促进闭孔内肌收缩的手法

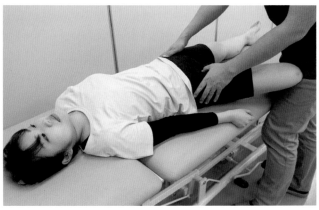

b：促进闭孔外肌收缩的手法

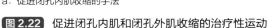

图 2.22 促进闭孔内肌和闭孔外肌收缩的治疗性运动

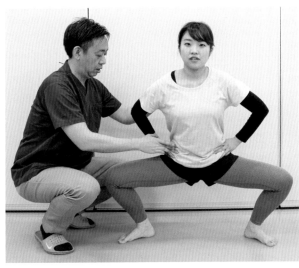
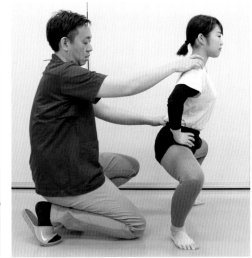

a：冠状面　　　　　　　　　　　　　　　　　　b：矢状面

图 2.23　宽距深蹲

令受试者扩大双侧足距，从髋关节屈曲、外展、外旋位开始，使受试者下蹲，重心下降

梨状肌和坐骨神经的关系

梨状肌从骨盆侧壁和骶棘韧带包绕的坐骨大孔处出骨盆。因此，坐骨大孔可以分为位于梨状肌上方的**梨状肌上孔**和位于梨状肌下方的**梨状肌下孔**（**图 2.24**）。由骶神经丛出发向下肢放射的神经，均从上述两孔中走行出骨盆。

坐骨神经一般由梨状肌下孔出骨盆，沿大腿后方下行，在大腿远端分支形成**胫神经和腓总神经**（**图 2.24**）。具有使髋关节伸展作用的股二头肌、半腱肌和半膜肌由胫神经支配，而具有使膝关节屈曲作用的股二头肌则由腓总神经支配。

坐骨神经和梨状肌综合征

坐骨神经由梨状肌下孔从梨状肌深部一侧（**图 2.24 中▶**）通过，由于压迫或者摩擦等产生的机械力的作用，会导致坐骨神经支配区域出现放射痛或者感知觉异常等症状，这些被统称为**梨状肌综合征**。

梨状肌和坐骨神经的位置关系在解剖学中有很多特例。坐骨神经在高位分支成为胫神经和腓总神经，虽然胫神经经梨状肌下孔通过，但是腓总神经可能横穿梨状肌或经梨状肌上孔通过。还有坐骨神经未分支直接贯穿梨状肌的特殊情况。这些特殊的情况也是医生治疗梨状肌综合征要考虑的要因。

骨盆出口综合征

坐骨神经从梨状肌深层通过后，再经上孖肌、下孖肌、股方肌的浅层通过。被梨状肌从浅层压迫的坐骨神经，在之后的部位则从深层受到挤压。

在梨状肌综合征的病例中，和上孖肌、闭孔内肌等因素相关的病例也被包含其中，这些由深部外旋六肌压迫导致的梨状肌综合征占 40%~50%。因此，这类梨状肌综合征有梨状肌压迫之外的其他因素，以**骨盆出口综合征**命名更为妥善。

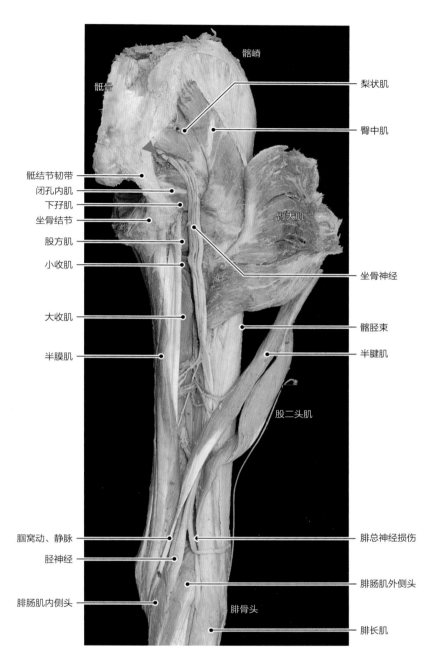

髂嵴
骶骨
梨状肌
臀中肌
骶结节韧带
闭孔内肌
下孖肌
坐骨结节
股方肌
小收肌
臀大肌
坐骨神经
大收肌
髂胫束
半膜肌
半腱肌
股二头肌
腘窝动、静脉
腓总神经损伤
胫神经
腓肠肌外侧头
腓肠肌内侧头
腓骨头
腓长肌

图2.24 右侧大腿后方坐骨神经的走行

在大腿中部附近的高度，坐骨神经分支到达的股后肌群，包括股二头肌、半腱肌、半膜肌。在股后肌群之中，股二头肌和半腱肌的起始部是同一肌腱。坐骨神经横穿股二头肌下行，在腘窝上方附近的高度其分支形成胫神经和腓总神经

参考文献

[1] 木下一雄，他：Magnetic Resonance Imaging（MRI）の特性を用いた単一運動課題における内閉鎖筋，外閉鎖筋の筋活動の差異についての検討．理学療法ジャーナル44：1113-1117，2010

[2] 平野和宏，他：ヒト屍体を用いた股関節外旋筋群の機能解剖の検討—THA術後脱臼予防における内・外閉鎖筋の役割．Hip joint 35：174-176，2009

[3] 平尾利行，他：磁気共鳴画像（MRI）を用いた閉鎖筋の筋活動分析．理学療法科学31：297-302，2016

[4] Beaton LE, et al: The sciatic nerve and the piriformis muscle: their interrelation a possible cause of coccygodynia. J Bone Joint Surg Am 20: 686-688, 1938

[5] Windisch G, et al: Piriformis Muscle: clinical anatomy and consideration of the piriformis syndrome. Surg Radiol Anat 29: 37-45, 2007

[6] 川谷義行，他：梨状筋症候群の診断と病因—骨盤出口症候群の呼称の提唱．西日本脊椎研究会誌24，255-261，1998

2

I
髋关节

I_D 髋关节伸展受限的解剖学分析

股关节前方的稳定性结构

髋臼朝向前外侧下方，而股骨头的前倾角和颈干角朝向前内侧下方，因此，髋关节前方髋臼对股骨头的覆盖率较低（**图 2.25**）。为了弥补这种较低的覆盖率，髋关节前方有较为强韧的支撑结构。此外，当髋关节伸展时，**股骨头**向前方滚动，导致覆盖率进一步下降。因此，为了改善髋关节伸展活动的范围，同时维持髋关节前方的稳定性，提高前部结构的柔韧性是极其重要的。

髂股韧带

在髋关节前方的结构中，**髂股韧带**位于最深层。根据纤维走行，髂股韧带可以分为**水平部**和**垂直部**，由于该韧带被较厚的关节囊韧带所包裹，所以我们较难看清这两部分的分界（**图 2.26**）。髂股韧带附着于髂骨的部位位于髂前下棘的远端，所以在深层附着于髋臼唇的两部分的分界线亦不明确（**图 2.1**→第 180 页）。

髂腰肌和髂小肌

髂腰肌位于股直肌的内侧，由股骨头前方经过，再绕行至其后方（**图 2.27a**）。**髂腰肌**由腰大肌和髂肌组成。作为其主要组成部分的**腰大肌**起自腰椎椎体侧面和肋骨突起，下行经过腹股沟韧带直至肌腱处。**髂肌**起于髂窝，与腰大肌一同附着于小转子，髂腰肌在腹股沟韧带远端存在的部分只有髂肌。

此外，髂肌到股直肌的深层，有一块走行经过髂前下棘远端和髋关节及其关节囊前方，并最终附着于小转子远端的肌肉，被称为**髂小肌**（**图 2.27b**）。

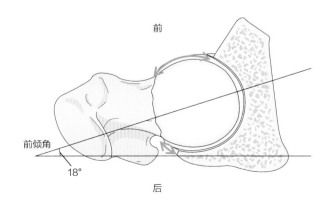

图 2.25 髋关节水平面观

在解剖学上股骨存在前倾角的概念，髋臼朝向前方。因此，髋关节前方髋臼对股骨头的覆盖率较低髂小肌保证了髋关节前方的稳定性,能有效预防髋关节屈曲时的髋关节撞击综合征发生。此外,有报道表明髋臼形成不全者的髂小肌横截面面积增大,侧面印证了该肌肉能加强髋关节前方稳定性的学说,但是该学说仍有较未明确的点。另外,由于该肌肉整体经髋关节的前方通过,所以包裹髂小肌和关节囊的组织的挛缩可能成为髋关节伸展受限的原因。

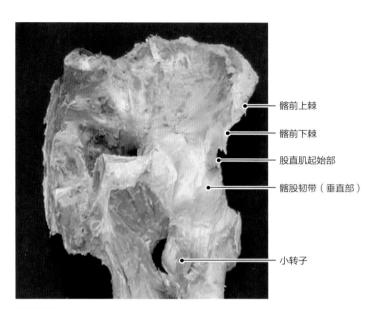

髂前上棘

髂前下棘

股直肌起始部

髂股韧带(垂直部)

小转子

图2.26 髂股韧带和髂前下棘的位置关系

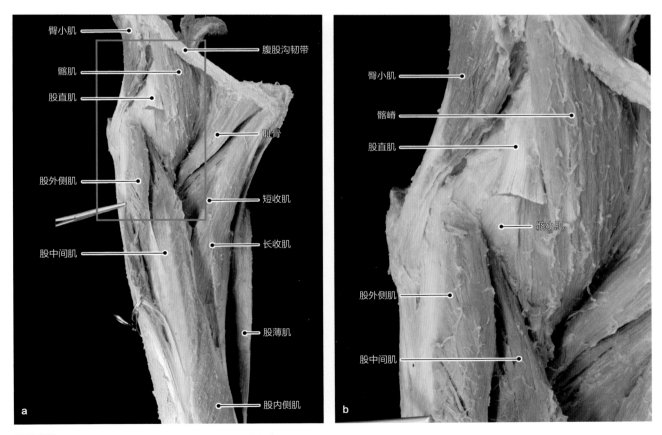

臀小肌

髂肌

股直肌

股外侧肌

股中间肌

股薄肌

股内侧肌

a

腹股沟韧带

耻骨

短收肌

长收肌

臀小肌

髂嵴

股直肌

髂小肌

股外侧肌

股中间肌

b

图2.27 髂腰肌和髂小肌(图中保留股直肌起始部)

a:髂腰肌经由腹股沟韧带深层通过,到达大腿前方,该部位主要肌肉为髂肌

b:a 图中方框的放大图,我们可以确认髂小肌位于髂嵴外侧的股直肌深层

股神经的位置和髋关节炎

　　股神经由第 2~4 腰神经反复分散和聚合形成。**股神经**与髂腰肌一同经过腹股沟韧带后方的肌腔隙，到达大腿后方（**图 2.28**）。股神经可以分为支配大腿前方皮肤的**皮支**，支配股四头肌、缝匠肌、耻骨肌的**肌支**，支配小腿前内侧以及髌骨下方皮肤的**隐神经**，以及支配髋关节囊的**关节支**。因此，髋关节前方的炎症以及组织肥厚有可能是由于股神经过敏而导致的。

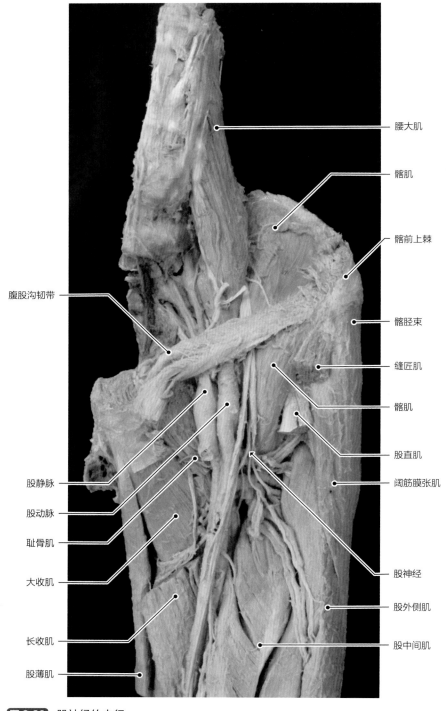

图 2.28　股神经的走行

股神经于腰大肌和髂肌之间下行，与髂腰肌一同通过腹股沟韧带后方

髂股韧带和髂腰肌的治疗性运动

髂股韧带

由于髂股韧带结构非常强韧，徒手很难做到对髂股韧带的牵拉。因此，我们可以使髋关节进行往复的屈曲、伸展运动，以预防或者改善韧带浅层组织致密化。

此外，维持髂股韧带前方的髂腰肌和髂小肌的延展性，以及前两者同髂股韧带之间的滑动性是非常重要的。对此，我们可以将手放置于股直肌、髂腰肌同髂小肌之间较深的位置，同时使髋关节和膝关节屈曲、伸展，从而改善股直肌、髂腰肌、髂小肌三者之间的滑动性（**图 2.29**）。

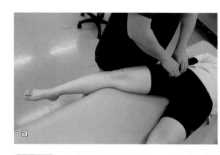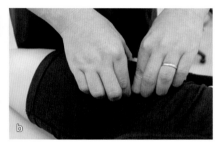

图 2.29 改善髂小肌和股直肌之间滑动性的手法

治疗师将手指从股直肌内侧切入，置于股直肌和髂肌之间较深的位置，可以触及髂小肌。之后，为了促进髂腰肌和股直肌的收缩，让受试者的髋关节和膝关节做往复的屈曲、伸展运动，进而改善股直肌、髂腰肌、髂小肌三者之间的滑动性

髂腰肌

髂腰肌的作用是使髋关节屈曲和外旋，同时也有在坐位和立位下大腿固定时使骨盆前倾的作用。对于深蹲动作和坐位时骨盆保持前倾的训练来说，为了让髂肌进一步激活，我们可以在促进骨盆运动的情况下促进髂肌的收缩（**图 2.30**）。

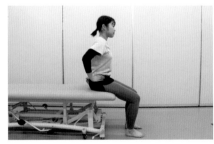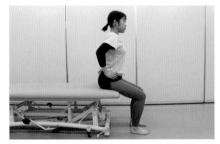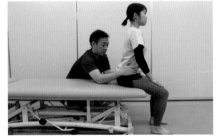

a：两足着地的坐位姿势　　　　b：使骨盆前倾　　　　c：进行骨盆前倾的抗阻运动

图 2.30 骨盆的前倾运动

诱导受试者在两足着地的坐位姿势下骨盆前倾，治疗师将手置于受试者骨盆处让其意识到骨盆前倾。之后由治疗师固定骨盆，让受试者进行骨盆的抗阻运动

参考文献

[1] Ward WT, et al: Anatomy of the iliocapsularis muscle. Relevance to surgery of the hip. Clin Orthop Relat Res 374:278-285，2000

[2] Babst D, et al: The iliocapsularis muscle: an important stabilizer in the dysplastic hip. Clin Orthop Relat Res 469:1728-1734，2011

[3] Haefeli PC, et al: An increased iliocapsularis-to-rectus-femoris ratio is suggestive for instability in borderline hips. Clin Orthop Relat Res 473:3725-3734，2015

腹股沟区疼痛的解剖学分析

<table>
<tr><td colspan="2">本节涉及的人体运动结构</td></tr>
<tr><td>▶</td><td>长收肌</td></tr>
<tr><td>▶</td><td>耻骨肌</td></tr>
<tr><td>▶</td><td>大收肌</td></tr>
<tr><td>▶</td><td>闭孔外肌</td></tr>
<tr><td>▶</td><td>闭孔神经</td></tr>
</table>

对于腹股沟区疼痛的康复治疗，最重要的任务是鉴别造成疼痛的结构原因。腹股沟区疼痛的原因广泛存在，位于腹股沟区的耻骨联合和耻骨上支是髋关节内收肌群的起始端，而支配**内收肌群**的神经——**闭孔神经**就显得极为重要。此外，疼痛原因还包括股直肌的起始腱损伤和髋关节囊与髋臼唇的撞击等。

内收肌群的走行

长收肌和耻骨肌

在髋关节内收肌群中，**长收肌**位于最前方的位置，并且与缝匠肌和腹股沟韧带一同形成**股三角**（图 2.2 →第 181 页）。在股三角中，有耻骨肌、股静脉、股动脉、股神经、髂腰肌等结构（图 2.27 →第 201 页）。

耻骨肌虽然属于髋关节内收肌，但是由股神经支配，该神经支经由股动、静脉后方到达耻骨肌的位置。长收肌起自耻骨结节，止于股骨干后方中部高度的位置。

大收肌

短收肌、大收肌、闭孔外肌位于长收肌和耻骨肌深部（**图 2.31，图 2.33 →**第 207 页），图 2.31 所示为短收肌被去除后的效果。起自耻骨下支的大收肌上部肌束，我们通常单另称其为**小收肌**（**图 2.31**）。

大收肌的起始部位很广，该肌肉经过耻骨下支后，走行经过坐骨支达到坐骨结节的位置。因此，在髋关节屈曲、伸展的运动轴前后的位置都有相关肌肉的存在，位于运动轴前方肌束的作用是使髋关节屈曲，位于髋关节后方肌束的作用是使髋关节伸展（**图 2.32**）。此外大收肌附着于整个股骨粗线内侧唇，起自坐骨结节的最后部肌束垂直下行，止于股骨内侧髁近端的收肌结节（**图 2.31**）。收肌结节处的终止腱也是股内侧肌肌束的起点（**图 2.36 →**第 210 页）。因此，髋关节位于屈曲位时，大收肌的后方肌束紧张，固定了大收肌的终止腱（股内侧肌远端肌束的起始部位），致使股内侧肌的收缩变得简单。

闭孔外肌

闭孔外肌起始于闭孔膜外侧面，止于股骨转子窝。是位于最深部由闭孔神经支配的内收肌之一，也是深层外旋六肌（梨状肌、股方肌、闭孔内肌、闭孔外肌、上孖肌、下孖肌）之一。对于闭孔外肌的治疗性运动在**第 197 页**已经阐述。

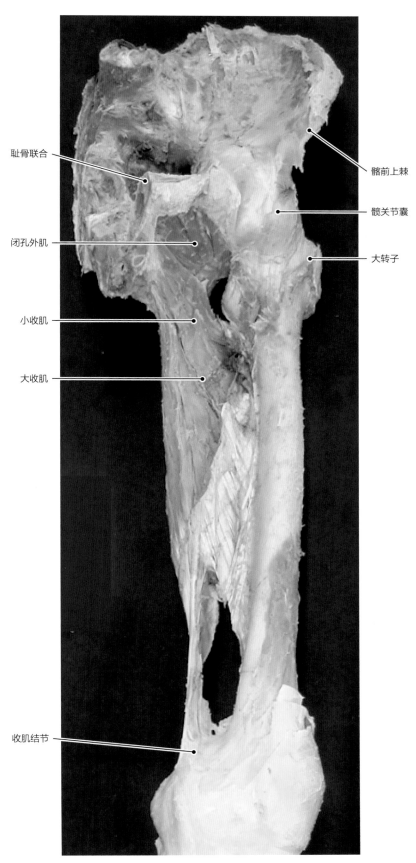

耻骨联合

髂前上棘

闭孔外肌

髋关节囊

小收肌

大转子

大收肌

收肌结节

图 2.31 位于内收肌群深层的闭孔外肌和大收肌的走行

大腿前侧观。去除内收肌群浅层的肌肉——耻骨肌、股薄肌、长收肌，以及中层的短
内收肌，可以观察到起自耻骨下支的大收肌上部肌束，我们称之为小收肌

2

I

髋
关
节

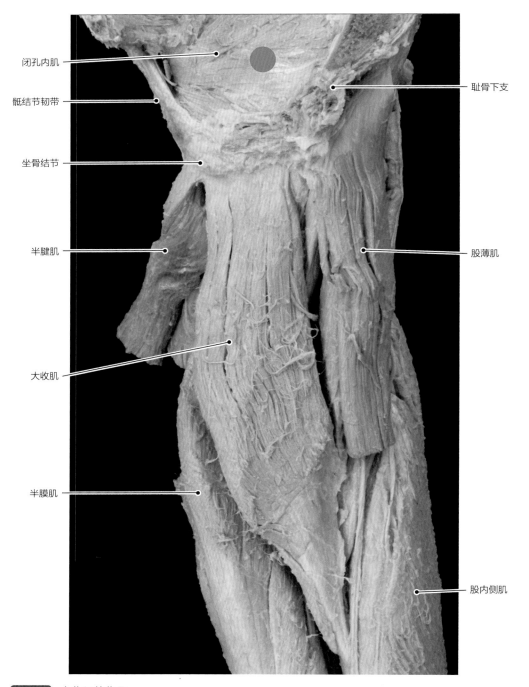

闭孔内肌

骶结节韧带

坐骨结节

半腱肌

大收肌

半膜肌

耻骨下支

股薄肌

股内侧肌

图 2.32 大收肌的作用

大腿内侧观。● 为髋关节屈曲和伸展运动轴的位置

闭孔神经的走行

　　闭孔神经由腰神经丛分出后在盆腔内下行，经由闭孔的前上方角和闭孔膜之间开放的**闭膜管**后走行于大腿内侧。之后，闭孔神经分为前支和后支，**前支**走行经过闭孔外肌前方，到达耻骨肌和长收肌后方，再从短收肌前方绕回内侧后方至大腿内侧下行（**图 2.33a**）。走行向更远端的前支则在股薄肌深部下行，从股薄肌前方绕行至内侧后方，最终分布于大腿内侧面。另一方面，**后支**贯穿闭孔外肌，在短收肌和大收肌之间下行（**图 2.33b**）。

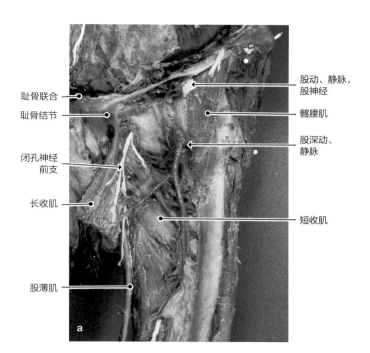

耻骨联合

耻骨结节

闭孔神经
前支

长收肌

股薄肌

股动、静脉，
股神经

髂腰肌

股深动、
静脉

短收肌

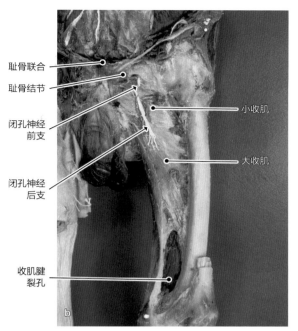

耻骨联合

耻骨结节

闭孔神经
前支

闭孔神经
后支

收肌腱
裂孔

小收肌

大收肌

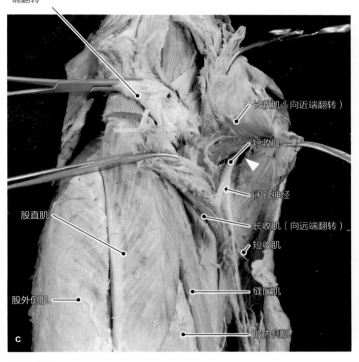

股动、静脉向近
端翻转

长收肌（向近端翻转）

短收肌

闭孔神经

长收肌（向远端翻转）

短收肌

缝匠肌

股内侧肌

股直肌

股外侧肌

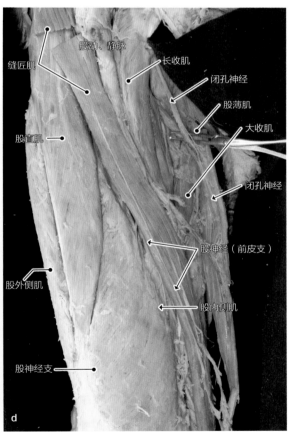

缝匠肌

股直肌

股外侧肌

股神经支

股动、静脉

长收肌

闭孔神经

股薄肌

大收肌

闭孔神经

股神经（前皮支）

股内侧肌

图2.33 闭孔神经

a：前支走行。去除耻骨肌后，将长收肌向内侧翻转。出闭孔管后的闭孔神经前支走行至耻骨肌和长收肌后方，在短收肌前方下行到达股薄肌深层

b：后支走行。去除长收肌和短收肌。贯穿闭孔外肌的后支在大收肌前方下行

c：右侧髋关节远端观察位。闭孔管神经通过长收肌和短收肌之间狭小的空隙（△）

d：在股薄肌深层下行的闭孔神经前支。在股薄肌和大收肌之间由脂肪组织填充

2

I

髋关节

闭孔神经周围的治疗性运动

内收肌反复拉伤后导致的慢性腹股沟区疼痛者，常常自述在髋关节外展时有大腿内侧区域的疼痛。

闭孔神经从长收肌和短收肌之间狭小的空隙，一直到股薄肌和大收肌之间的肌间隙，分布并支配内收肌群。如果包含内收肌周围肌筋膜在内的肌间连接组织发生瘢痕化等变性，这之间通过的闭孔神经滑动性将会下降，导致闭孔神经过度牵拉，研究者推测的疼痛产生是由于摩擦压力所致。对受试者闭孔神经周围组织实施徒手治疗后，其髋关节外展时的疼痛消失（**图 2.34**）。

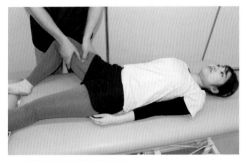 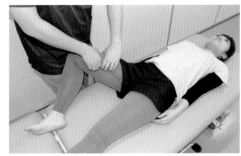

a：在股薄肌前方进行的操作　　　　　b：在股薄肌后方进行的操作

图 2.34　改善闭孔神经周围组织与内收肌滑动性的手法

治疗师将手指置于股薄肌前方（a）或者后方（b），使受试者髋关节进行主动内收。通过引出股薄肌和深部内收肌之间的滑动，来提高贯穿于两者之间的闭孔神经的滑动性

参考文献

[1] Bose K, et al: Vastus medialis oblique: an anatomic and physiologic study. Orthopedics 3:880-883，1980

ⅡA 膝关节伸展不全的解剖学分析

本节涉及的人体运动结构
▶ 股四头肌
▶ 髌骨
▶ 髌韧带、髌骨支持带
▶ 髌下脂肪垫

膝关节的伸展结构

当膝关节处于最大伸展角度时,小腿外旋会使膝关节内、外侧副韧带拉紧,从而增加膝关节的稳定性。因此,确保膝关节具有良好的伸展活动度是非常重要的。在临床实践中,存在如下情况:膝关节进行被动运动时伸展活动度正常,但是进行主动运动时却无法达到正常的活动范围。这种情况被称为**伸膝障碍**,通常是由膝关节的伸展结构存在问题导致的。

伸膝机制主要包括作为力量来源的**股四头肌**,能够提高伸展效率的**髌骨**,以及传递张力的**髌韧带**(**髌腱**)和**髌骨支持带**。

作为力量来源的股四头肌

股四头肌是膝关节唯一的伸展肌,位于大腿前部。四个头(**股直肌**、**股内侧肌**、**股外侧肌**和**股中间肌**)通过一条联合肌腱附着于髌骨。股四头肌肌腱延伸形成髌韧带,附着在胫骨结节上(**图 2.35**)。

在第 216 页中有对股中间肌的描述,它在膝关节屈曲活动度中起着主要作用。

▶ 股直肌

股直肌是起始于髂前下棘和髋臼上缘(**图 2.35**)的双关节肌,其位于股四头肌的前侧表层。近端部分的结构见第 181 页。在远端,股直肌的深层腱膜参与终止腱(联合肌腱)的形成,并附着在髌骨的底部和双侧边缘。向这条终止腱斜向走行的是股内侧肌和股外侧肌的肌束。

▶ 股内侧肌

股内侧肌起始于股骨粗线的内侧唇,从大腿内侧绕向前方。此外,大收肌的终止腱和起自大收肌的肌束有时被单独视为股内侧肌的斜头(**图 2.36**)。股内侧肌的斜

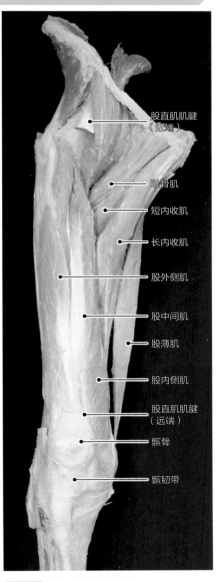

图 2.35 股四头肌的外观

股直肌肌腱
(近端)

耻骨肌

短内收肌

长内收肌

股外侧肌

股中间肌

股薄肌

股内侧肌

股直肌肌腱
(远端)

髌骨

髌韧带

股直肌已被切除

头与髌骨和髌骨内侧支持带构成钝角（**图 2.38**），即使膝关节的伸展角度改变，也不会引起肌纤维束的长度发生过大变化。因此，股内侧肌被认为是在膝关节处于伸展极限位置下最易发挥作用的肌肉。此外，股内侧肌斜头和其他部位的解剖结构之间没有明确的界限，故也有研究者对股内侧肌斜头在膝关节处于伸展极限位置下的作用持否定意见。

▶股外侧肌（图 2.37）

股外侧肌是唯一位于大腿外侧的肌肉，它起自股骨粗线外侧唇，并附着在髌骨上。它的表层被产生于股外侧肌和股二头肌之间（**股外侧肌间隔**）的阔筋膜覆盖。阔筋膜的外侧增厚部分被称为**髂胫束**（**图 2.11 →第 189 页**）。股外侧肌的远端也有一束，与股内侧肌一样，附着于髌骨和髌骨外侧支持带上的肌肉（**图 2.38**）。

因此，股内侧肌和股外侧肌对髌骨具有侧向牵引力，在稳定髌股关节方面发挥着重要作用。此外，**股外侧肌的附着点延伸到大转子的下部附近**（**图 2.37a**）。若股骨转子间发生骨折，则有可能引发股外侧肌自身的损伤。

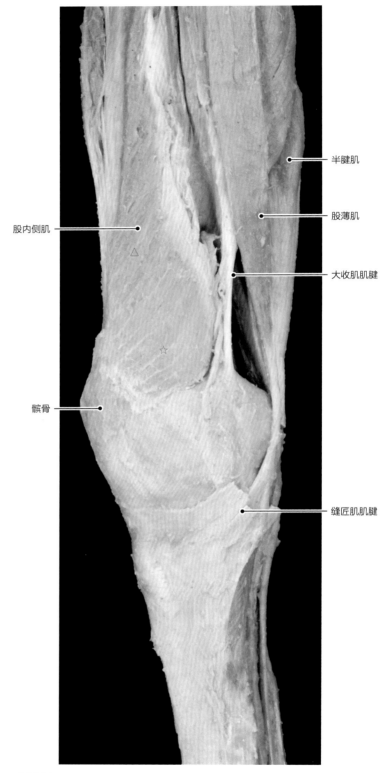

股内侧肌
髌骨

半腱肌
股薄肌
大收肌肌腱
缝匠肌肌腱

图 2.36 股内侧肌：从膝关节内侧进行观察

除了起始于股骨粗线内侧唇的肌束（长头△），股内侧肌还有一个起始于大收肌肌腱以及从该处延伸出的大收肌的肌束（斜头☆）。这两个头之间没有明确的界限。斜头横向附着于髌骨

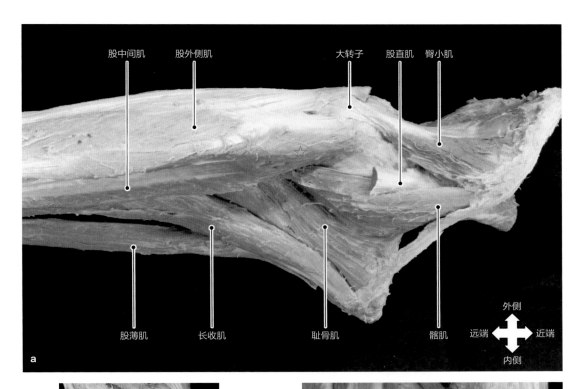

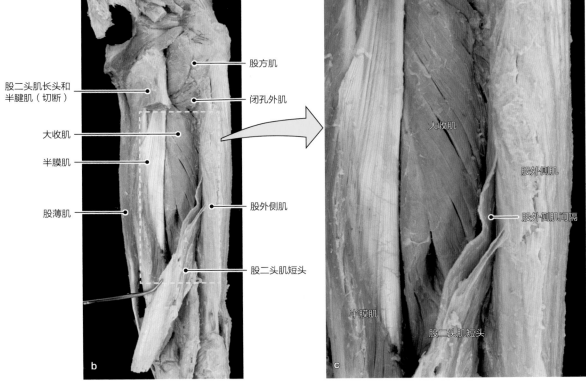

图2.37 股外侧肌

a：大腿外侧观。股外侧肌起自股骨粗线外侧唇，一部分肌束（☆）起自股骨大转子下方

b：大腿后方观。从后方观察到的股外侧肌肌腹也很大

c：b图中虚线框内的放大图。股二头肌短头起始于覆盖股外侧肌的股外侧肌间隔，与股外侧肌的筋膜性连接很明显

能够提高效率的髌骨

髌骨是人体中最大的**籽骨**，位于股四头肌肌腱内，与股骨髁部（下端）的髌面构成髌股关节。

髌骨能够微妙地改变其位置和方向，以便在**膝关节**的伸展运动中有效地将股四头肌收缩的张力转移到胫骨上。此外，在膝关节屈曲的过程中，还能使股四头肌得到有效牵伸。

在膝关节伸展的过程中，髌骨因股四头肌的收缩而上移，这使得髌韧带和髌骨支持带产生张力。随着膝关节的屈曲，髌韧带被拉向下方，导致髌骨向下运动，在冠状面上外旋以及在水平面上内旋。这种在冠状面和水平面的运动可维持股骨髁部的形态和髌骨周围软组织之间张力的平衡。

髌韧带和髌骨支持带的张力传递

髌韧带和髌骨支持带（**图 2.38**）能够将股四头肌的张力传递给胫骨。尤其是**髌韧带**，它是一个厚实而强韧的韧带。髌骨的内侧和外侧均有**髌骨支持带**。这些纤维束有纵向走行的和横向走行的，分别被称为**纵向髌骨支持带**和**横向髌骨支持带**，它们与髌骨的稳定性有关。

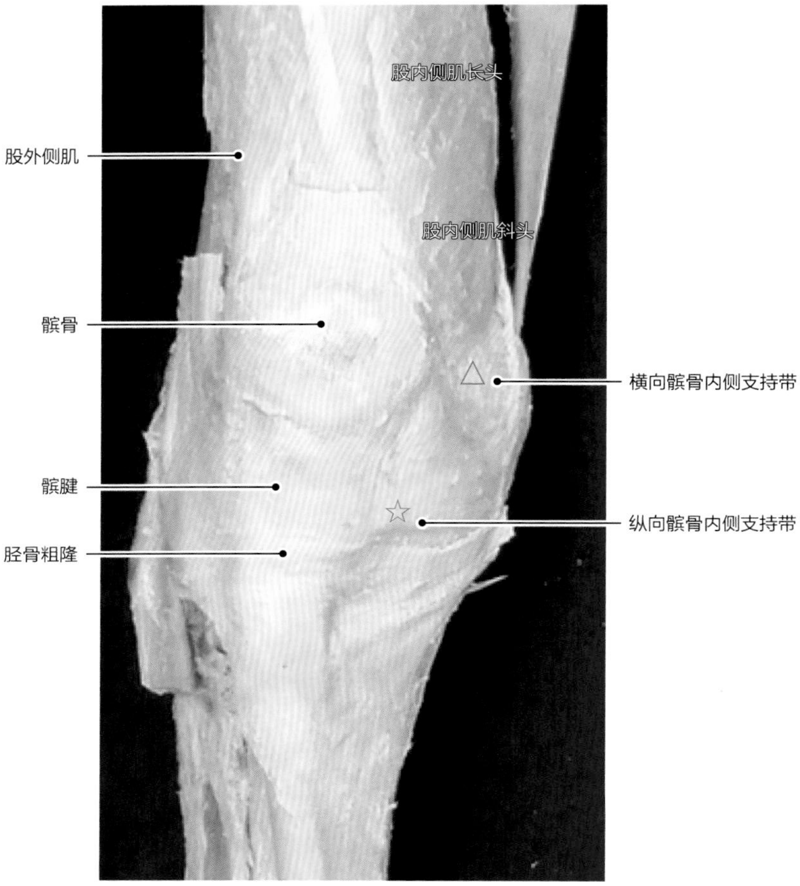
股内侧肌长头
股外侧肌
股内侧肌斜头
髌骨
横向髌骨内侧支持带
髌腱
纵向髌骨内侧支持带
胫骨粗隆

图 2.38 髌韧带和髌骨支持带的前方视图

髌骨内侧支持带的纤维束。沿髌韧带侧方纵向走行的纤维束性被膜（☆）是纵向髌骨内侧支持带，在股骨内上髁和髌骨之间横向走行的纤维束性被膜（△）是横向髌骨内侧支持带，这两者都是构成关节囊的部分

髌下脂肪垫的位置和分布

髌下脂肪垫在髌韧带和髌骨支持带的后方，是填充在股胫关节及其间隙的脂肪组织（**图 2.39、2.40**），位于**关节囊内**和**关节腔（滑膜腔）外**。处于前方、面向脂肪垫的滑膜在内、外表面的中央成为髌下滑膜褶襞，并沿前交叉韧带向后方延伸（**图 2.41、2.42**）。

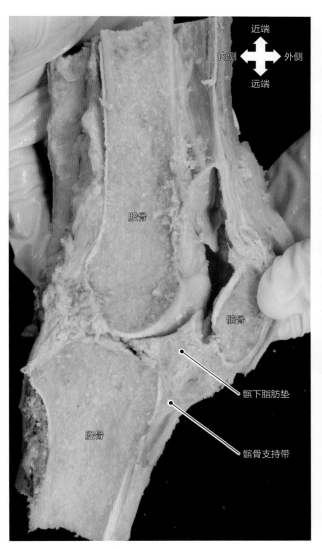

图 2.39 膝关节的矢状断面

可以看出，髌下脂肪垫会深入分布到位于髌骨支持带后方的股胫关节及其间隙中

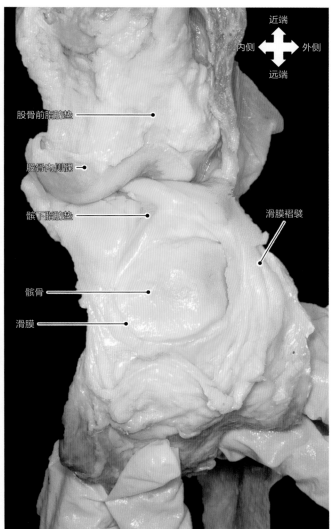

图 2.40 向远端翻转的髌骨

将与髌下脂肪垫后部相接的滑膜切除。可以看出，髌下脂肪垫已经分布到股胫关节深部

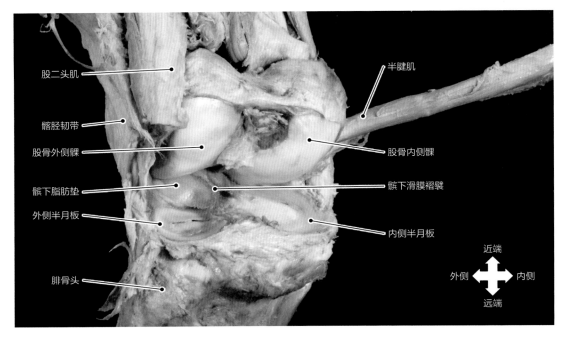

图 2.41 从后方观察膝关节关节腔

将交叉韧带切除。通过将膝关节置于过伸的状态，可以确认髌下脂肪垫和半月板之间的位置关系。此时与髌下脂肪垫接触的滑膜仍然存在。在内、外表面的中央，滑膜变成髌下滑膜褶襞，其连接股骨髁间窝的前端和髌骨下缘的中间

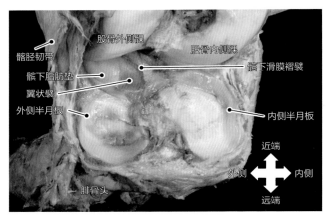

a：称作翼状襞的滑膜褶襞，可以看出其从髌下滑膜褶襞延伸到髌骨两侧边缘

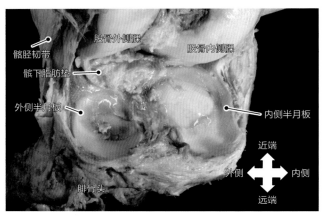

b：将髌下脂肪垫后方的滑膜切除，可以看到髌下脂肪垫的脂肪组织

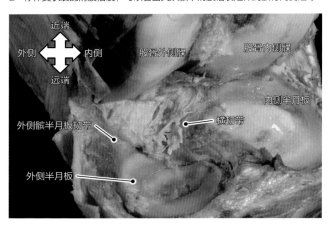

c：适当切除脂肪组织，将连接双侧半月板的横韧带和髌半月板韧带解剖出来

图 2.42 膝关节内部扩大图

髌下脂肪垫的功能

在**髌下脂肪垫**中，分布着大量的神经和血管。其神经支配与滑膜的神经支配相似，很容易产生疼痛。因此，由牵伸应力引起的炎症会导致膝关节前部的疼痛。

髌下脂肪垫的功能并不完全明了。生物力学研究表明，在膝关节屈曲的过程中，髌韧带和胫骨前上部之间的空间会变得狭窄，位于那里的髌下脂肪垫会向后移动以调节内部压力。此外，一项使用遗体进行的研究表明，切除髌下脂肪垫可以减少髌骨后表面和股骨髌面之间的接触压力，减少髌股关节表面的接触面积，减少小腿的外旋运动，使髌骨向内移位，从而增加髌股关节的稳定性。

▶髌下脂肪垫挛缩

在膝关节镜手术中，关节镜通过髌骨支持带沿着髌下脂肪垫插入。如果因手术导致在这个区域形成瘢痕或挛缩，髌骨的活动性便会降低。例如，由于骨关节炎等引起的滑膜炎症，可以导致髌下脂肪垫的变性和肥大（**图 2.43**）。因此，在疑似髌下脂肪垫挛缩的病例中，可采用手法治疗来激发髌下脂肪垫的灵活性，特别是其在膝关节屈曲时的向后滑行能力和在膝关节伸展时的向前滑行能力（**图 2.44**）。

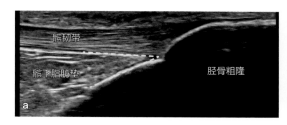
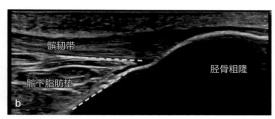

图 2.43 髌下脂肪垫的超声图像

与正常的髌下脂肪垫（a）相比，骨关节炎患者的髌下脂肪垫（b）表现为角度增大

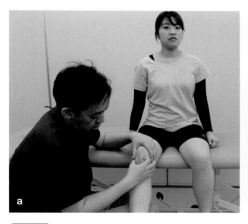
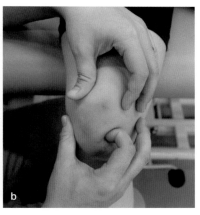

图 2.44 针对髌下脂肪垫的手法治疗

a：受试者从膝关节轻度屈曲位进行主动伸展运动
b：同时，治疗师用右手食指引导髌下脂肪垫，使其在伸展时向浅层移动，在屈曲时向深层移动

参考文献

[1] Bose K, et al: Vastus medialis oblique: an anatomic and physiologic study. Orthopedics 3:880-883，1980

[2] 市橋則明，他：スポーツ外傷後の大腿四頭筋筋萎縮の一考察．PTジャーナル28：205-207，1994

[3] 富士川恭輔，他：膝関節障害に対する新しい評価法—膝関節のバイオメカニクス．関節外科 16：310-319，1997

[4] Gallagher J, et al: The infrapatellar fat pad: anatomy and clinical correlations. Knee Surg Sports Traumatol Arthrosc 13:268-272，2005

[5] Bohnsack M, et al: Biomechanical and kinematic influences of a total infrapatellar fat pad resection on the knee. Am J Sports Med 32:1873-1880，2004

膝关节屈曲受限的解剖学分析

本节涉及的人体运动结构
- ▶ 股中间肌
- ▶ 髌上囊
- ▶ 膝关节肌肉

在膝关节屈曲时，**股骨**相对于胫骨向后滚动并且向前滑动，**髌骨**向下方滑动的同时，在冠状面上进行外旋，在水平面上进行内旋。为了使股骨和髌骨能够在膝关节屈曲时以这种方式运动，参与动作构成的膝关节前部的解剖结构必须有足够的伸展性。如果膝关节前部缺乏伸展性，屈曲运动范围就会受到严重限制。

我们在讨论膝关节前部的伸展性时，应将髌骨上部和下部的组织分开考虑。关于髌骨下部的内容参见**第212页**。本节中，我们将介绍髌骨上部的股中间肌和髌上囊。

根据股中间肌的走行探讨其功能

股中间肌起自股骨体的前表面，与股直肌的终止腱（联合肌腱）合并。它是一块深层肌肉，可将髌骨推向股骨髁并将髌骨拉向近端。此外，股内侧肌和股外侧肌位于股中间肌的两侧，但有时股外侧肌的界限不明显（**图2.35 →第209页**）。股中间肌的终止腱不仅附着在髌骨上，而且还向髌

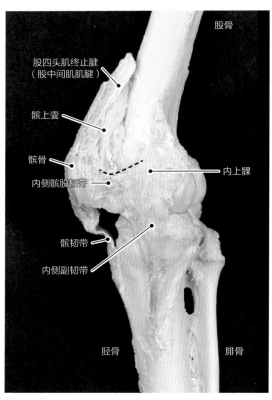

a：伸展位

b：屈曲位

图2.45 股中间肌的终止腱和内侧髌股韧带

股中间肌的终止腱不仅附着在髌骨上，而且还向髌骨内侧延伸，并与内侧髌股韧带（虚线所示）连接。☆为移行部

骨内侧延伸，并与称为髌骨内侧支持带和内侧髌股韧带的关节囊韧带相连（**图 2.45a**）。**内侧髌股韧带**位于髌骨内侧支持带深层，是连接股骨内上髁后方和髌骨上部 2/3 内侧缘的横向韧带。

为了使膝关节能够处于屈曲状态（**图 2.45b**），股中间肌和内侧髌股韧带之间移行部（**图 2.45** ☆）的伸展是不可或缺的。此外，由于内侧副韧带的附着部位和内侧髌股韧带的位置关系也会发生变化（**图 2.45 虚线**），因此内上髁附近软组织的灵活性也极为重要。在遇到实施人工膝关节置换手术等需要从髌骨内侧入手的情况时，需要保持股骨前脂肪垫的灵活性，同时确保股中间肌的收缩功能，以防止该部位发生挛缩。

髌上囊的分布及其活动受限

髌上囊是位于髌骨上方的一个滑囊（**图 2.46**）。当膝关节处于伸展状态时，该滑囊呈双重折叠结构。当膝关节屈曲时，这一结构便会消失。在髌上囊后方，位于其和股骨之间的脂肪组织是

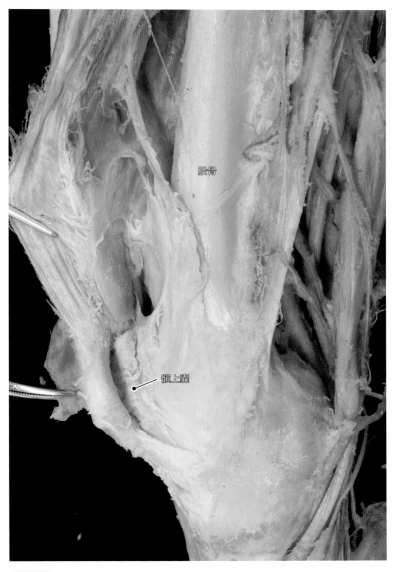

股骨

髌上囊

图 2.46　髌上囊，伸展位

从外侧面观察。切开髌上囊，能够观察到关节内部

股骨前脂肪体（图 2.47，图 2.40 →第 213 页）。外伤或患骨关节炎会导致该脂肪垫的纤维化，从而引起膝关节前部结构（包括髌上囊）的力学失衡，进而引起膝关节前部的疼痛。

　　膝关节肌肉起始于股骨前下部，并附着于髌上囊（图 2.48）。在膝关节术后或创伤后的固定期间，选择能够促进股中间肌和膝关节肌肉收缩的**肢位**，可以有效预防股四头肌的萎缩和髌上囊的挛缩。

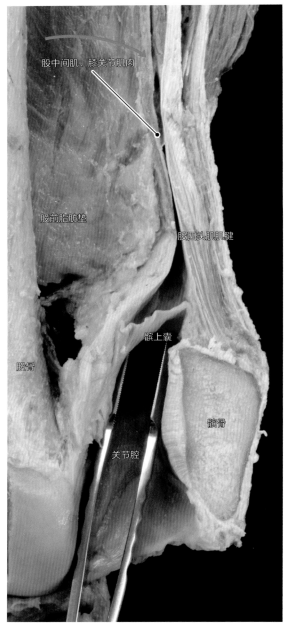

图 2.47　髌上囊与股前脂肪垫

膝关节上方的矢状断面，能够看到膝关节到髌上囊的连接。将股中间肌和膝关节肌肉剥离股骨（➡），并与股前脂肪垫一起向前翻转，使股前脂肪垫位于髌上囊后方股内侧肌和膝关节肌肉的远端

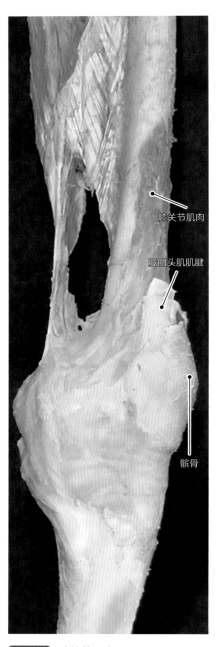

图 2.48　膝关节肌肉

附着于起自股骨前下部的膝关节囊，膝关节伸展时，髌上囊被向上拉起

股中间肌和髌上囊的治疗性运动

股中间肌和髌上囊位于大腿前部，但由于其位置较深，很难直接从大腿前部触及。从大腿内侧将股内侧肌向前方抬起，这样便可以对股中间肌和髌上囊实施手法（**图 2.49**）。此时，如果使膝关节在轻度负荷下屈曲、伸展，则更易于改善肌肉和髌上囊的滑动性。

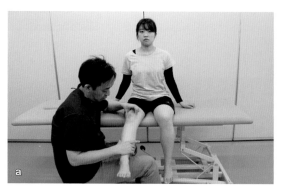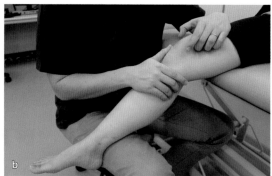

图 2.49　提高股中间肌、膝关节肌肉和股前脂肪垫灵活性的手法

在髌骨上面，治疗师用手指从大腿内侧将股内侧肌深深扣住。使受试者保持这一状态，主动伸展膝关节，此时股中间肌和膝关节肌肉会向近端滑行（a）。此外，若要增加股前脂肪垫的灵活性，将扣住股内侧肌的手指向前方抬起效果会更加显著（b）

参考文献

[1] 富士川恭輔, 他: 膝関節障害に対する新しい評価法 - 膝関節のバイオメカニクス. 関節外科 16: 310-319, 1997

[2] 小泉憲司, 他: 膝蓋骨内側の支持構造について一特に内側膝蓋大腿靱帯の形態. 臨床解剖研究会記録 11: 60-61, 2011

[3] Schünke M, et al (著), 坂井建雄, 他 (監訳): プロメテウス解剖学アトラス 解剖学総論 運動器系. 第 3 版, p451, 医学書院, 2017

[4] Kim YM, et al: Prefemoral fat pad: impingement and a mass-like protrusion on the lateral femoral condyle causing mechanical symptoms. A case report. Knee Surg Sports Traumatol Arthrosc 15:786-789, 2007

[5] Shibata K, et al: Ultrasonographic Morphological Changes in the Prefemoral Fat Pad Associated with Knee Osteoarthritis. J Med Ultrasound 26:94-99, 2018

2

Ⅱ

膝关节

膝关节内侧疼痛的解剖学分析

鹅足痛的原因

在步行动作中，伸展膝关节、转换方向或踏步都会导致膝关节向外翻转，可能引起膝关节内侧的疼痛。在膝关节的后内侧，**缝匠肌**、**薄肌**和**半腱肌**向下走行（**图 2.50**）。这些肌肉均在股骨内上髁后方通过，并都终止于胫骨粗隆内侧。这一终止部被称为**鹅足**，因为它形状酷似鹅的足部。此外，从鹅足开始，笔直向下方走行的腱膜经过复杂地相互交织后终止于小腿筋膜（**图 2.51**）。

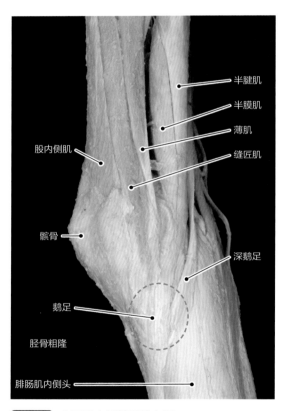

半腱肌
半膜肌
薄肌
缝匠肌
股内侧肌
髌骨
深鹅足
鹅足
胫骨粗隆
腓肠肌内侧头

图 2.50 右下肢内侧鹅足的走行

在构成鹅足的肌肉中，缝匠肌在最表浅的位置走行，其肌腹位于远端。在这里将覆盖腓肠肌内侧头的筋膜移除。半膜肌位于薄肌和半腱肌之间，且位置较深，被称为深鹅足

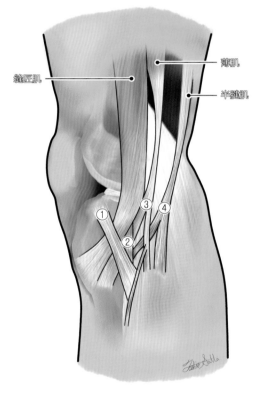

缝匠肌
薄肌
半腱肌
① ② ③ ④

图 2.51 鹅足终止部的构造

① 在缝匠肌表层斜向走行的纤维
② 在缝匠肌深层斜向走行的纤维
③ 薄肌肌腱
④ 半腱肌肌腱

施加于鹅足构成肌的压力

通常情况下，鹅足构成肌终止于胫骨粗隆内侧和小腿筋膜，使其能够发挥屈曲膝关节的作用。此外，附着于胫骨粗隆内侧的部位（**鹅足部**）位于小腿内侧，其参与小腿的内旋。因此，当膝关节处于向外翻转的状态或小腿处于内旋位时，会引起鹅足构成肌的过度收缩。在附着部的**伸张力**和位于鹅足、胫骨之间的**鹅足滑囊**的**摩擦力**会导致该区域出现疼痛。

另一方面，当小腿三头肌肌力不足时，持续地步行或跑步会导致鹅足构成肌代偿性地过度收缩，增加小腿筋膜的张力。在这种情况下，施加于鹅足部的**伸张力**会加强，从而引发疼痛。

鹅足的构成

在构成鹅足的肌肉中（**表 2.2**），**缝匠肌**是最浅层的，**薄肌**和**半腱肌**位于它的深处。这些肌肉之间由脂肪结缔组织连接（**图 2.52**）。当鹅足部因任何原因发炎时，会导致同部位的脂肪结缔组织瘢痕化，这将增强施加于鹅足的压力。

此外，**半膜肌**的部分止点在鹅足的深面以扇形方式附着在胫骨内侧，被称为**深鹅足**（**图 2.50，图 2.55 →第 224 页**）。因此，也需要考虑将半膜肌作为引起鹅足疼痛的肌肉之一。

表 2.2　构成鹅足的肌肉

	起点	止点	支配神经	收缩 ⇒ 伸展动作	受损时受限的动作	临床相关
缝匠肌	髂前上棘	胫骨粗隆内侧	大腿神经	股关节屈曲、外展、外旋，膝关节屈曲，小腿内旋	膝关节伸展	在鹅足炎中，疼痛可能是由任何组织引起的
薄肌	耻骨结节外侧	胫骨粗隆内侧	闭锁神经	股关节内旋，膝关节屈曲，小腿内旋	股关节外旋，膝关节伸展	
半腱肌	坐骨结节	胫骨粗隆内侧	坐骨神经的胫神经部分	股关节伸展，膝关节屈曲，小腿内旋	股关节屈曲位下膝关节伸展	

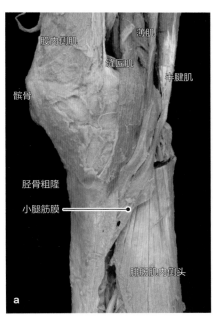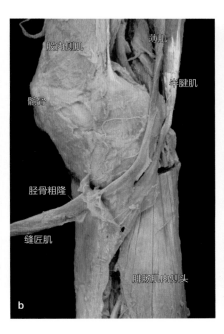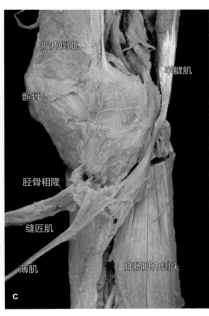

图 2.52　鹅足的分层结构

a：第一层，鹅足构成肌附着在小腿筋膜上
b：第二层，将缝匠肌向前下方翻转。脂肪结缔组织存在于缝匠肌、薄肌和半腱肌之间
c：第三层，将缝匠肌和薄肌向前下方翻转。脂肪结缔组织存在于缝匠肌和薄肌的深层中

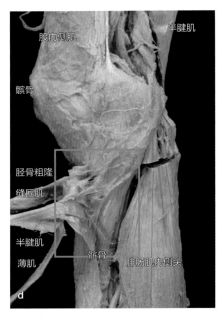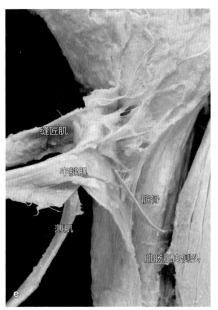

图 2.52（续）鹅足的分层结构

d：第四层，将半腱肌向前下方翻转

e：第五层，d 图中方框的放大图，在腘绳肌之间也有脂肪结缔组织存在

鹅足的超声解剖

　　鹅足的超声检查（**图 2.53**）显示，鹅足构成肌深入到小腿筋膜中，肌肉之间由脂肪结缔组织填充，各肌腱由纤维结缔组织连接。

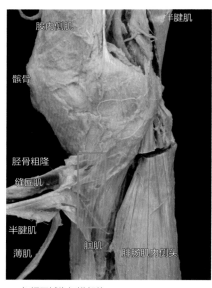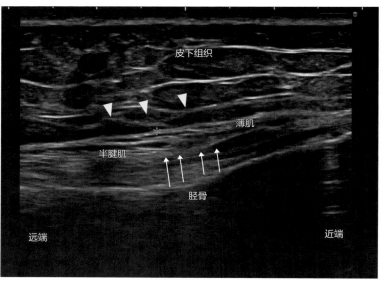

a：红框区域为扫描部位　　　　　　　　　　b：超声图像

图 2.53　鹅足的超声图像（沿小腿长轴走向）

a：红框表示病变区域

b：近端低回声图像是薄肌，远端低回声图像是半腱肌。薄肌和半腱肌都位于小腿筋膜的深处（▷）。两块肌肉都位于小腿筋膜深层的脂肪结缔组织中（＊），还有连接两块肌肉的纤维结缔组织呈高回声图像（↑）

鹅足的治疗性运动

先牵伸鹅足构成肌，以确认哪些肌肉会被过度牵伸。再集中牵伸所确定的肌肉。 此外，改善鹅足终止部脂肪结缔组织滑动性的手法也同样有效。

对鹅足构成肌的选择性牵伸应按以下方式进行，通过牵伸能否诱发肌肉疼痛来确定目标肌肉。

· 缝匠肌：伸展、内收和内旋髋关节，伸展膝关节。

· 薄肌：伸展、外展和外旋髋关节，伸展膝关节。

· 半腱肌和半膜肌：屈曲、外展和内旋髋关节，伸展膝关节。

＊半腱肌和半膜肌应通过触诊加以区分。

针对脂肪结缔组织的手法

另外，也应改善脂肪结缔组织的滑动性。笔者证实了，在受试者膝关节伸展时，治疗师将手指朝向鹅足并置于小腿近端后内侧部的腓肠肌内侧头的内侧，向远端滑动手指，可以移动脂肪结缔组织（**图2.54**）。

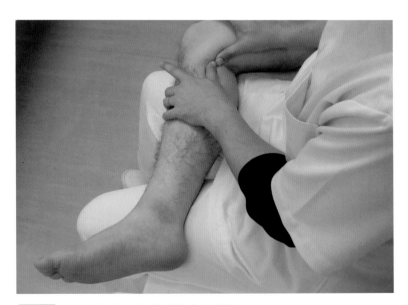

图2.54 针对鹅足周围脂肪结缔组织的手法

治疗师将手指方向向前置于腓肠肌内侧头，并向前方施加压力。从这个位置开始，治疗师在手指向远端滑动的同时，主动伸展受试者的膝关节

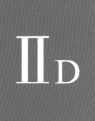

II_D 膝关节伸展受限的解剖学分析

本节涉及的人体运动结构
- ▶ 半膜肌
- ▶ 腓肠肌内侧头
- ▶ 后关节囊

在膝关节的伸展运动过程中，股骨在胫骨上向前滚动并向后滑行。因此，膝关节后方软组织的伸展性对于其伸展的活动范围至关重要。此外，在伸展到极限时，会发生称作**锁旋运动**的小腿外旋，因此发挥使小腿内旋作用的结构伸展性也尤为重要。

半膜肌和腓肠肌内侧头

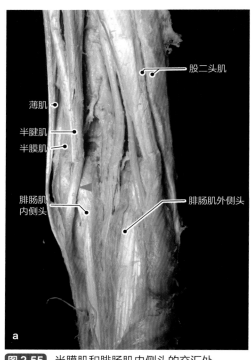
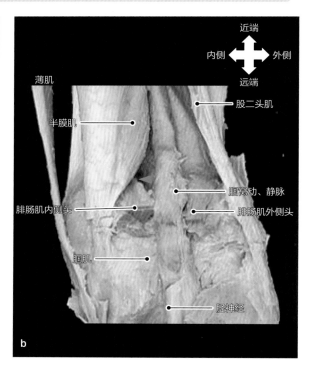

图 2.55 半膜肌和腓肠肌内侧头的交汇处

a：右膝后部浅层。位于最浅层的长肌腱有部分是半腱肌肌腱，肌腱深处可见的肌腹属于半膜肌，腓肠肌内侧头位于半膜肌的深处。坐骨神经在近端被切除。◀是腓肠肌内侧头和半腱肌的交汇处
b：右膝后部深层。薄肌和半腱肌向内侧翻转，腓肠肌肌腹起始部被保留，剩余部分被切除

半膜肌和腓肠肌内侧头交汇部位的结构

当从后面观察膝关节后方内侧部分时，可以看到半膜肌和腓肠肌内侧头（**图 2.55a**）。因为半腱肌的腱性部分在大腿远端，所以半腱肌的两侧深处能够观察到**半膜肌肌腹**（**图 2.62a →第 230页**）。腓肠肌内侧头与半膜肌交汇，从半膜肌的外侧进入深层（**图 2.55b**）。

在该交汇部位，存在结缔组织和滑囊（**半膜肌下滑囊**）。这种与膝关节腔相接触的滑囊的肿胀被称为腘窝囊肿。当存在**腘窝囊肿**时，在半膜肌和腓肠肌内侧头之间可以看到该囊肿的低回声图像（**图2.56**）。

▶**腘窝囊肿的起因和损害**

半膜肌下滑囊面向膝关节后方关节腔的开口部在膝关节屈曲时扩大，伸展时关闭。当膝关节伸展受到限制时，滑囊和膝关节之间的连接区域保持开放，这很可能导致腘窝囊肿的形成。由于腘窝囊肿正好位于膝关节屈伸轴的后方，因此它的存在是引起膝关节屈曲障碍的原因之一。此外，由于处于半膜肌和腓肠肌内侧头之间，腘窝囊肿可能会在膝关节伸展极限的位置下妨碍这两块肌肉的互相接近，从而造成膝关节伸展受限。我们的试验结果证明，对腘窝囊肿进行穿刺，可以立即改善膝关节伸展受限的问题。

半膜肌的结构

半膜肌起自坐骨结节，止于胫骨内侧髁，而且广泛附着于膝关节后内侧部的关节囊（**图2.55b**）。后内侧关节囊增厚区的内侧部分与内侧副韧带的**后斜纤维**相连。在后关节囊中从近端外侧到远端内侧走行的斜向纤维束被称为**腘斜韧带**（**图2.58**）。此外，后关节囊的内侧部也附着于**内侧半月板**。半膜肌的附着区域不仅在胫骨内侧髁后方，而且还延伸到后关节囊内侧副韧带的后斜纤维、腘斜韧带和内侧半月板。

换句话说，增加负责小腿内旋的半膜肌的伸展性，不仅可以确保小腿在膝关节的伸展极限下进行外旋，而且还可以提高膝关节后方各种软组织的滑动性，从而大大增加了膝关节的伸展活动范围。

2

Ⅱ

膝关节

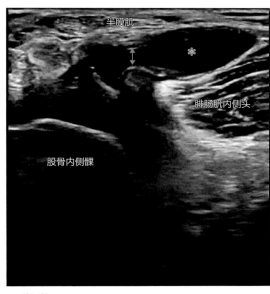
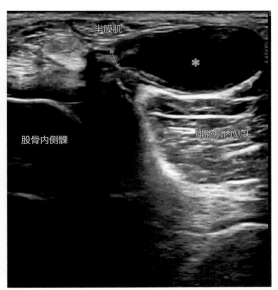

a：伸展位　　　　　　　　　　　　　　　b：屈曲位

图2.56　腘窝囊肿的超声图像

腘窝囊肿（＊）的开口部（↕）在膝关节屈曲下扩大

腓肠肌内侧头的周边结构

腓肠肌内侧头起始于**股骨内上髁**。内侧副韧带和大收肌也终止于或附着在股骨内上髁（图2.58b）。相对于腓肠肌内侧头的起始部，**大收肌**止点（内收肌结节）在其前面，**内侧副韧带**的附着部在其远端前方。二者均与腓肠肌内侧头的起始部相接。此外，在起始部的深层有**关节囊**存在，腓肠肌内侧头也起始于关节囊，肌腹和关节囊通过脂肪结缔组织相接（图2.57）。因此，当腓肠肌内侧头和后关节囊之间的脂肪结缔组织变得致密时，膝关节的后关节囊就会增厚，从而导致膝关节的伸展受限。

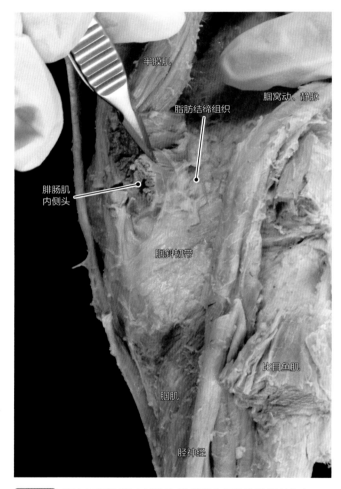

半膜肌

腘窝动、静脉

脂肪结缔组织

腓肠肌
内侧头

腘斜韧带

比目鱼肌

腘肌

胫神经

图 2.57　存在于腓肠肌内侧头和关节囊之间的脂肪结缔组织

后关节囊

根据 Hirasawa 的说法，膝关节囊的支配神经在前方和后方有所不同。后方由**胫神经**、**腓总神经**和**闭孔神经**的分支所支配。这些神经被脂肪结缔组织所包围，以保持与周围组织之间的滑动性。当这种脂肪结缔组织因手术而出现瘢痕时，神经的滑动性就会受到影响，当膝关节进行伸展时神经便会被过度牵伸从而引起疼痛，这是膝关节伸展受限的主要原因之一。

内侧副韧带的深层部分和腘斜韧带都存在于后关节囊的内侧，而后关节囊和韧带之间的边界并不明显（图2.58）。

众所周知，在全膝关节置换术中，后关节囊的内侧部分也会被切除。因此，在膝关节屈曲挛缩的治疗中，必须把后关节囊部位作为治疗重点。同时，在全膝关节置换术后的物理治疗中同样需要重点防止挛缩再次发生。

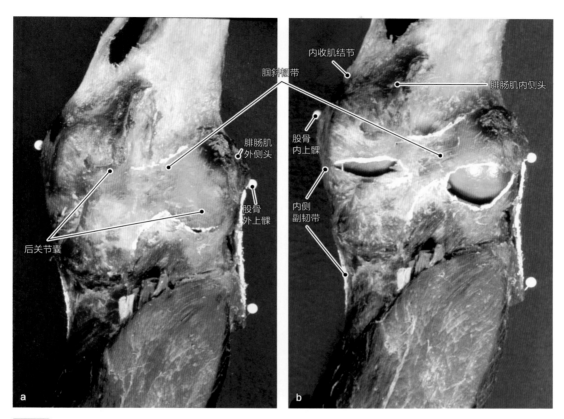

图 2.58 后关节囊

ｂ图中，切除与腘斜韧带连接部分的后关节囊，可见关节腔

后关节囊周围的超声解剖与治疗性运动

膝关节后关节囊的内侧部分包含许多导致膝关节伸展受限的结构，如半膜肌和腓肠肌内侧头。因此，有必要处理半膜肌失去伸展性，以及半膜肌止点和腓肠肌内侧头起点附近软组织滑动性降低的问题。

当用超声检查这些区域的滑动性时，我们可观察到腓肠肌内侧头在踝关节跖屈时向内侧移动，移向半膜肌的深层（**图 2.59**）。根据我们进行的试验，在膝关节骨性关节炎患者膝关节伸展受限并且后内侧存在压痛的案例中，腓肠肌内侧头向内侧运动的滑动性会下降。因此，当膝关节伸展受限时，在受试者踝关节跖屈运动中，治疗师手动诱导腓肠肌内侧头向内侧运动，以提高**后关节囊**的滑动性，并且改善**半膜肌**和**腓肠肌内侧头**之间的滑动性（**图 2.60**）。

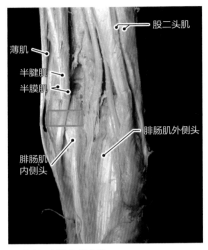

a: 红框区域为扫描部位

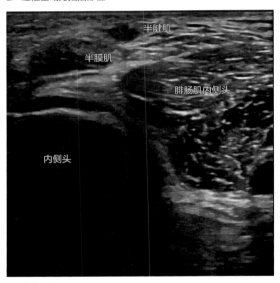

b: 静息时

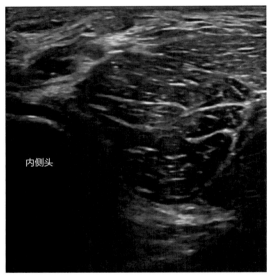

c: 收缩时

图 2.59 膝关节后内侧超声图像（踝关节跖屈运动时）

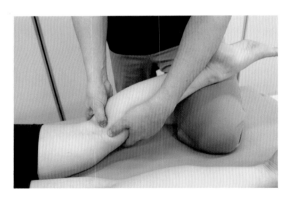

图 2.60 改善腓肠肌内侧头与半膜肌滑动性的手法

治疗师握住受试者腓肠肌内侧头的肌腹，在踝关节跖屈时，使肌腹向近端内侧移动

参考文献

[1] Hirasawa Y, et al: Nerve distribution to the human knee joint: anatomical and immunohistochemical study. Int Orthop24:1-4, 2000

膝关节内翻不稳的解剖学分析

本节涉及的人体运动结构
▶ 外侧副韧带
▶ 股二头肌
▶ 腓肠肌外侧头
▶ 腘肌
▶ 足底肌

内翻畸形在膝关节骨性关节炎中很常见，常为膝关节外侧支持结构失效所致。

在外侧支持结构中，**外侧副韧带**从股骨外上髁向后下方斜向走行，是一条粗大的索状关节囊外韧带，它在膝关节内翻或小腿外旋时紧张。此外，在膝关节进行屈伸运动时外侧副韧带会通过运动轴的后方，它在膝关节完全伸展时紧张，在膝关节屈曲时松弛（**图2.61**）。在外侧副韧带的深层，还存在**后外侧支持**结构，包括短外侧副韧带、腓骨韧带和弓状韧带。这个结构的个体差异很大，又是关节囊的一部分，因此很难识别。

为了控制膝关节内翻不稳，重点是附着在静态支持结构上发挥动态稳定作用的肌肉。这些肌肉包括股二头肌、腓肠肌外侧头、腘肌和足底肌。

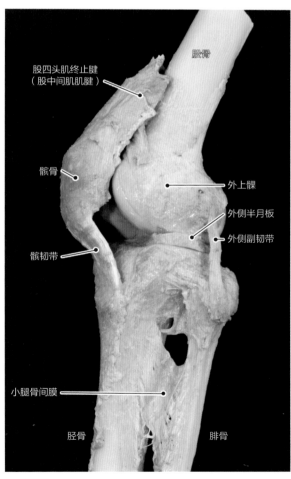

a：伸展位　　　　　　　　　　　　　b：屈曲位

图2.61 外侧副韧带

外侧副韧带是关节囊外的索状韧带，在膝关节伸展时紧张、屈曲时松弛

股二头肌的动态稳定作用

　　股二头肌由一个长头和一个短头组成。**长头**起于坐骨结节，位于浅层，其肌腱在大腿远端（**图 2.62**）。**短头**起于股骨中后部，与浅层的长头腱汇合后从近端深层向远端浅层走行。因此，在膝关节近端可触及的肌腹是股二头肌的短头。股二头肌并不直接附着在膝关节囊上，但它的止点与外侧副韧带很接近，故股二头肌应能够控制膝关节内翻。

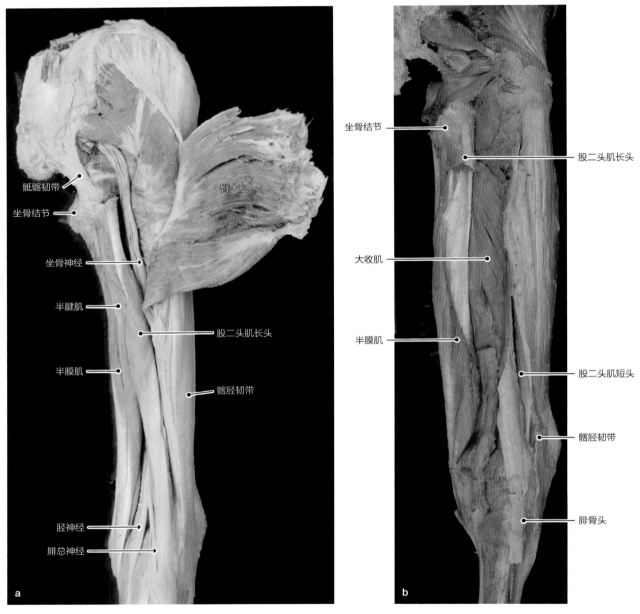

图 2.62　股二头肌

a：股二头肌长头起于坐骨结节，其起始腱与骶髂韧带连接。股二头肌长头和半腱肌起于同一个肌腱
b：股二头肌短头、长头被切断。股二头肌短头起于股骨中后部，与长头不同的是，它的肌腹延伸至大腿远端

腓肠肌外侧头的动态稳定作用

腓肠肌外侧头起于股骨外上髁和周围的膝关节囊（图 2.58 →第 227 页）。它作用于膝关节的屈伸和踝关节的跖屈，由于它经过膝关节运动轴的外侧，因此也作用于膝关节内翻的制动。腓肠肌外侧头起始于**股二头肌短头**的正深处，然后在股二头肌肌腱的内侧面出现。这个区域是大腿筋膜和小腿筋膜之间的过渡，富含脂肪结缔组织。股二头肌短头和腓肠肌外侧头之间的关系与半膜肌和腓肠肌内侧头之间的关系非常相似。股二头肌短头和腓肠肌外侧头之间滑动性下降也是膝关节屈曲挛缩的原因之一。

腓肠肌外侧头的深筋膜和**后关节囊**是相连的，然而当腓肠肌外侧头被翻转时，后关节囊仍能保持完整（图 **2.63a**），这表明关节囊最表层的纤维层和腓肠肌外侧头的深筋膜之间也有滑动性。

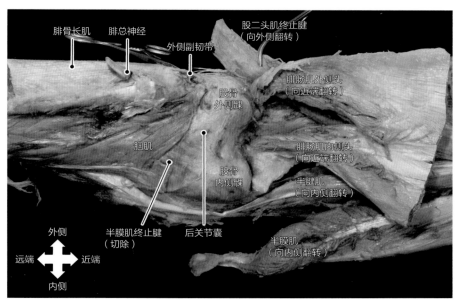

a：腓肠肌外侧头向近端翻转，后关节囊仍保持完整

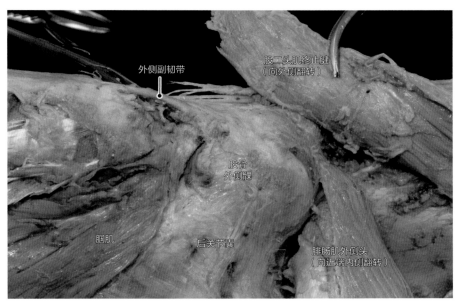

b：a 图的放大图。腘肌肌腱从外侧副韧带深层通过

图 2.63　膝关节的外侧面

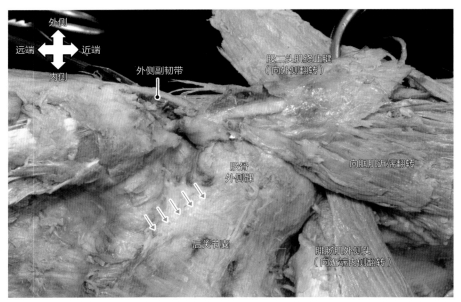

c：后关节囊外侧部的放大图。将腘肌肌腱向近端翻转，能够观察到腘斜韧带（→）

图 2.63 （续）膝关节的外侧面

腘肌的动态稳定作用

腘肌（**图 2.63a**）起于股骨外上髁，向内下方走行，止于胫骨比目鱼肌线的近端，它作用于小腿的内旋。一般来说，腘肌的作用是使膝关节屈曲，但也有记录显示其有使膝关节伸展的作用。无论何种情况下，由于腘肌在外上髁的附着部都靠近膝关节的运动轴，所以研究者普遍认为它不会产生较大扭矩。

腘肌肌腱起于外上髁，穿过外侧副韧带深层（**图 2.63b**），在膝关节囊正后外侧斜向走行（**图 2.63c**），因此腘肌对膝关节**内翻有制动作用**。此外，它还附着在外侧半月板上，附着方式个体差异较大，在腘肌近端面对关节囊的部位，它的一部分肌腱纤维穿透关节囊，直接附着在外侧半月板上，而另一部分则以关节囊为中介间接附着在外侧半月板上。

足底肌的动态稳定作用

足底肌是一块形状较小的肌肉，起于股骨外上髁和膝关节囊，位于腓肠肌外侧头的近端或深处。腓肠肌外侧头、腘肌和足底肌都与膝关节囊有很强的连接，这些肌肉的张力影响着膝关节外侧和后外侧关节囊及韧带的紧张程度。

然而，足底肌很小，而且经常存在缺乏、受损的情况，因此在控制膝关节内翻不稳的方面，腓肠肌外侧头和腘肌的作用更为重要。

腘肌的治疗性运动

关于腓肠肌肌力的训练见**第 237 页**。

腘肌位于腓肠肌深处，有发达的表层筋膜。此外，胫神经和腘窝动、静脉沿腘肌表层走行。因此，在小腿后表面触诊腘肌容易引发疼痛而使治疗难以进行。笔者指出了小腿近端内侧压痛点（**图 2.64**）。

由于腘肌作用于小腿的内旋，因此笔者建议通过以小腿内旋的方式来进行肌力训练。 然而，当膝关节处于伸展状态时，小腿是外旋的，并且外侧副韧带和十字韧带的张力增加，这会降低小腿内旋的活动度。因此，受试者应采取仰卧位或坐位，在膝关节屈曲位下进行小腿的内旋（**图 2.65**）。

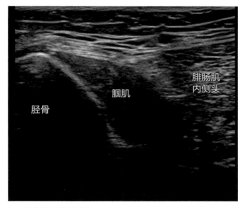
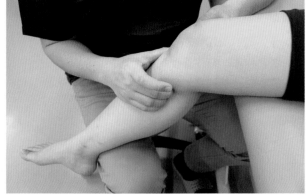

a：腘肌的超声图像 b：腘肌的触诊部位

图 2.64 腘肌的位置

腘肌，能够从体表触及位于胫骨近端的胫骨内侧髁远端的肌腹

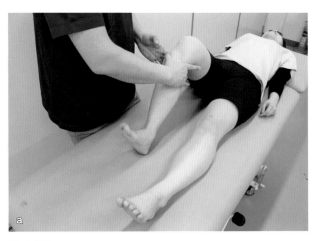
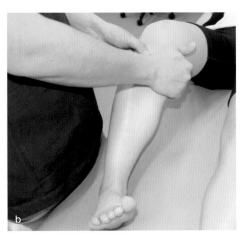

图 2.65 腘肌的训练

令受试者在膝关节屈曲位下进行小腿的内旋运动
a：治疗师右手抓住胫骨内侧髁。b：受试者小腿内旋，在内侧髁向后方移动时治疗师施加阻力

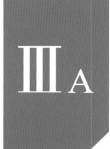
ⅢA 踝关节跖屈肌力低下的解剖学分析

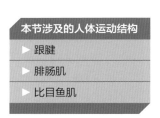

本节涉及的人体运动结构
▶ 跟腱
▶ 腓肠肌
▶ 比目鱼肌

踝关节的跖屈肌不仅在步行中起到蹬地的作用，对站立及步行过程中的小腿前倾也起到非常重要的制动作用。有多个肌肉参与踝关节的跖屈，其中位于小腿后方的**小腿三头肌**的体积是最大的。小腿三头肌包括**腓肠肌**和**比目鱼肌**。虽然这两块肌肉的功能有所不同，但两者的肌腱会一同汇合成**跟腱**附着于跟骨粗隆（**图2.66**）。

为更有效地对踝关节跖屈肌进行训练，充分了解腓肠肌、比目鱼肌和跟腱的结构是很有必要的。

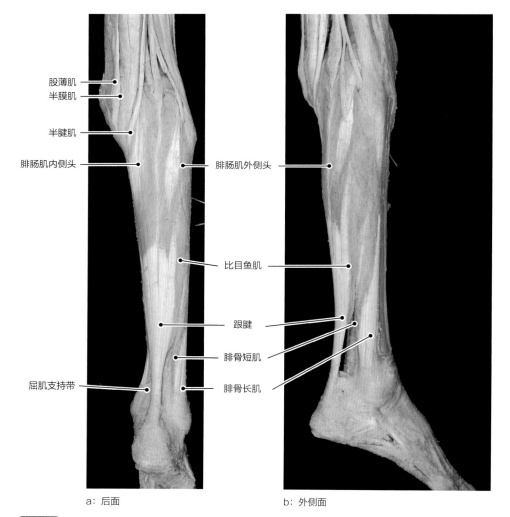

股薄肌
半膜肌
半腱肌
腓肠肌内侧头
腓肠肌外侧头
比目鱼肌
跟腱
腓骨短肌
腓骨长肌
屈肌支持带

a: 后面　　　　　　　　b: 外侧面

图2.66 右下肢的小腿三头肌

跟腱

江玉等人对**跟腱**结构进行解剖分析后发现，虽然存在一定的个体差异，但肌腹（的高度）在**深层**的比目鱼肌终止腱移行于跟腱的**内侧**，肌腹在**浅层**的腓肠肌外侧头和腓肠肌内侧头的终止腱分别移行于跟腱的**深层外侧**和**浅层外侧**。该螺旋结构的临床意义目前仍未明确，但也许能根据跟腱疼痛的发生部位来判断哪一条肌肉是疼痛产生的原因。

从后方观察的话，可以看到腓肠肌内侧头的终止腱在跟腱的浅层由内上方斜向外下方走行。也就是踝关节进行内旋时该螺旋结构会得到加强（**图 2.66**）。在临床实践中，当踝关节处于内旋位并进行背屈时，能更有效地使腓肠肌内侧头伸展。由此推断，充分考虑跟腱的螺旋结构，可能让局部肌肉得到更有效的放松。

跟腱是人体最长的腱性结构，由致密结缔组织构成，属于较难牵伸的一种组织，稍被牵伸就会产生很强的回缩力（弹性力）。特别是步行过程中踝关节背屈牵伸小腿三头肌的肌束，使其长度保持恒定，此时跟腱也被牵伸。之后足跟离地的过程中，随着身体重心的提高和肌束的收缩，跟腱长度会缩短。想要提高运动过程中的跖屈肌力，不仅要对肌肉进行锻炼，还需提高跟腱的弹性力。

腓肠肌内侧头和腓肠肌外侧头

腓肠肌属于双关节肌，不仅作用于踝关节的跖屈，还作用于膝关节的屈曲。腓肠肌的**内侧头**和**外侧头**分别起始于股骨内上髁和外上髁，越过内侧髁与外侧髁的隆起从膝关节的后方向下走行。因股骨的内侧髁曲率大于外侧髁，所以从后方观察时腓肠肌内侧头在腘窝处形成了较大的曲线。而且该部位也是关节囊纤维束的起始部位，因腓肠肌内侧头在膝关节伸展时需要具备更高的牵伸能力，故该部位的滑动性减低也是膝关节挛缩的重要原因。

腓肠肌的肌腱起始于肌腹的浅层，终止于肌腹的深层（**图 2.67a、b**）。其肌束由浅层至深层的走行呈**半羽状肌**结构（**图 2.68a**）。肌束纤维呈一定角度（羽状角）黏附终止于腱膜之上，通过**羽状角**提高生理性横断面积，发挥出更强的跖屈力量。腓肠肌的远端肌腱移行部位特别容易发生肌肉拉伤，此时常常会出现羽状结构紊乱等问题（**图 2.68b**）。

比目鱼肌

比目鱼肌起始于胫骨后方、腓骨头以及腓骨的后方，是小腿屈肌群中体积最大的肌肉。比目鱼肌肌腱的终止部位于浅层而起始部则位于深层（**图 2.67b、c**）。

膝关节屈曲位时作为多关节肌的**腓肠肌**会呈松弛状态，难以起到使踝关节跖屈作用，而此时作为单关节肌的比目鱼肌会对踝关节的跖屈起到主要作用。步行和跑步过程中，为制衡支撑相时小腿的前倾，比目鱼肌会产生强大的张力。比目鱼肌的结构复杂且存在较大的个体差异，故较难对其结构进行深入的了解。

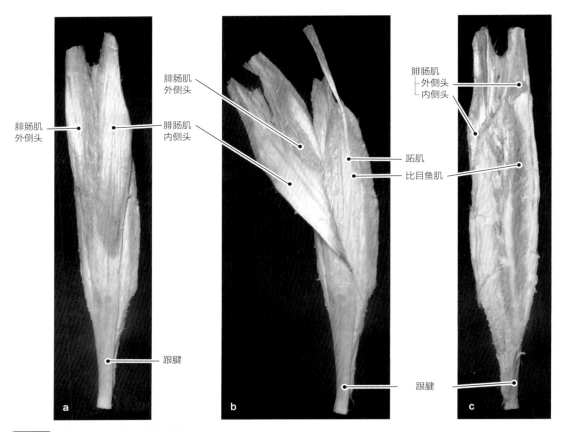

图 2.67　腓肠肌、比目鱼肌的结构

a：从腓肠肌后方进行观察。其起始腱位于浅层，终止腱位于深层

b：将 a 图中的腓肠肌向外侧翻转。可看到腓肠肌肌腱的终止部较起始部位于更深位置。且比目鱼肌的终止腱位于浅层

c：a 图从前方观察。可看到比目鱼肌的起始腱位于深层

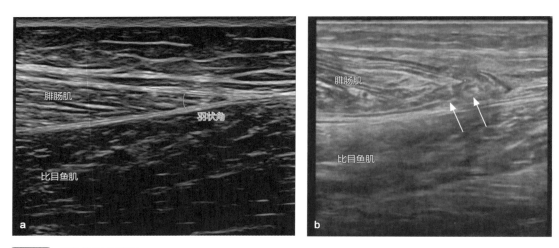

图 2.68　腓肠肌的超声图

a：正常腓肠肌的肌腱移行部位

b：发生肌肉拉伤的肌腱移行部位。本应移行至跟腱腱膜的腓肠肌肌束，其移行部位变得模糊不清，其羽状角消失（个）

改善跖屈肌力的治疗性运动

想要改善踝关节跖屈肌力，需先评估出腓肠肌的内侧头、外侧头，以及比目鱼肌中的哪些肌肉出现了肌力降低，再对其进行针对性训练。

训练时要将比目鱼肌包含在内，可以通过膝关节伸展位**提踵**或屈曲位提踵来进行针对训练（**图 2.69**）。膝关节伸展位时，踝关节的跖屈需要腓肠肌与比目鱼肌共同参与。膝关节屈曲位时，因腓肠肌的张力减低，训练效应主要集中在比目鱼肌上。

对肌腱进行负荷训练的方法主要有利用伸展 – 收缩循环的**增强式训练**法。笔者对受试者跟腱进行的增强式训练，主要为踝关节从背屈位利用反冲力快速将足跟上抬的离心提踵训练（**图 2.70**）。

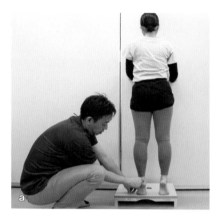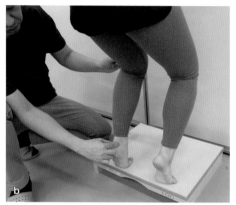

图 2.69　提踵训练

a：膝关节伸展位的提踵训练。进行时要注意跟骨是否完成充分上抬以及是否出现内旋或外旋等问题
b：膝关节屈曲位的提踵训练。对比目鱼肌进行针对性训练时可采取膝关节屈曲位的训练
屈曲位时跟骨无法充分跖屈应怀疑比目鱼肌的肌力降低，伸展位时则应考虑腓肠肌与比目鱼肌均出现肌力降低

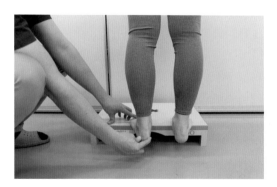

图 2.70　离心提踵训练

前足底着地，足跟悬空于台阶上。踝关节处于背屈位时快速进行跖屈运动。特别注意踝关节达到背屈的瞬间进行快速的跖屈提踵

参考文献

[1] Edama M, et al：The twisted structure of the human Achilles tendon. Scand J Med Sci Sports 25:497-503, 2015

[2] 江玉睦明, 他：腓腹筋内側頭のストレッチング方法の検討—アキレス腱のねじれ構造に着目して. スポーツ障害 17:21-22, 2012

[3] Fukunaga T, et al：In vivo behaviour of human muscle tendon during walking. Proc Biol Sci 268:229-233, 2001

[4] Kudo S, et al: Determination of the fascicle length of the gastrocnemius muscle during calf raise exercise using ultrasonography. J Phys Ther Sci 27:3763-3766, 2015

III B 踝关节背屈受限的解剖学分析

本节涉及的人体运动结构
▶ 距骨前脂肪垫
▶ 胫腓前韧带
▶ 拇长屈肌
▶ 趾长屈肌
▶ Kager's 脂肪垫

　　踝关节（距小腿关节）由胫骨下端、内踝、外踝组成的关节窝（榫眼）和作为关节头嵌入的距骨体组成。当踝关节进行背屈运动时，距骨不仅向上方旋转还会向后方进行滑动。当距骨的这一运动受到阻碍时，踝关节的背屈也会受限。

　　临床中，踝关节背屈经常引起踝关节前方的阻滞感或疼痛感。我们需要将踝关节的前方因素与后方因素分开进行分析。

踝关节的前方

距骨前脂肪垫、伸肌腱与关节囊

　　图 2.71 为距骨前脂肪垫的前方由浅入深进行解剖的结构。

　　图 2.71a 为除去小腿前部的小腿筋膜和足背筋膜并保留**伸肌上支持带**的结构。胫骨前肌肌腱、拇长屈肌肌腱、趾长屈肌肌腱等通过伸肌上支持带到达足背。

　　图 2.71b 为伸肌上支持带向内侧翻转的结构。**拇长屈肌肌腱**、腓深神经和胫前动、静脉形成的血管神经束、**趾长伸肌肌腱**以及第 3 腓骨肌肌腱通过踝关节的前方。翻开胫骨前肌腱、拇长伸肌肌腱、趾长伸肌肌腱（**图 2.71c**）、胫前动脉和腓深神经（**图 2.71d**），可见足背深层肌肉**拇短伸肌**与趾短伸肌肌腱从跟骨前部背面向外侧面走行。踝关节的关节囊前方有距骨前脂肪垫分布。

▶距骨前脂肪垫的功能

　　距骨前脂肪垫是存在于踝关节的关节囊前部与伸肌肌腱之间的脂肪组织。踝关节进行背屈运动时，距骨向上方旋转。走行于踝关节前方的伸肌肌腱在踝背屈位时与起始点之间的距离缩短，因此肌腱的紧张度会下降，踝关节与肌腱之间的间隙也会增加。相反，踝关节趾屈位时伸肌肌腱紧张，会对踝关节产生压迫。

　　踝关节的前部伸肌肌腱与踝关节之间经常会出现这种较强的力学应激现象。因此，为了从力学应激中保护肌腱和关节囊，肌腱具备了腱鞘而关节囊前方则有了距骨前脂肪垫结构。实际用超声进行观察后发现，背屈运动时伸肌肌腱会浮离胫骨，而距骨前脂肪垫会滑入这一空隙当中。

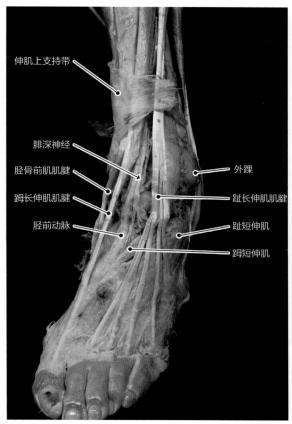

a：小腿前面

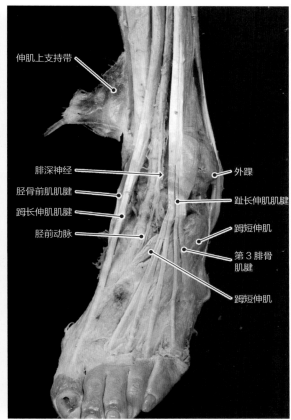

b：伸肌上支持带向内侧翻转

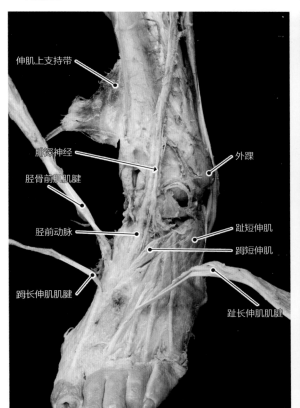

c：将趾长伸肌肌腱向外侧、胫骨前肌肌腱与踇长伸肌肌腱向内侧翻转

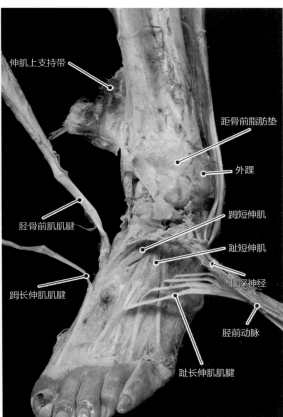

d：胫前动脉、腓深神经向外翻转，暴露胫骨前脂肪垫

图 2.71 踝关节（距小腿关节）前方

胫腓前韧带

图 2.72 为强化踝关节前部的韧带解剖结构。将包裹着韧带的关节囊，从韧带处切开后呈现。小腿远端前方，将胫骨远端与腓骨的外踝相连接的组织称为胫腓前韧带。

胫腓前韧带与胫、腓骨后方的胫腓后韧带一起强化下胫腓关节（**下胫腓韧带复合体**）的连接。踝关节背屈运动时距骨会向后方滑动，此时距骨体的前部会陷进榫眼（踝关节的关节窝）中。相比于距骨体的后部，距骨前部更为宽大，所以踝关节背屈时榫眼会根据距骨体的滑动向左右延宽。也

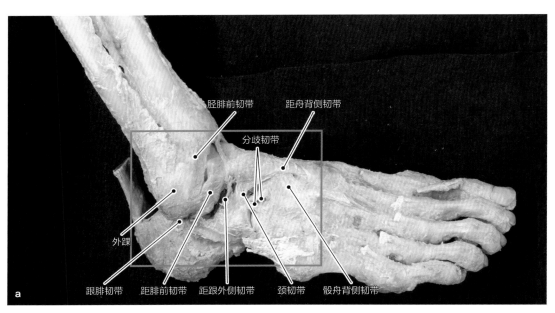

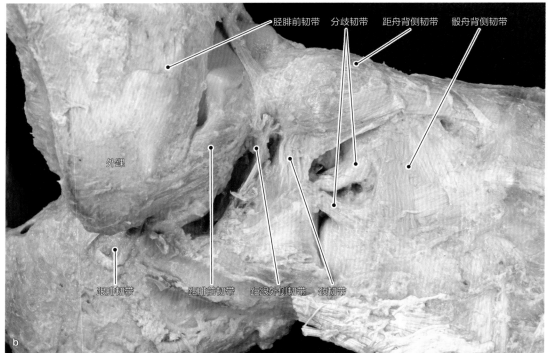

图 2.72 强化踝关节前方的韧带

a：外侧面
b：a 图中方框的放大图，可见胫腓前韧带附着于外踝方向

就是说胫骨和腓骨的胫腓韧带复合体的连接部位会相互远离。胫腓前韧带紧张，使距骨体挤压榫眼的左右臂使关节的连接加强，从而提高了踝关节的稳定性。相反，跖屈时较小的距骨体后部会进入榫眼中，将榫眼结构填充以提高踝关节的稳定性。此时胫骨后肌也会起作用，**胫骨后肌**是起始于胫骨和腓骨的踝关节跖屈肌。该肌可使踝关节跖屈的同时将榫眼的宽度缩窄。

背屈时胫腓前韧带会对榫眼的变化起到制动作用。**胫腓前韧带**损伤时，胫骨与腓骨之间的距离会容易增宽，虽能增加踝关节的背屈活动度，但同时也会增加该关节的不稳定性，容易导致**退行性踝关节炎**的发生。

当踝关节发生骨折脱位，用螺钉将胫骨和腓骨固定住时，因胫腓韧带复合体无法分离，会发生踝关节背屈受限的现象。有时我们可观察到胫腓前韧带远端有过度增生的纤维束（basset 韧带）出现。当远端存在 basset 韧带时，在踝关节背屈的过程中该韧带可能会被夹入关节窝与距骨头之间。

踝关节的后方

图 2.73 以肌肉为中心将踝关节后方的结构解剖。可观察到属于小腿深层屈肌群的**跛长屈肌**、**趾长屈肌**以及属于腓骨肌群的**腓骨短肌**，前两者之间有**胫神经**走行。

跛长屈肌

踝关节后方组织导致的背屈受限，应以跛长屈肌为中心进行分析。从腓骨中部起始的**跛长屈肌**，走行通过踝关节的后方。胫骨的远端有**跛长屈肌腱沟（内踝沟）**，具有踝关节跖屈功能的跛长屈肌，在踝关节背屈时沿着内踝沟向远方滑动。跛长屈肌向远方滑动可维持踝关节后方的柔韧性，并能维持距骨的后方滑动状态。当跛长屈肌本身出现挛缩时，会使肌腱无法顺利滑动，最终导致踝关节背屈受限。

跛长屈肌的内侧有胫神经、胫后动静脉和趾长屈肌（图 2.73a）。跛长屈肌的外侧有**腓骨短肌**，表面有 Kager's 脂肪垫（图 2.75），而深部则是关节囊后部。因这种位置关系，当各组织间的结缔组织密度过高时，会使跛长屈肌的滑动性下降。除此之外，跛长屈肌还具有其与腓骨短肌之间的筋膜（**小腿后肌间隔**）起始的肌束结构（图 2.73c）。

趾长屈肌

趾长屈肌起始于胫骨体中部后方下行于小腿的后内侧（图 2.73a）。在踝关节的后方，趾长屈肌与跛长屈肌、胫骨后肌、胫神经、胫后动静脉一起通过位于屈肌支持带深部的**跗管结构**（图 2.73a，图 2.88 →第 252 页）。动静脉与末梢神经的周围有丰富的脂肪结缔组织，在踝关节损伤后的固定期，为了防止该结缔组织发生硬化，有必要进行足趾的运动以保持趾长屈肌和跛长屈肌的滑动性。

腓骨短肌

腓骨短肌起始于腓骨体远端外侧面，肌腹沿小腿外侧达外踝后方，下行于腓骨长肌的深层，越过外踝后方后变为腱性结构终止于第 5 跖骨的底部。腓骨短肌下行于小腿外侧时，肌腹通过筋膜与**跛长屈肌肌腱**相连接（图 2.74a）。跛长屈肌与腓骨短肌之间也有丰富的**脂肪结缔组织**（图 2.74b）。

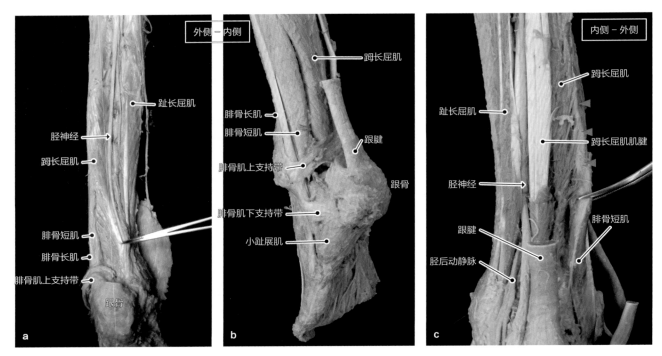

外侧 - 内侧

趾长屈肌

胫神经

踇长屈肌

腓骨短肌

腓骨长肌

腓骨肌上支持带

跟骨

踇长屈肌

腓骨长肌

腓骨短肌

腓骨肌上支持带

腓骨肌下支持带

小趾展肌

跟腱

跟骨

a

b

内侧 - 外侧

踇长屈肌

趾长屈肌

胫神经

跟腱

胫后动静脉

踇长屈肌

踇长屈肌肌腱

腓骨短肌

c

图 2.73 踇长屈肌、趾长屈肌和腓骨短肌的位置关系

a：左下肢小腿深层屈肌群。踇长屈肌与趾长屈肌之间有胫神经和胫后动静脉走行

b：左下肢小腿深层屈肌群的远端

c：右下肢小腿深层屈肌群，踇长屈肌还具有与腓骨短肌之间的筋膜（小腿后肌间隔）起始的肌束（◀）

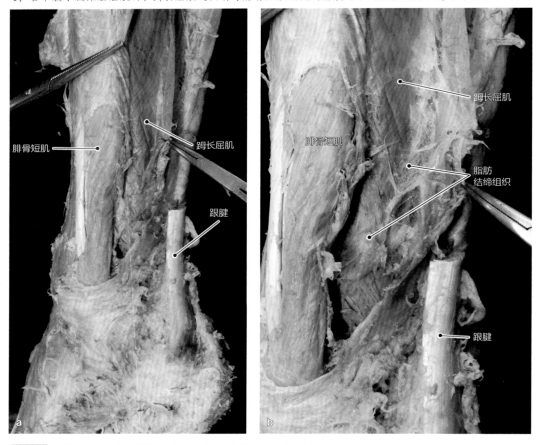

腓骨短肌

踇长屈肌

跟腱

腓骨短肌

踇长屈肌

脂肪结缔组织

跟腱

a

b

图 2.74 踇长屈肌与腓骨短肌之间的脂肪结缔组织（左下肢）

a：小腿后外侧

b：用组织钳将踇长屈肌的筋膜夹起，可见到该肌肉与腓骨短肌之间存在的脂肪结缔组织

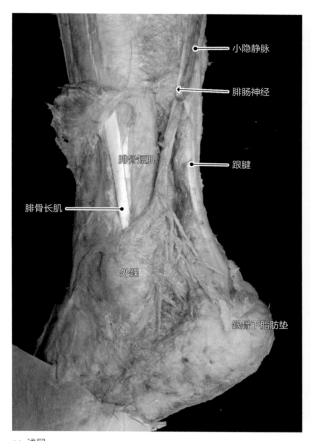

小隐静脉

腓肠神经

腓骨短肌

腓骨长肌

跟腱

外踝

跟骨下脂肪垫

a: 浅层

小隐静脉

腓骨短肌

腓肠神经

腓骨长肌

跟腱

外踝

跟骨下脂肪垫

b: a 图的放大图

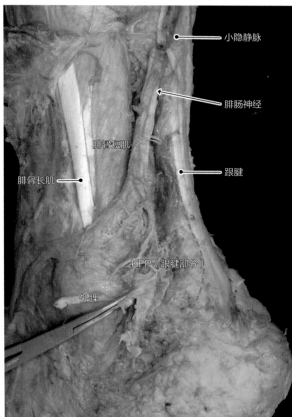

小隐静脉

腓肠神经

腓骨短肌

腓骨长肌

跟腱

KFP（跟腱部分）

外踝

c: Kager's 脂肪垫（KFP）周围的放大图，腓肠神经周围的小腿结缔组织表层脂肪垫将 KFP 划分

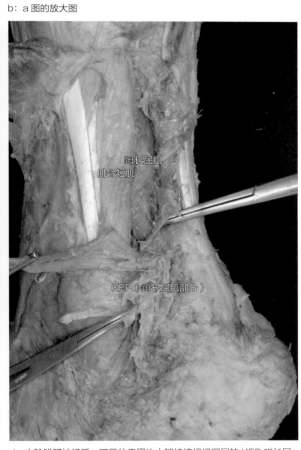

姆长屈肌

腓骨短肌

KFP（姆长屈肌部分）

d: 去除腓肠神经后，可见位于周边小腿结缔组织深层的 KFP 姆长屈肌部分

图 2.75 左下肢踝关节外侧面

Kager's 脂肪垫

Kager's 脂肪垫（KFP）是位于跟腱深层的脂肪组织，分为跟腱深层的**跟腱部分**、跛长屈肌表面的**跛长屈肌部分**，以及位于跟腱附着处深部在跟骨后上方的**跟骨楔型部分**（图 2.75、2.76）。

KFP 跟腱部分同跟腱一起被包裹在周围的结缔组织中。该结缔组织的深处也有脂肪组织，该部位就是 KFP 的跛长屈肌部分。踝关节进行背屈运动时，跟腱到踝关节运动轴之间的距离比跛长屈肌远，因此背屈运动时跟腱的远处滑行距离较跛长屈肌更长。此时 KFP 内的跟腱部分与跛长屈肌部分之间也会产生相对滑动，这一部分的滑动性降低也会引起踝关节的背屈受限。

后方关节囊

后方关节囊较薄，其深层有**距腓后韧带**。当这一软而薄的关节囊与跛长屈肌之间的脂肪结缔组织出现增生时，跛长屈肌肌腱的滑动性就会降低。

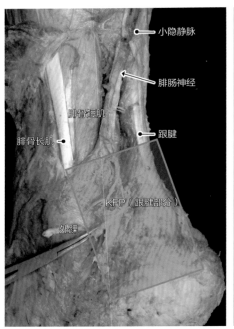

a：红框区域为扫描部位

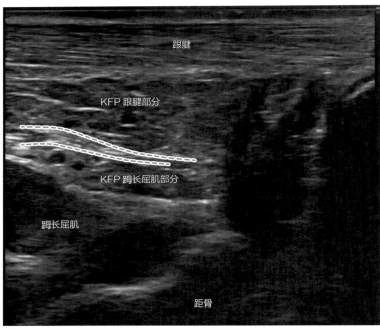

b：超声图像

图 2.76 KFP 的超声图像

a：红色范围为超声扫描部位
b：KFP 内可观察到线条状的高回声信号（虚线），该结缔组织将 KFP 分为跟腱部分与跛长屈肌部分

距骨前脂肪垫与蹈长屈肌的治疗性运动

对踝关节背屈受限的治疗性运动分为以**距骨前脂肪垫**为中心的针对踝关节前方结构的手法，以及**蹈长屈肌**为中心的针对踝关节后方结构的手法。

为改善距骨前脂肪垫的滑动性，治疗师需将手指从胫骨前肌的内侧与趾长伸肌肌腱外侧的深部之间探入，并配合踝关节的跖屈、背屈运动使其滑动（**图2.77**）。

为改善蹈长屈肌的滑动性，治疗师先仔细触诊蹈长屈肌、趾长屈肌和腓骨短肌之间的位置关系，再将手指放置于肌间隙对蹈长屈肌进行牵伸并滑动KFP（**图2.78**）。

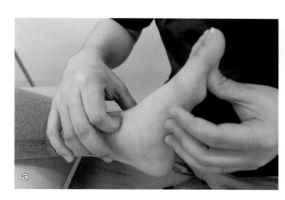
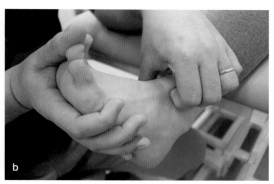

图2.77　距骨前脂肪垫、胫骨前肌肌腱和趾长伸肌滑动性的改善手法

a：治疗师从胫骨前肌内侧触诊距骨前脂肪垫，边上下滑动边使受试者进行踝关节的跖屈、背屈运动
b：治疗师从趾长伸肌外侧触诊距骨前脂肪垫，边上下滑动边使受试者进行足趾的屈曲、伸展运动

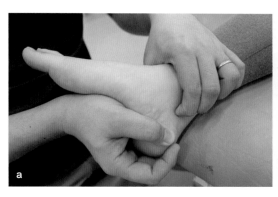
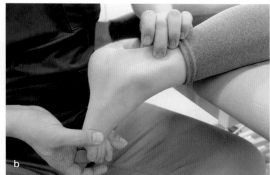

图2.78　KFP和蹈长屈肌与腓骨短肌之间的滑动性的改善手法

a：治疗师将手指压在趾长屈肌与蹈长屈肌之间的KFP处，使受试者进行踝关节的跖屈、背屈运动，反复改善KFP的滑动性
b：治疗师将手指置于蹈长屈肌与腓骨短肌之间，使受试者反复进行足趾的跖屈、背屈运动

参考文献

[1] Bassett FH, et al: Talar impingement by the anteroinferior tibiofibular ligament. A cause of chronic pain in the ankle after inversion sprain. J Bone Joint Surg Am 72: 55-59,1990

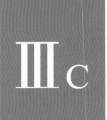

III C 踝关节内翻不稳的解剖学分析

本节涉及的人体运动结构
► 距腓前韧带
► 跟腓韧带
► 距腓后韧带
► 腓骨长、短肌

踝关节的结构中包含内踝与外踝，因为外踝比内踝长，所以踝关节的活动度也是内翻大于外翻。制衡踝关节的内翻不稳定的结构，主要由**外侧副韧带**和**腓骨肌群**组成。

作为静态支撑结构的外侧副韧带

外侧副韧带由距腓前韧带、跟腓韧带、距腓后韧带三种结构组成。

距腓前韧带

距腓前韧带（**图 2.79**）是连接外踝前缘与距骨颈外侧的关节囊纤维层的增厚部分。从其走行可看出其对踝关节的跖屈与内翻起到制动的作用。距腓前韧带是外侧副韧带结构中最短且最为脆弱的部分，在踝关节内翻扭伤时经常会出现距腓前韧带的损伤。江玉等人发现有不少个体的距腓前韧带分成了两个部分。

距骨颈附着部有一个叫**跗骨窦**的结构形成连接距下关节的凹陷与顶棚。顶棚结构下方的凹陷中有**距跟骨间韧带**，接近其附着部的跟骨前方背面有趾短伸肌和踇短伸肌的起始部。

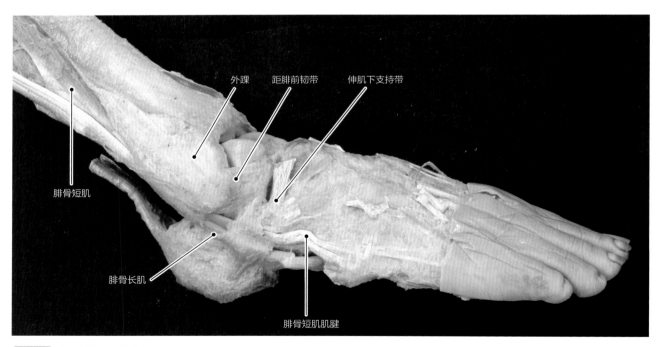

图 2.79 距腓前韧带的走行

从踝关节外侧面展示的解剖结构

跟腓韧带

跟腓韧带（图 2.80）是从外踝的下端到跟骨外侧面走行的条索状韧带。该韧带位于关节囊的外侧并具有很强的韧性。跟腓韧带的走行存在一定的个体差异，有平行于腓骨长轴走行的案例，也有呈 60° 向后倾斜走行的案例。因此，该韧带一直被认为是在踝背屈位时起到内翻制动作用的韧带，但有一部分案例显示该韧带在跖屈位时也能起到内翻制动的作用。

距腓后韧带

距腓后韧带（图 2.81）是连接外踝窝与距骨后外结节的韧带。同样也具有很强的韧性，在背屈位时对距骨的后方滑动起到制动作用，且背屈内翻时该韧带张力明显增高。该韧带出现损伤的概率相对较低。

组成外侧副韧带的三条韧带，在外踝附着处通过纤维束相互连接。近年有研究者提出因外伤导致的距腓前韧带功能下降，可能也会影响跟腓韧带与距腓后韧带的功能。

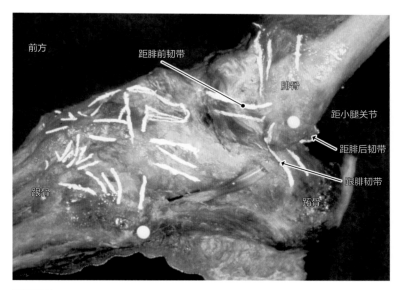

图 2.80　跟腓韧带

左足跟外侧韧带。从外踝分出距腓前韧带、跟腓韧带、距腓后韧带。这三条踝关节韧带合称为外侧副韧带

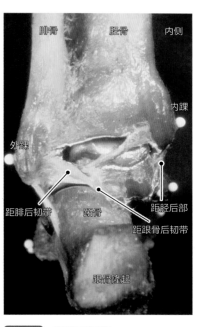

图 2.81　距腓后韧带

左足跟后侧韧带

作为动态支撑结构的腓骨肌群

　　腓骨长肌从腓骨头及腓骨体的近端起始下行，在小腿的远端变成腱性结构，在外踝后方改变方向，转向前方骰骨底部，经过骰骨时再次改变方向，向足底远端内侧斜向走行。

　　腓骨短肌起始于腓骨体的远端，同腓骨长肌一起下行，于外踝后部改变方向，向前走行并终止于第 5 跖骨底（**图 2.82**）。

　　腓骨长肌与腓骨短肌的肌腱均在外踝后部转向前方，起到足部相对小腿向前方移位的制动作用（**图 2.83**）。在足底部分，因走行于踝关节的外侧，对内翻也能起到制动作用。简而言之，腓骨肌群会对踝关节的内翻不稳定起到重要的制动作用。

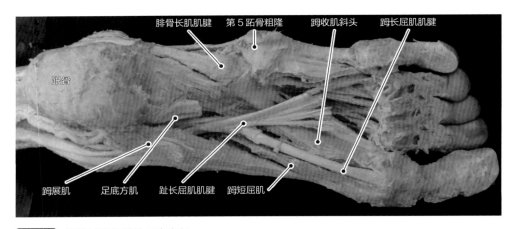

图 2.82　腓骨长肌肌腱的足底走行

腓骨长肌肌腱在骰骨下方转向第 1 跖骨底，斜行于趾长屈肌肌腱的深部远端内侧，横跨足底

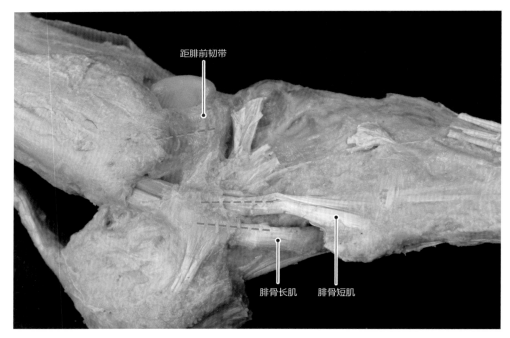

图 2.83　腓骨肌群于距腓前韧带的走行

腓骨肌与距腓前韧带对足部的倾斜角度相似，两者同样具有对足部内翻的制动作用

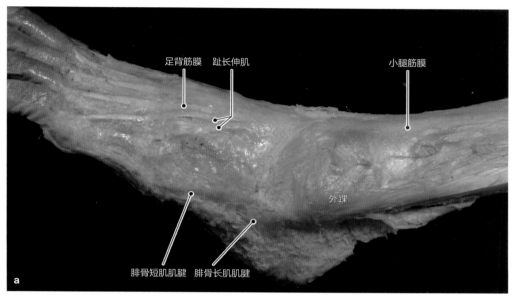

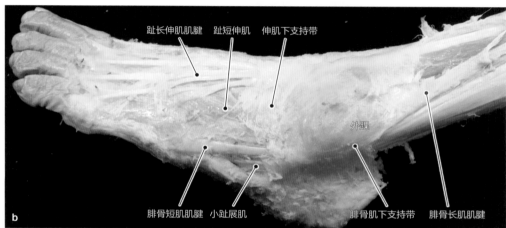

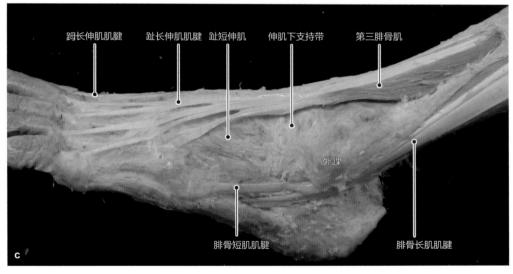

图 2.84 腓骨肌群（足的外侧面）

a：足部被筋膜包绕的状态，从外踝的远端可推测出腓骨短肌肌腱与腓骨长肌肌腱的位置

b：去除筋膜。腓骨肌肌腱被伸肌下支持带与腓骨肌下支持带覆盖

c：去除腓骨肌下支持带。腓骨短肌附着于第 5 跖骨底部，腓骨长肌绕至足底

2

Ⅲ 踝关节和足部

足的内翻不稳与跗骨窦

考虑足的内翻不稳定时，不应只局限于踝关节。考虑距骨相关其他关节的活动度也很重要。

本文中将距骨相关的关节分为踝关节、距下关节、距跟关节、距舟关节四个部分。距下关节位于踝关节的正下方，由距骨与跟骨相应的后关节面组成（图 2.85）。**距跟关节**由距骨和跟骨相应的前、中关节面组成。**距舟关节**则由距骨头与舟状骨组成（图 2.85）。在解剖学上距跟关节与**距舟关节**被合称为距跟舟关节。

距下关节与距跟关节之间有**距跟骨间韧带**（图 2.85），可对距跟舟关节的内翻起到制动作用。距跟骨间韧带埋在跗骨窦中，后方连接穿通跗管的姆长屈肌腱鞘，前方连接伸肌下支持带以及趾短伸肌的附着部。

对踝关节起到跖屈内翻制动作用的距腓前韧带（图 2.79 →第 246 页），在踝关节内翻扭伤时极易出现损伤。该组织损伤后如不进行充分的康复运动会导致内翻不稳定性的隐患，容易出现反复内翻扭伤的情况，即**慢性踝关节不稳**（CAI）。对于距跟舟关节的内翻制动，外侧距跟韧带与颈韧带（距跟骨间韧带的远端，连接距骨颈外部与跟骨体前端的组织）也起到重要作用（图 2.72 →第 240 页）。这些组织均位于跗骨窦的附近，因此跗骨窦是否存在压痛可作为内翻不稳程度的重要指标之一。

笔者利用超声对外踝前方的距跟关节进行检查，通过测量内翻时关节面的分离程度作为距跟关节不稳程度的评估指标（图 2.86）。

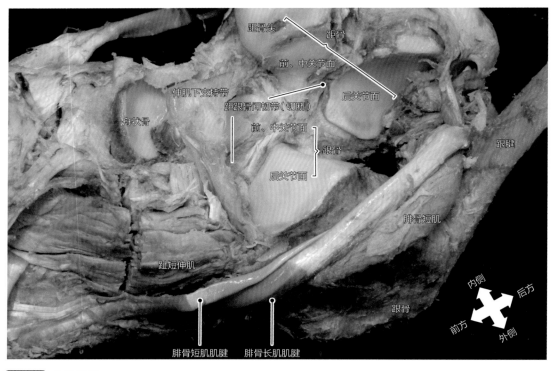

图 2.85 距下关节

将距骨向内侧翻转。从外侧观察，可见趾短伸肌附着部与伸肌下支持带，其深层可见被切断的距跟骨间韧带

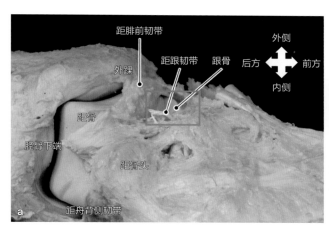
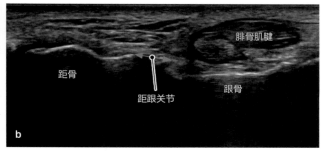

图2.86 距跟关节的超声图像

a：红色方框为扫描范围
b：存在踝关节不稳，超声下距跟关节的关节面分离（←→）可达 1.7 mm 以上

腓骨长肌和腓骨短肌的治疗性运动

稳定踝关节内翻的制动结构较少，因此提高腓骨长肌与腓骨短肌的功能是非常重要的。腓骨长肌与腓骨短肌均具有使踝关节外翻的作用。腓骨长肌还会横跨足底，因此也会影响足的旋内动作。在对**腓骨短肌**进行训练时，治疗师在第 5 跖骨处给予阻力，令受试者进行足部的外旋抗阻运动（**图2.87a**）。对**腓骨长肌**进行训练时，引导受试者将足置于外旋位后对跗趾进行负重状态的**提踵训练**（**图 2.87b、c**）

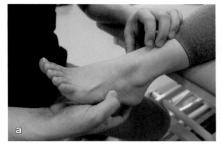
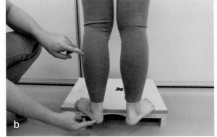
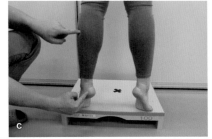

图2.87 腓骨长肌和腓骨短肌的训练

a：腓骨短肌的训练。第 5 跖骨处给予阻力，进行足部的外旋运动
b、c：受试者在足部外旋状态下进行提踵训练。对跗趾进行负重状态的提踵训练，可更好地激活腓骨长肌

参考文献

[1] Edama M, et al：The effect of differences in the number of fiber bundles of the anterior tibial ligament on ankle braking function: a simulation study. Surg Radiol Anat 41:69-73,2019

[2] Edama M, et al：Morphological features of the anterior talofibular ligament by the number of fiber bundles. Ann Anat 216:69-74,2018

[3] Edama M, et al：The effects on calcaneofibular ligament function of differences in the angle of the calcaneofibular ligament with respect to the long axis of the fibula: a simulation study. J Foot Ankle Res 10:60,2017

[4] Yamaguchi R, et al：Anatomy of the Tarsal Canal and Sinus in Relation to the Subtalar Joint Capsule. Foot Ankle Int 39:1360-1369,2018

[5] Akuzawa H, et al：The influence of foot position on lower leg muscle activity during a heel raise exercise measured with fine-wire and surface EMG. Phys Ther Sport 28:23-28, 2017

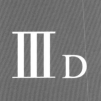

小腿内侧疼痛的解剖学分析

反复跑步或跳跃，容易引起小腿内侧疼痛。这种现象被命名为胫骨中部应力综合征（MTSS），是最具代表性的跑动受限情况。针对该问题的治疗性运动，涉及足部结构排列的矫正、小腿各肌肉柔韧性的提高以及跑动姿势的改善等方面。

详细评价小腿内侧哪一部位是疼痛的来源，有助于为MTSS的各种结构原因进行分类。

比目鱼肌与趾长屈肌

小腿内侧相关肌群主要为**小腿屈肌群**（浅层肌包括腓肠肌与比目鱼肌，深层肌包括趾长屈肌、跨长屈肌和胫骨后肌）。其中，起始于MTSS疼痛区域的胫骨内侧缘远端1/3~1/2部位的是**比目鱼肌与趾长屈肌**（**图 2.88**），这两个肌肉的紧张度增加会引起同侧**牵拉应激**。比目鱼肌的起始部位于近端，趾长屈肌的起始部位于相对远端。因此，MTSS发生疼痛的部位较近端时应怀疑比目鱼肌的问题，疼痛部位在相对远端时则应考虑趾长屈肌的相关问题。

在MTSS病例中，用超声观察压痛部位的深部组织结构时，能观察到趾长屈肌位于疼痛部位的情况较为常见。江玉等人对MTSS发病部位的附着肌肉进行肉眼解剖观察后发现，虽然存在一些性别个体差异，但能观察到趾长屈肌的情况占绝大多数。

也就是说，MTSS疼痛部位的肌肉是趾长屈肌的情况占多数。但考虑到肌肉的大小及发病的潜在原因，比目鱼肌的重要性也绝对不容忽视。

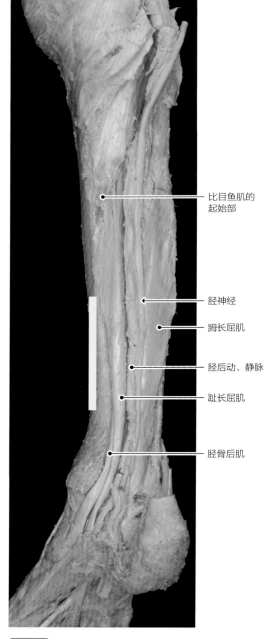

比目鱼肌的起始部

胫神经

跨长屈肌

胫后动、静脉

趾长屈肌

胫骨后肌

图 2.88 趾长屈肌与比目鱼肌的起始部

黄线表示MTSS的疼痛区域。跨长屈肌的走行离胫骨较远

小腿横肌间隔

比目鱼肌与**小腿深屈肌群**由**小腿横肌间隔**分开（图2.89、2.90）。小腿横肌间隔向内移行包绕胫骨形成骨膜。后方为小腿横肌间隔，前方为小腿骨间膜，内侧是胫骨，外侧由腓骨包绕形成的空间是**后深骨筋膜鞘**，该区域有小腿深屈肌群走行。当各种原因导致后深骨筋膜鞘内组织出现异常，使小腿横肌间隔发生牵拉应激时，疼痛会通过骨膜传导至胫骨内侧缘。

踇长屈肌与胫骨后肌

踇长屈肌与胫骨后肌并非起始于胫骨内侧缘，但可能会通过横肌间隔引起MTSS。

跑步时会产生踝关节背屈运动、距下关节内旋和外旋运动以及跖趾关节剧烈的伸展运动。踝关节背屈运动时具有跖屈作用的小腿屈肌群会发生**牵拉应激**。距下关节的内旋运动时具有外旋作用的小腿深层屈肌群会产生离心性收缩。跖趾关节进行剧烈的伸展运动时，足趾屈肌群会产生较强的离心性收缩。不管是哪一种运动，小腿深层屈肌群都会产生过度的牵拉应激现象。趾长屈肌的牵拉应激会直接传递至胫骨内侧缘，而**踇长屈肌与胫骨后肌**则通过横肌间隔间接传递至胫骨内侧缘，导致相应部位产生疼痛现象。

胫骨后肌位于趾长屈肌与踇长屈肌的深层（图2.91），在内踝的后方穿出至浅层（图2.88）。MTSS中偶尔会有内踝近端疼痛的情况。此时疼痛产生的原因可能为胫骨后肌。

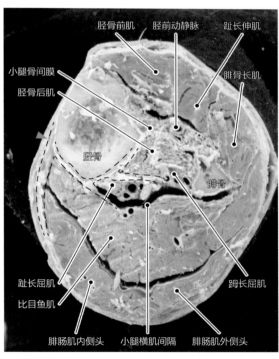
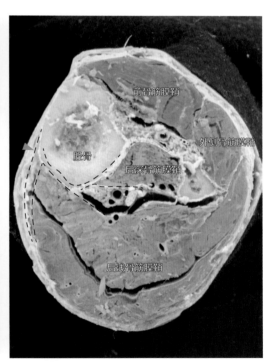

a：小腿横断面　　　　　　　　　　　　　　　b：a图的筋膜鞘

图2.89　小腿的水平断面

小腿三头肌的筋膜与深层屈肌群的筋膜向内汇合（▶）形成骨膜

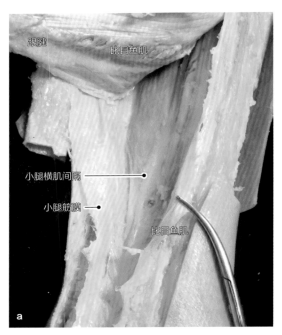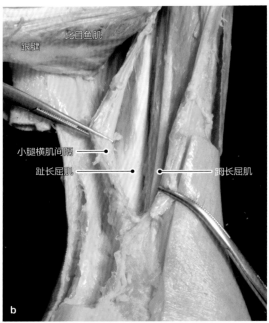

图 2.90 小腿横肌间隔与小腿深层屈肌群

a：将小腿后方浅层的比目鱼肌向上翻开。比目鱼肌与后深骨筋膜鞘内包含的小腿深层屈肌群被小腿横肌间隔分隔

b：切开小腿横肌间隔，可见深层屈肌群中的跨长屈肌与趾长屈肌。胫骨后肌位于这两个肌肉的深层

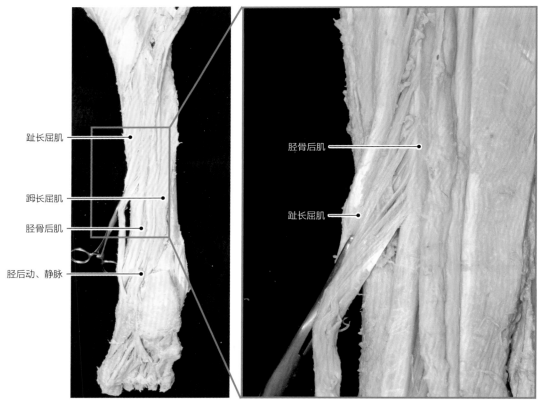

a：小腿后方深层　　　　　　b：a 图的放大图

图 2.91 胫骨后肌

去除小腿横肌间隔。胫骨后肌起始于骨间膜的后部上半部分胫、腓骨相接处，胫骨后肌的终止腱经内踝后方走行于足底内侧部。趾长屈肌的肌腹起始于胫骨后肌肌腱。因此，胫骨后肌的挛缩可能会导致趾长屈肌的肌腹被拉向近端

MTSS 的治疗性运动

关于 MTSS，不仅要对直接附着于疼痛部位的比目鱼肌与趾长屈肌进行治疗，还需对胫骨后肌与蹬长屈肌进行治疗。伴发小腿横肌间隔疼痛时还应对同侧筋膜进行治疗。

笔者对 MTSS 进行治疗时，采用放松**趾长屈肌**和直接移动**小腿横肌间隔**的手法（**图 2.92**）。应考虑不同肌肉导致的压痛部位的差异（比目鱼肌与趾长屈肌会分别导致胫骨内侧缘近端和远端疼痛，胫骨后肌会导致内踝近端疼痛），根据疼痛部位可推测出导致疼痛的原发肌肉。

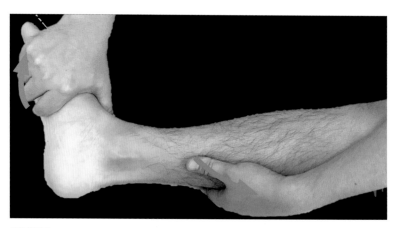

图 2.92 趾长屈肌的牵伸

受试者的踝关节与足趾处于伸展位，治疗师将趾长屈肌向近端外侧方向移动，牵拉趾长屈肌的肌腹

参考文献

[1] Edama M, et al: Gender differences of muscle and crural fascia origins in relation to the occurrence of medial tibial stress syndrome. Scand J Med Sci Sports 27:203-208,2017

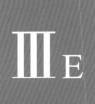

足跟痛的解剖学分析

本节涉及的人体运动结构
▶ 跟骨下脂肪垫
▶ 跟内、外侧支
▶ 足跟管

足跟痛是局限于足跟部疼痛的总称。如步行、跳跃等负重运动会使足跟部组织受到压缩应激，步行和跑步也会使足底筋膜受到较强的牵张应激。这种机械性应激导致足跟部组织的结构或功能被破坏时就会引起疼痛。

例如跟骨骨骺炎（Sever's 病）等成长期骨软骨障碍，竞技运动所致的**足底筋膜炎**，跟骨下脂肪垫受损或走行于足跟部的神经卡压等均会导致足跟痛。足底筋膜炎会在下一节进行介绍（→第264页）。本节主要对跟骨下脂肪垫及分布于跟部的神经进行描述。

跟骨下脂肪垫的结构与功能

跟骨下脂肪垫是包绕跟骨足底面的皮下结缔组织，位于表皮、真皮与足底筋膜之间（图2.93、2.94）。与上肢和腹部的皮下脂肪组织不同，跟骨下脂肪垫具有足跟部特有的力学结构与功能。跟骨下脂肪垫会随着负重出现形态的变化，起到跟骨与地面之间的缓冲作用，吸收和缓冲地面对跟骨及周边组织产生的机械性冲击。

跟骨下脂肪垫是蜂窝状的脂肪组织，由致密结缔组织包围形成的一个个**腔室**内填充纤维性脂肪组织而构成。腔室壁与足底的筋膜和真皮组织相连，周围分布的丰富的血管网能给跟骨下脂肪垫提供营养。

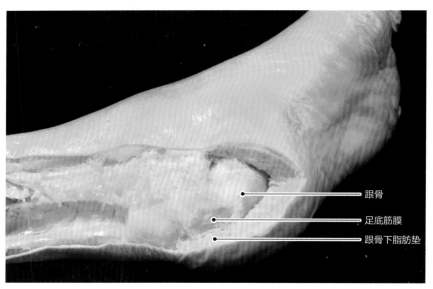

跟骨

足底筋膜

跟骨下脂肪垫

a：可见跟骨的底部由较厚的脂肪层（跟骨下脂肪垫）包绕

图2.93 跟骨下脂肪垫的位置与功能

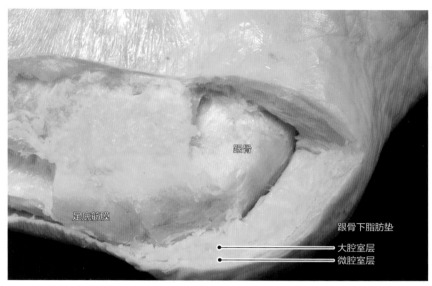

b: a 图中跟骨下脂肪垫的放大图。跟骨下脂肪垫的浅层可见微腔室，深层则有大腔室

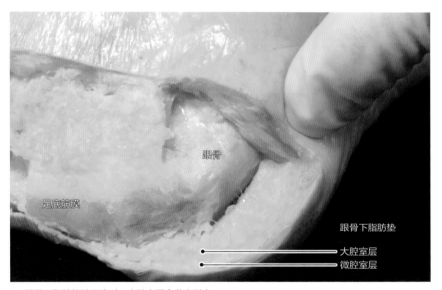

c: 跟骨下脂肪垫被压迫时，大腔室层会发生形变

图 2.93　（续）跟骨下脂肪垫的位置与功能

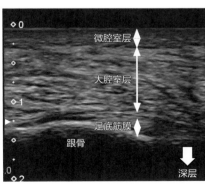

a: 非压迫时

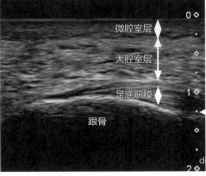

b: 压迫式

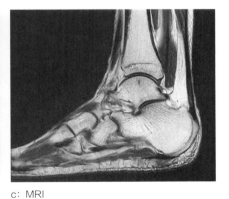

c: MRI

图 2.94　跟骨下脂肪垫的超声图像与 MRI

　确认跟骨下脂肪垫的厚度。超声检查可测量受压时脂肪垫的厚度，从而判断脂肪垫的柔软性

2

Ⅲ
踝关节和足部

因具有这种蜂窝状结构，即便受到负重时腔室内的脂肪组织也不会被压散，维持缓冲垫般的力学作用。腔室的大小在跟骨下脂肪垫的深层（近足底筋膜侧）与浅层（近表皮侧）有所不同，深层为**大腔室层**而浅层为**微腔室层**（图 2.93、2.94）。虽然两者均具有缓冲作用，但大腔室层的缓冲作用更为显著。

足跟痛患者分为跟骨下脂肪垫过薄者与过厚者。两种情况下的脂肪垫均失去了原有的弹性及缓冲能力，因此均容易导致足跟痛的发生。

足跟部分布的神经

足跟部由**胫神经**的跟内侧支（图 2.95）与**腓肠神经**的跟外侧支（图 2.96）支配。

跟内侧支从足跟内侧分布至足底部，由胫神经分支而来，通过姆展肌的表层深入跟骨下脂肪垫（图 2.95）。由胫神经分出的部位存在一定的个体差异，如分支部位在跟管下方时，跟内侧支不通过足跟管直接到达足跟部；但分支部位在足跟管内（图 2.95）或者在足跟管上方时，跟内侧支需经过足跟管达到足跟部。因此，有些踝管综合征患者也会出现足跟痛的症状。

跟外侧支由腓肠神经分出，于跟骨外侧面走行至底部（图 2.96）。由足底外侧神经分出的跟外侧支在姆展肌的深部向内走行，于足底方肌和趾短屈肌之间横穿跟骨的前方，到达足底外侧并支配小趾展肌。由于该神经在足跟部横穿足底，因此跟外侧支也是足跟痛的重要来源之一。

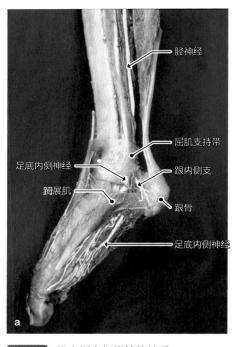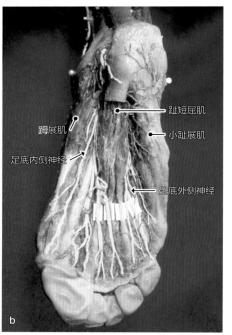

图 2.95 跟内侧支与跗管的关系

a：切除屈肌支持带的跗管部分
b：翻开足底筋膜，露出趾短屈肌、跗管以及分布于足底的血管和神经
由胫神经分支的跟内侧支通过屈肌支持带（由小腿深筋膜连续而来的结缔组织被膜）的深层（跗管）到达足跟部

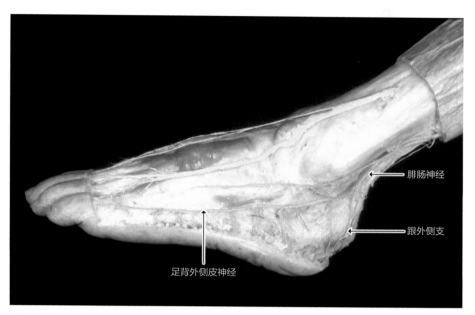

图 2.96　跟外侧支

跟部外侧至底部的皮下由腓肠神经分出的跟外侧支支配

跟骨下脂肪垫的治疗性运动

　　跟骨下脂肪垫的治疗性运动的目的在于恢复跟骨下脂肪垫的柔软性与厚度。为增加跟骨下脂肪垫的柔软性，可采取按摩的方法。防止跟骨下脂肪垫因负重导致过度分散，进行肌内效贴的治疗也是一种有效的方法（**图 2.97**）。

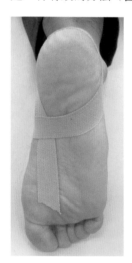

图 2.97　跟骨下脂肪垫对应的肌内效贴治疗

第 1 跖骨头外侧至跟部内侧带的张力贴附，有助于维持支撑相后期的足跟离地。后将肌内效贴围绕跟骨下脂肪垫将其包向足跟底部，有助于防止足跟负重状态下的脂肪垫过度分散

参考文献

[1] Blechschmidt E: The structure of the calcaneal padding. Foot Ankle 2:260-283,1982

[2] Jahss MH, et al: Investigations into the fat pads of the sole of the foot: anatomy and histology. Foot Ankle 13:233-242,1992

[3] Hsu CC, et al: Microchambers and macrochambers in heel pads: are they functionally different? J Appl Physiol 102:2227-2231,2007

[4] Davis TJ, et al: Branches of the tibial nerve: anatomic variations. Foot Ankle Int 16:21-29,1995

[5] Louisia S, et al: The medial and inferior calcaneal nerves: an anatomic study. Surg Radiol Anat 21:169-173,1999

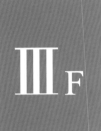

足弓功能下降的
解剖学分析

Ⅲ**F**

本节涉及的人体运动结构

▶ 跨展肌、小趾展肌
▶ 跨收肌
▶ 跟舟足底韧带
▶ 足底长韧带
▶ 胫骨前、后肌
▶ 跨长屈肌
▶ 趾长、短屈肌
▶ 腓骨长肌

足部有 3 个弓形结构（图 2.98）。这些弓形结构可以起到分散负重、缓冲冲击力的作用，并且在步行时可辅助产生前进方向的推进力。弓形结构被破坏是引起足部功能障碍的重要原因之一，它不仅会导致足部的负重能力降低，也会诱发膝关节、髋关节以及腰部的疼痛，其影响不局限于足部。

足部的弓形结构

内侧纵弓从后向前由跟骨、距骨、舟状骨、内侧楔骨、第 1 跖骨按顺序组合而成，是最高的一个弓形结构，其顶端为**距骨**。

外侧纵弓从后向前由跟骨、骰骨、第 5 跖骨按顺序组合而成，其弓形结构的顶端为**骰骨**。

横足弓包括由 5 根跖骨形成的前足部，以及由内侧、中间、外侧楔骨及骰骨形成的中足部。前、中部横足弓的顶点分别为**第 2 跖骨、中间楔骨**。

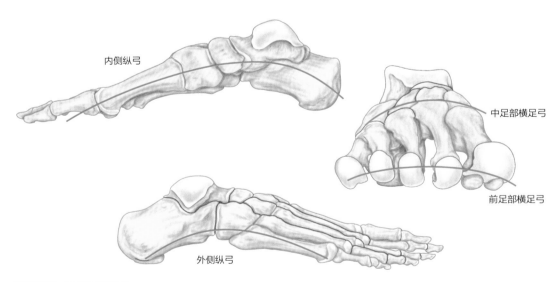

内侧纵弓

中足部横足弓

前足部横足弓

外侧纵弓

图 2.98 足部弓形结构

负重对应的足部运动

足部由 7 块跗骨和 5 块跖骨组成，各关节的活动度由相应的韧带与肌肉进行制动。负重时足部内旋，**前足部**（跖骨）与**中足部**（3 块楔骨、舟状骨、骰骨）在跖屈时相对于**后足部**（距骨、跟骨）进行背屈、外展，内侧纵弓变低（**图 2.99**）。分析足弓的功能减低时，掌握对前足部与中足部背屈、外展和足部内旋起到制动作用的肌肉和韧带是非常重要的。

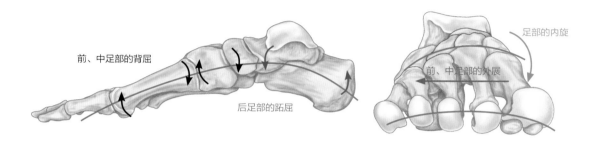

前、中足部的背屈　　后足部的跖屈　　足部的内旋　　前、中足部的外展

图 2.99 负重时足弓的变化

足部的外翻制动

踝内侧韧带

踝关节的内侧韧带又称**三角韧带**，由 4 个纤维束组成，分别是**胫距前部**、**胫舟部**、**胫跟部**和**胫距后部**（**图 2.100**）。踝内侧韧带的每一个部分都可对后足部内旋起到较强的制动作用。

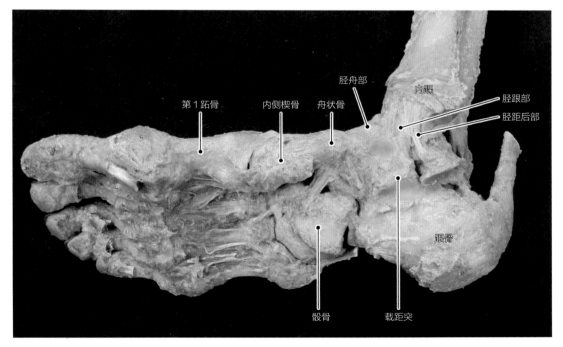

第 1 跖骨　　内侧楔骨　　舟状骨　　胫舟部　　内踝　　胫跟部　　胫距后部　　骰骨　　载距突　　跟骨

图 2.100 踝内侧韧带（三角韧带）

胫骨后肌

胫骨后肌走行于内踝的后方，通过踝管向前下方走行附着于舟状骨后（**图 2.101**），其肌腱继续向足底面延伸直至内侧楔骨（**图 2.103**）。少部分胫骨后肌的肌腱可继续向足底前外侧方向延伸，到达中间、外侧楔骨及骰骨，甚至第 2~3 跖骨。

胫骨后肌具有内翻作用，负重位时该肌肉不仅能使内侧纵弓上升，还具有维持足跟部横足弓的作用。该肌出现功能障碍时称为**胫骨后肌功能不全**，因无法维持内侧纵弓的正常结构，会导致**扁平足**的发生。

胫骨前肌

走行于小腿前方的胫骨前肌肌腱在依次通过内踝和舟状骨的前方后，附着于内侧楔骨的内侧面至第 1 跖骨的底面（**图 2.101**）。胫骨前肌的收缩可使足部发生内翻，对内侧纵弓起到支撑作用。

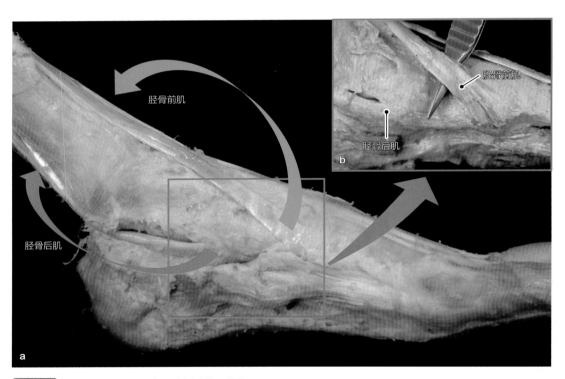

图 2.101 胫骨后肌与胫骨前肌对内侧纵弓的作用

胫骨后肌具有将舟状骨底部向上方牵拉的作用，胫骨前肌具有将舟状骨内侧向上方卷起的作用

小趾展肌

小趾展肌（**图 2.102**）是位于足部外侧缘第 1 层的长肌，走行通过小趾近节趾骨底和周边的足底筋膜（腓侧筋膜），附着于第 5 跖骨粗隆。小趾展肌在外踝的后方向前下走行，与同样附着于第 5 跖骨粗隆的腓骨短肌肌腱一同起到维持外侧纵弓的作用。负重位小趾展肌起作用时**跖跗关节**会产生内翻运动，同时对足外翻产生制动作用，具有维持内侧纵弓稳定性的功能。

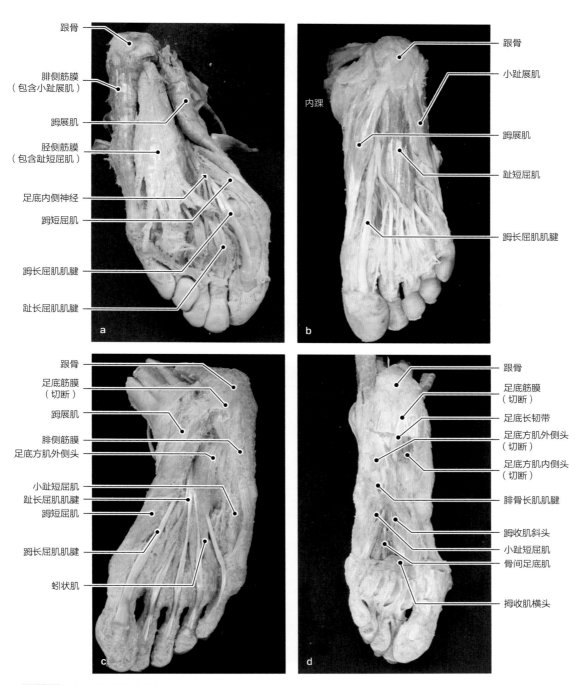

跟骨

腓侧筋膜
（包含小趾展肌）

踇展肌

胫侧筋膜
（包含趾短屈肌）

足底内侧神经

踇短屈肌

踇长屈肌肌腱

趾长屈肌肌腱

跟骨

小趾展肌

踇展肌

趾短屈肌

踇长屈肌肌腱

内踝

跟骨

足底筋膜
（切断）

踇展肌

腓侧筋膜

足底方肌外侧头

小趾短屈肌

趾长屈肌肌腱

踇短屈肌

踇长屈肌肌腱

蚓状肌

跟骨

足底筋膜
（切断）

足底长韧带

足底方肌外侧头
（切断）

足底方肌内侧头
（切断）

腓骨长肌肌腱

踇收肌斜头

小趾短屈肌

骨间足底肌

拇收肌横头

图 2.102　足底弓形支撑结构

a：足底表层，剖出足底筋膜（胫侧筋膜和腓侧筋膜）
b：去除足底筋膜，可观察到趾短屈肌、其内侧的踇展肌以及外侧的小趾展肌
c：去除趾短屈肌，剖出踇长屈肌肌腱、趾长屈肌肌腱以及足底方肌
d：去除踇展肌、小趾展肌、足底方肌，可观察到踇收肌的横头与斜头

趾长屈肌与踇长屈肌

　　趾长屈肌与踇长屈肌（**图 2.102c**）虽具有使踝关节内翻的作用，但其附着于足趾，故对足部弓形结构的影响没有胫骨前、后肌那么明显。两者均通过内踝后方转向前下方走行，紧贴内侧纵弓下方进入足底。踇长屈肌在内侧纵弓的下方通过距骨的内侧结节、跟骨的载距突和内侧楔骨下方。由此可见，为了稳固内侧纵弓的结构，保证充分的趾长屈肌与踇长屈肌的肌力是十分必要的。

2

Ⅲ

踝关节和足部

前足部、中足部的背屈制动

足底筋膜

足底筋膜是覆盖足内肌群底部的强韧的腱膜，由**胫侧筋膜**与**腓侧筋膜**两部分组成。胫侧筋膜覆盖趾短屈肌，腓侧筋膜覆盖小趾展肌（**图 2.102a**）。胫侧筋膜比腓侧筋膜更为强韧。通常书中记载的足底筋膜是指胫侧筋膜。腓侧筋膜虽小但也是一个不可忽视的稳定存在。

在负重状态时，足底筋膜起到对前足部与中足部的背屈制动作用，且具有维持内侧、外侧纵弓的功能。

趾短屈肌与足底方肌

趾短屈肌起自跟骨粗隆的下方并连于第 2~5 趾（**图 2.102b**），周边被足底筋膜（胫侧筋膜）所包裹（**图 2.102a**）。因趾短屈肌起始部的部分组织连于足底筋膜，趾短屈肌收缩时会使足底筋膜的张力增高，维持纵弓结构。另一方面，**足底方肌**（**图 2.102c**）起自跟骨粗隆下方内侧突与外侧突并向前方走行，附着于趾长屈肌肌腱的外侧缘。两肌的走行与足底筋膜相同，故与足底筋膜一样起到维持内侧、外侧纵弓的作用。

腓骨长肌

腓骨长肌（**图 2.103**）下行于外踝的后方，紧贴骰骨下方深入足底，具有维持外侧纵弓的作用。因在足部下方横跨足底直至第 1 跖骨，故具有维持横足弓使足外翻的作用。同时因其可使第 1 跖骨发生跖屈，也起到维持内侧纵弓的作用。

足底长韧带

足底长韧带（**图 2.103**）是连接跟骨粗隆的下方、骰骨和跖骨的较长且强韧的韧带，是所有足底韧带中位于最浅层的韧带。与足底筋膜相同，负重时起到对前足部与中足部的背屈制动作用，还具有维持内侧、外侧纵弓的作用。足底长韧带的背侧有腓骨长肌的肌腱通过。

跗收肌

跗收肌（**图 2.102d**）分为**斜头**和**横头**。因两者均横跨足底，具有维持横足弓的作用。特别是具有较大体积的斜头，附着于第 1 跖骨头底部的外侧籽骨之上可使第 1 跖骨跖屈，故也具有维持内侧纵弓的作用。

前足部、中足部的背屈和外翻制动

跗展肌

跗展肌（**图 2.102b**）位于足底**跗趾鱼际**的第 1 层。跗展肌起自足底内侧缘，是足底内在肌中体积最大的肌肉。它终止于第 1 跖骨底部的内侧籽骨，因具有使跖骨跖屈的功能，故可对负重时的跖骨背屈起到制动作用。因其位于足底的内侧，负重时还具有对中足部外翻的制动作用。

跟舟足底韧带

　　跟舟足底韧带（图 2.103、2.104）又称**弹簧韧带**，连接跟骨与足舟骨起到向底部和内侧牵拉的作用，具有对前足部与中足部的背屈、外翻制动作用。该韧带分为**内侧上部、内侧底部**和**下底部**。特别是内侧上部可支撑距骨头的内侧面，对内侧纵弓具有重要的支撑作用。

　　弹簧韧带的上部较为平坦，有纤维软骨组织覆盖，其上方载有距骨头。弹簧韧带于内侧纵弓的最高位维持足弓结构。一直以来弹簧韧带都被认为短而强韧，其内具有丰富的弹性纤维，但根据 Davis 等人对尸体足部进行解剖，对弹簧韧带的机械特性进行研究后发现，其结构与名称大相径庭，仅由弹性较低的组织构成。

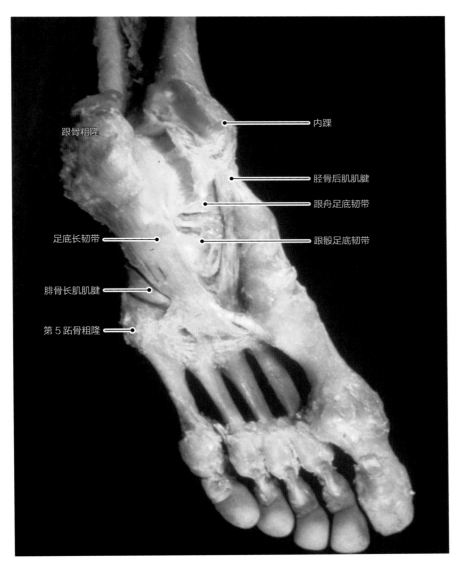

图 2.103　浅层足底韧带

足底长韧带起始于跟骨粗隆，向远端延伸至距骨的底部。腓骨长肌肌腱从足的外侧缘向内转入足底，紧贴足底长韧带的上方，斜向横跨足底到达第 1 跖骨底部。足底长韧带的内侧可见跟舟足底韧带的下底部和内侧底部。腓骨肌肌腱通过踝管到达足底，后沿着跟舟足底韧带的内侧缘到达腓骨长肌肌腱的终止部

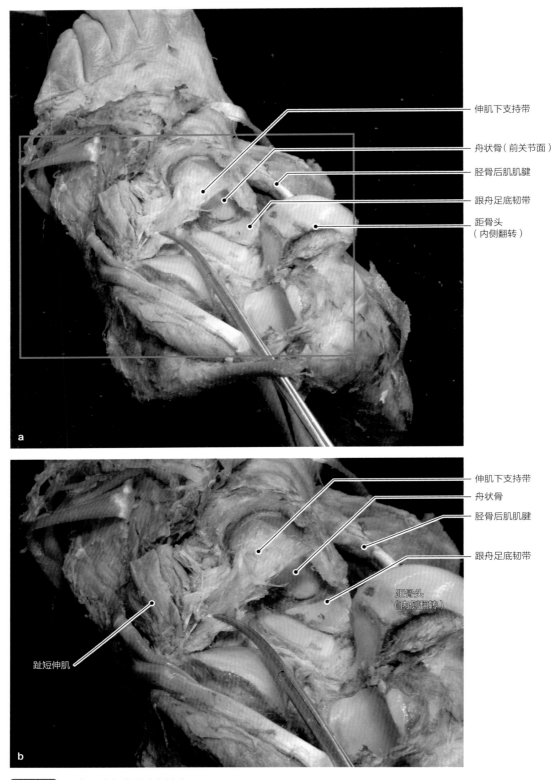

图中标注（a 图）：
伸肌下支持带
舟状骨（前关节面）
胫骨后肌肌腱
跟舟足底韧带
距骨头（内侧翻转）

图中标注（b 图）：
伸肌下支持带
舟状骨
胫骨后肌肌腱
跟舟足底韧带
距骨头（内侧翻转）
趾短伸肌

图 2.104　跟舟足底韧带的内侧上部

a：翻开距骨，暴露跟距关节与距骨下关节，可确认各关节面结构
b：a 图中方框的放大图。在舟状骨的底部近端可观察到跟舟足底韧带的内侧上部

足弓的治疗性运动

足外在肌包括横跨踝关节并支撑足弓结构的胫骨前肌、胫骨后肌、腓骨长肌、蹈长伸肌、趾长伸肌等。足内在肌包括踝关节远端的蹈展肌、小趾展肌、趾短屈肌、蹈长屈肌、足底方肌等。

维持足弓结构的治疗性运动主要有针对足外在肌、足内在肌的训练，以及改善足部静态支撑结构的鞋垫疗法。对足内在肌与足外在肌的训练需要治疗师的指导。对单个足内在肌进行收缩运动较为困难，所以对内在肌进行训练时常采用**缩足练习**的方法。该方法具有促进蹈展肌收缩的功能（**图2.105**）。

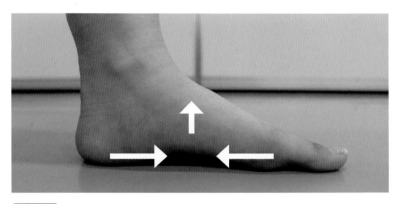

图2.105　缩足练习

受试者在不屈曲足趾的前提下，使跖骨头接近跟骨并抬高足弓。运动时要注意使足跟与蹈趾鱼际始终紧贴地面进行

参考文献

[1] Schünke M, et al（著），坂井建雄，他（監訳）：プロメテウス解剖学アトラス 解剖学総論運動器系．第3版，p470，医学書院，2017

[2] Hiramoto Y:Shape of the fibular part of the plantar aponeurosis in Japanese. Okajimas Folia Anat Jpn 60:329-338,1983

[3] Harish S, et al: Sonography of the superomedial part of the spring ligament complex of the foot : a study of cadavers and asymptomatic volunteers. Skeletal Radiol 36:221-228,2007

[4] Davis WH, et al: Gross, histological, and microvascular anatomy and biomechanical testing of the spring ligament complex. Foot Ankle Int 17:95-102,1996

[5] Kitaoka HB, et al: Stability of the arch of the foot. Foot Ankle Int 18:644-648,1997

[6] Taniguchi A, et al: Anatomy of the spring ligament. J Bone Joint Surg Am 85:2174-2178,2003

[7] 奈良勲（シリーズ監修），野村嶬（編）：標準理学療法学・作業療法学 専門基礎分野 解剖学．第5版，医学書院，2020

2

Ⅲ

踝关节和足部

第3章

躯干

I ▶ 头颈部

I_A 吞咽功能障碍的解剖学分析

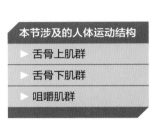

本节涉及的人体运动结构
▶ 舌骨上肌群
▶ 舌骨下肌群
▶ 咀嚼肌群

　　吞咽时舌骨和喉头上抬的状况常能从外部被观察到，是吞咽发生时的标志。**舌骨和喉头的上抬**，从吞咽期起始一直持续，并作为吞咽期各项运动的前提发挥着重要的作用（**图 3.1**）。与舌骨和喉头的运动（上抬和下降）有关的是上下夹着舌骨的**舌骨上肌群**和**舌骨下肌群**（**图 3.2**）。

　　吞咽功能障碍由各种各样的原因产生，应根据各种原因制订对应的方法以提高治疗效果。在临床上治疗师的治疗方案包括：①对患者**舌骨上、下肌群等**的治疗性运动；②对患者在准备进行摄食吞咽和摄食吞咽时**训练适合的姿势**。接下来将介绍实施①所必要的解剖学知识，以及②中的注意事项。

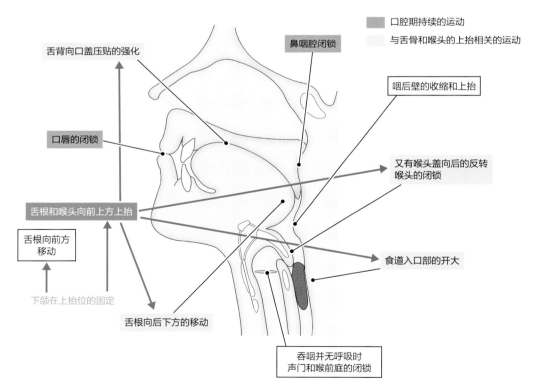

图 3.1 吞咽伴有的舌骨、喉头的上抬和吞咽期的运动

颈前部的解剖结构

颈前部正中且颈前部长轴颅侧 1/3 高处附近，可触及**喉结**（图 **3.3**，图 3.7 →第 275 页），再向侧面能触及甲状软骨上缘。在甲状软骨上缘的上方并行的是**舌骨**。从喉结到甲状软骨正中线由上向下触摸有凹陷，凹陷的下面是轮状软骨。**轮状软骨**在颈前部正中线上颈前部长轴的 1/2 高度附近。但是，喉结的突出有性别差异，与男性不同，女性多不明显。当喉结的突出不明显时，其在轮状软骨处容易被触及。

颈前部能被触及的甲状软骨和轮状软骨在喉头的前面，吞咽时会上下移动。轮状软骨的下方与气管软骨相连。

舌骨上肌群

颈前部头、下颌骨和舌骨之间有**舌骨上肌群**，舌骨和胸骨、锁骨、肩胛骨间有**舌骨下肌群**。（图 **3.2**）

舌骨上肌群由**下颌二腹肌**、**茎突舌骨肌**、**下颌舌骨肌**、**颏舌骨肌** 4 条肌肉组成（图 **3.4**，表 3.1 →第 277）。舌骨上肌群在吞咽时使舌骨上抬，进而通过甲状舌骨肌（舌骨下肌）的收缩在喉头上抬时也能发挥作用（图 **3.5a**）。这些肌肉中，虽有从体表难以触及的，但多数仍可从体表触及。

诱发咽下反射的场合，一般沿肌束平行进行刺激。另外，有研究报道对肌肉施加的各种治疗手法中，施加与肌束垂直的刺激也有效果。为了高效实施这些操作，有必要充分理解触诊的部位和肌束的走行。

下颌二腹肌（图 3.4a、3.4d）

下颌二腹肌由中间腱连接的前腹和后腹构成。在下颌角内侧走行的后腹的后部难以被触及，但其余的部分由于存在于体表附近因而易被触及。

茎突舌骨肌（图 3.4a、3.4b）

茎突舌骨肌在下颌二腹肌后腹颅侧的略深层，与下颌二腹肌中间腱和后腹并行，从体表难以被触及。

下颌舌骨肌（图 3.4a、3.4b、3.4d）

下颌舌骨肌肌腹分为在下颌二腹肌前腹深层的部分，以及下颌二腹肌前腹的内侧和外侧体表附近的部分，后者可从体表触及。下颌舌骨肌的左右肌腹在前正中线附近形成薄的板状缝线，在尾端结合呈凸起的拱状。治疗师理解这个形状，可为触诊提供帮助。

颏舌骨肌（图 3.4c、3.4d）

颏舌骨肌位于下颌舌骨肌的深部，比下颌舌骨肌厚（图 **3.6**），呈纺锤状。因此，治疗师透过较薄的下颌舌骨肌，能触及颏舌骨肌的肌腹。

3

I

头颈部

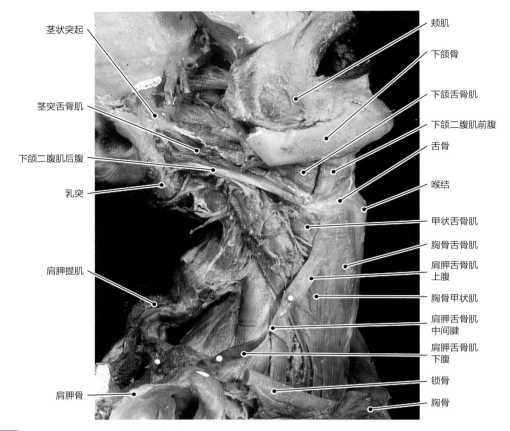

茎状突起
茎突舌骨肌
下颌二腹肌后腹
乳突
肩胛提肌
肩胛骨

颊肌
下颌骨
下颌舌骨肌
下颌二腹肌前腹
舌骨
喉结
甲状舌骨肌
胸骨舌骨肌
肩胛舌骨肌上腹
胸骨甲状肌
肩胛舌骨肌中间腱
肩胛舌骨肌下腹
锁骨
胸骨

图 3.2 与舌骨、喉头的运动有关的肌肉

舌骨上肌群：下颌二腹肌前腹、下颌二腹肌后腹、茎突舌骨肌、下颌舌骨肌。颏舌骨肌未显示
舌骨下肌群：胸骨舌骨肌、肩胛舌骨肌、甲状舌骨肌、胸骨甲状肌

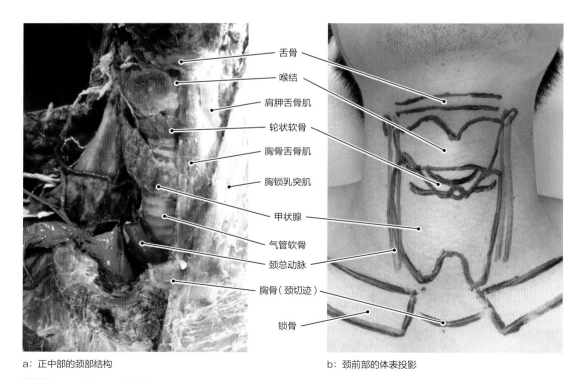

舌骨
喉结
肩胛舌骨肌
轮状软骨
胸骨舌骨肌
胸锁乳突肌
甲状腺
气管软骨
颈总动脉
胸骨（颈切迹）
锁骨

a：正中部的颈部结构

b：颈前部的体表投影

图 3.3 颈前部皮下的结构

正中部的颈部、头部结构的一侧被剖出，并与从体表可触及喉头的部位进行对照

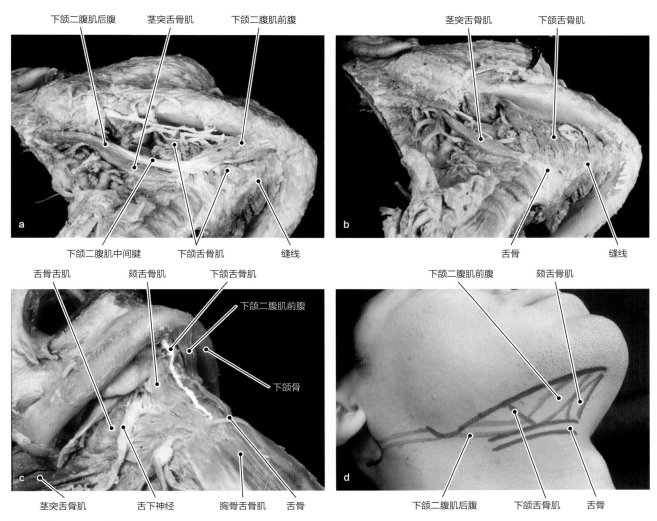

下颌二腹肌后腹　　茎突舌骨肌　　下颌二腹肌前腹

茎突舌骨肌　　下颌舌骨肌

下颌二腹肌中间腱　　下颌舌骨肌　　缝线

舌骨　　缝线

舌骨舌肌　　颏舌骨肌　　下颌舌骨肌

下颌二腹肌前腹

下颌骨

下颌二腹肌前腹　　颏舌骨肌

茎突舌骨肌　　舌下神经　　胸骨舌骨肌　　舌骨

下颌二腹肌后腹　　下颌舌骨肌　　舌骨

图 3.4　舌骨上肌群

a：舌骨上肌群的浅层。解剖出下颌二腹肌、茎突舌骨肌、下颌舌骨肌
b：舌骨上肌群的中层。除去下颌二腹肌后解剖出茎突舌骨肌和下颌舌骨肌
c：舌骨上肌群的深层。除去右侧的下颌舌骨肌后解剖出颏舌骨肌
d：舌骨上肌群的体表投影。下颌二腹肌用红线、下颌舌骨肌用蓝线、颏舌骨肌用绿线表示

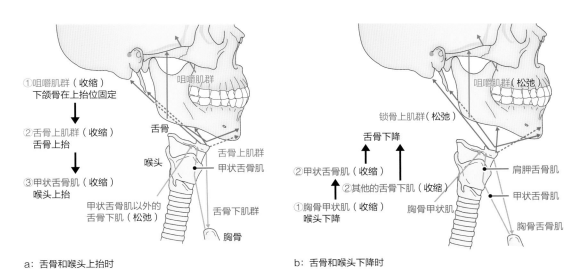

①咀嚼肌群（收缩）
下颌骨在上抬位固定

↓

②舌骨上肌群（收缩）
舌骨上抬

↓

③甲状舌骨肌（收缩）
喉头上抬

舌骨

喉头

甲状舌骨肌

舌骨上肌群

甲状舌骨肌以外的
舌骨下肌（松弛）

舌骨下肌群

胸骨

咀嚼肌群（松弛）

锁骨上肌群（松弛）

舌骨下降

②甲状舌骨肌（收缩）

②其他的舌骨下肌（收缩）

①胸骨甲状肌（收缩）
喉头下降

肩胛舌骨肌

甲状舌骨肌

胸骨甲状肌

胸骨舌骨肌

a：舌骨和喉头上抬时

b：舌骨和喉头下降时

图 3.5　舌骨、喉头上抬和下降时发挥作用的肌肉

3

Ⅰ

头颈部

273

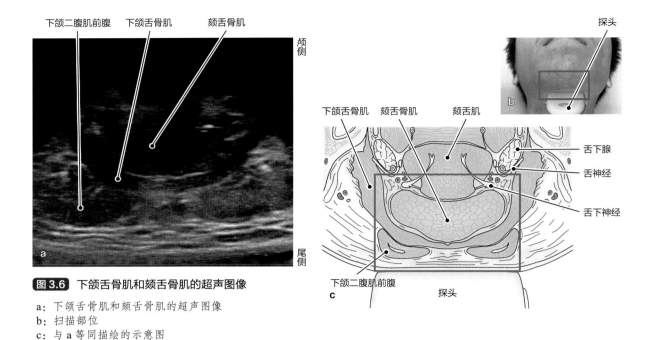

图 3.6 下颌舌骨肌和颏舌骨肌的超声图像

a：下颌舌骨肌和颏舌骨肌的超声图像
b：扫描部位
c：与 a 等同描绘的示意图
下颌舌骨肌的肌腹呈板状，尾部呈拱形。颏舌骨肌作为位于下颌舌骨肌正中部深部的肌肉被描出

舌骨下肌群

　　舌骨下肌群由**胸骨舌骨肌、肩胛舌骨肌、甲状舌骨肌、胸骨甲状肌** 4 条肌肉组成（**图 3.7，表 3.1→第 227 页**）。舌骨下肌群在舌骨上肌群松弛的状态下，整条肌肉收缩使舌骨和喉头下降（**图 3.5b**）。舌骨上肌群收缩，舌骨和喉头上抬时，舌骨下肌群除了甲状舌骨肌（收缩喉头上抬）外均松弛（**图 3.5a**）。

胸骨舌骨肌

　　胸骨舌骨肌是正中线稍外侧的最浅层的薄肌。其在甲状软骨和气管软骨的前方约 1 横指宽度覆盖并纵向走行。其肌腹的尾端在锁骨和胸骨的后方。

肩胛舌骨肌

　　肩胛舌骨肌是肩胛骨上缘和舌骨之间的薄的板状肌肉，由上腹和下腹组成（**图 3.2→第 271 页**）。这两部分由**中间腱**结合，整体向前内侧尾部的方向呈弓状凸起。肩胛舌骨肌的中间腱在胸锁乳突肌的稍深层走行，胸锁乳突肌的内侧是上腹，外侧是下腹且在体表附近。

甲状舌骨肌

　　甲状舌骨肌是连接甲状软骨和舌骨的肌肉。当舌骨上肌群收缩、舌骨上抬时，甲状软骨上抬具有使舌骨靠近的作用（**图 3.5a**）。甲状舌骨肌在胸骨舌骨肌和肩胛舌骨肌上腹的深层，其外侧未被其他肌肉覆盖的地方位于舌骨的下方。

胸骨甲状肌

胸骨甲状肌是连接胸骨和甲状软骨的肌肉，具有使甲状软骨下降的作用。胸骨甲状肌发挥作用时，甲状舌骨肌收缩、舌骨下降（**图 3.5b**）。

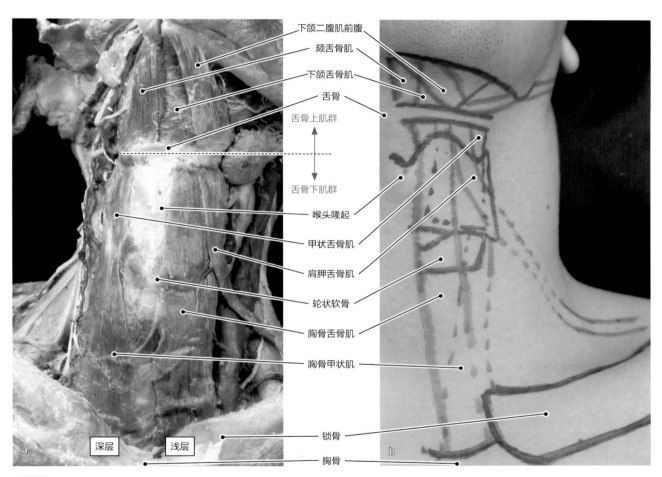

图 3.7 舌骨下肌群的位置和形态

a：从前面观察的舌骨下肌群。左前颈部浅层的舌骨下肌群被标出。右前颈部除去浅层的胸骨舌骨肌和肩胛舌骨肌，深部的舌骨下肌被标出

b：舌骨下肌群的体表投影。各肌存在于浅层的位置用虚线表示。实线的部分在皮下能被触及

咀嚼肌群

连接下颌骨和舌骨的舌骨上肌群，虽然有下降下颌骨和上抬舌骨的作用，但不能同时起作用。吞咽上抬舌骨时，有必要在咀嚼肌群的作用下使下颌骨固定在上抬位（**图 3.5a**）。因此，咀嚼肌群的功能低下导致下颌骨不能固定在上抬位，吞咽也不能顺利进行（**图 3.1 →第 270 页**）。

咀嚼肌中有位于颜面侧浅层的**咬肌**和**侧头肌**（**图 3.8a**，**表 3.1**），以及位于下颌骨内侧、颜面侧深层的**翼内肌**和**翼外肌**（**图 3.8b**，**表 3.1**）。

咬肌（图 3.8a）

咬肌是连接颊骨弓和下颌骨的肌肉，由**深部**和**浅部**组成。其浅部肌腹朝向尾端后方，其深部肌腹朝向尾端。其浅部由于未被其他肌肉覆盖，该肌腹整体在体表附近能被触及。其深部的大部分被浅部覆盖，未被其他肌肉覆盖的部分在下颌关节的前面。

咬肌可上抬下颌骨以咬合牙齿。

侧头肌（图 3.8a）

侧头肌从侧头骨的侧头窝和侧头筋膜起始，是向下颌骨突起的扇形肌肉。终止部位附近的肌腹由于位于颧骨颧弓的深层而难以被触及，其他的肌腹在体表附近易被触及。侧头肌也是**太阳穴部位**的肌肉。

侧头肌不仅发挥使下颌上抬闭颌的作用，而且其在水平方向走行的后部肌束发挥使下颌后退的作用。

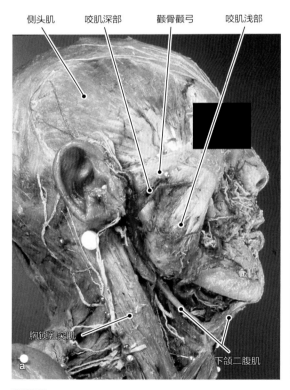

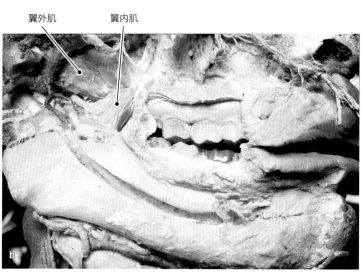

图 3.8 咀嚼肌群

a：咬肌和侧头肌是浅层的咀嚼肌群，在颜面的侧浅层
b：翼内肌和翼外肌是深层的咀嚼肌群，在下颌骨内侧。这两条肌肉都位于口腔的正后方

翼内肌（图3.8b）

翼内肌是位于下颌骨的内侧（深层）和翼外肌的尾侧的四角形肌肉。该肌肉从前颅侧向后尾侧连接蝶骨和下颌骨。由于其肌腹位于下颌骨的内侧而难以被触及。只有其位于下颌角内侧面终止部附近的肌腹才可能被触及。

翼内肌有使下颌骨上抬、拉向对侧的作用。

翼外肌（图3.8b）

翼外肌与翼内肌一样，是位于下颌骨的内侧（深层）的肌肉，位于翼内肌的颅侧。其近水平方向连接蝶骨和下颌骨，由**上头**和**下头**组成，整体呈前部范围大的三角形。其上头的肌束细，下头的肌束比上头的粗。

翼外肌有牵拉下颌前部的作用。

表3.1 与吞咽和咀嚼有关的肌群

	肌肉	起点	止点	支配神经	收缩 ⇒ 伸展动作	受损时受限的动作	临床相关
	胸锁乳突肌	**胸骨头**：胸骨柄上缘 **锁骨头**：锁骨内侧1/3	头颅的乳突和上项线外侧部	副神经 颈神经（C2~C3）	**两侧**：上位颈椎的伸展，下位颈椎的屈曲 **单侧**：向头颈部的反对侧回旋，向同侧的侧屈	**两侧**：上位颈椎的屈曲、下位颈椎的伸展 **单侧**：头颈部向同侧的回旋，向对侧的侧屈	根据头部的位置变化，作用也会发生改变
舌骨上肌群	下颌二腹肌	**前腹**：中间腱 **后腹**：侧头骨的乳突切迹	**前腹**：下颌骨的二腹肌窝 **后腹**：中间腱	**前腹**：下颌神经的下颌舌骨肌神经 **后腹**：颜面神经的下颌二腹肌支	固定下颌骨上抬舌骨 固定舌骨下降下颌	下降舌骨，上抬下颌	主要与开口和咽下有关。此外，支持口腔底部
	茎突舌骨肌	侧头骨茎突的基部后面	舌骨大角的基部	面神经的茎突舌骨肌支	向后方上抬舌骨	向尾前方拉动舌骨	
	下颌舌骨肌	下颌骨体内面的下颌舌骨肌线和舌下腺窝	舌骨体、正中的缝线（颏棘和舌骨体之间）	下颌神经的下颌舌骨肌神经	上抬舌骨 固定舌骨下降下颌	下降舌骨，上抬下颌	
	颏舌骨肌	下颌骨的颏棘	舌骨体的前面和上缘	舌下神经的颏舌骨肌支（C1~C2）	向头前方上抬舌骨 固定舌骨下降下颌	向尾后方下降舌骨，上抬下颌	
舌骨下肌群	胸骨舌骨肌	胸骨柄、胸锁关节的后面	舌骨体	颈神经（C1~C4）	向尾部拉动舌骨	向头部拉动舌骨	主要与下颌关节的开口和咽下有关
	肩胛舌骨肌	肩胛骨上缘（肩胛切痕的内侧）	舌骨体	颈神经（C1~C4）	向尾部拉动舌骨	向头部拉动舌骨	
	甲状舌骨肌	甲状软骨的斜线	舌骨体外侧部、大角	舌下神经的甲状舌骨肌支（C1~C2）	向尾部拉动舌骨，上抬甲状软骨	向颅侧拉动舌骨，下降甲状软骨	
	胸骨甲状肌	胸骨柄的后面	甲状软骨的斜线	颈神经（C1~C4）	向尾部拉动甲状软骨	向头部拉动甲状软骨	

	肌肉	起点	止点	支配神经	收缩 ⇒ 伸展动作	受损时受限的动作	临床相关
咀嚼肌群	咬肌	浅部：颊骨弓的前 2/3 的下缘和内面 深部：颊骨弓的后 2/3 的下缘，一部分作为侧头肌的终止腱	下颌骨下颌角的外侧面，浅部在咬肌粗面的下部，深部在颅侧	下颌神经的咬肌神经	上抬下颌骨，咬合牙齿（闭口）	下降下颌骨，开口	主要与下颌关节的闭合和牙齿的咬合相关。此外还与咽下和颈部姿势的保持也相关
	侧头肌	侧头窝，侧头肌膜深层的内面	颧骨颧弓的深层和下颌骨的内面	下颌神经的深层头神经	上抬下颌闭口，紧咬牙齿 后方向头后拉下颌骨	下降下颌骨，开口	
	翼外肌	上头：蝶骨的侧头窝 下头：蝶骨大翼的侧头下面	上头：下颌关节圆板，关节囊 下头：下颌骨下颌颈的翼突肌窝	下颌神经的外侧翼突肌神经	两侧：下颌骨全体向前动（开口时下颌头向前动） 单侧：下颌骨的前部向对侧移动	两侧：下颌骨整体向后面移动 单侧：下颌骨的前部向同侧移动	
	翼内肌	蝶骨的翼状窝和与之连接的上颌骨的一部分及翼突外侧板的下端	下颌骨下颌角翼内肌粗面	下颌神经的翼内肌神经	两侧：上抬下颌骨闭口紧咬牙齿 单侧：下颌骨向对侧移动	两侧：下降下颌骨 单侧：下颌骨向同侧移动	

不良姿势对吞咽的影响

　　各种原因（脑血管障碍、神经肌肉疾患、年老等）会使头颈部姿势保持困难，此时骨盆后倾，上部胸椎和下部颈椎屈曲，头关节（寰椎后头关节和寰枢关节）伸展（**头部在前姿势**）。头部在前姿势时，颈前部舌骨下肌群被牵拉产生反射性收缩，舌骨被牵拉向尾侧从而影响舌骨的上抬（**图 3.9**）。另外，这种牵拉通过前上方的舌骨上肌群传递到下颌骨，下颌骨后退、下降，影响上抬时的固定（**图 3.9**）。由于"下颌骨上抬位的固定"和"舌骨的上抬"被影响，导致吞咽功能受阻（**图 3.1** →第 270 页）。

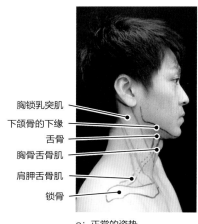
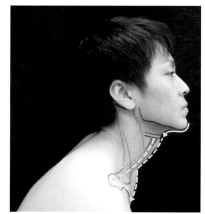

胸锁乳突肌
下颌骨的下缘
舌骨
胸骨舌骨肌
肩胛舌骨肌
锁骨

a: 正常的姿势　　　　　b: 不良姿势（头部在前姿势）

图3.9　**不良姿势对舌骨及下颌骨位置的影响**

下颌角、舌骨、锁骨用黑线表示，胸锁乳突肌用红线表示，肩胛舌骨肌用蓝线表示，胸骨舌骨肌用绿线表示
b 上部胸椎和下部颈椎的屈曲度增加，头关节伸展，颈前部伸展
⇒ 表示下颌被牵拉的方向，⇨ 表示舌骨被牵拉的方向。我们可根据这种姿势变化，来理解舌骨的下降

适合摄食吞咽训练的姿势

　　坐位姿势安全吞咽必要的 4 个要点：①点头位（头关节屈曲）；②躯干直立（上部胸椎、下部颈椎的伸展和骨盆的前倾）；③足跟放在膝关节与地面垂线的稍后方；④足底触地（**图 3.10**）。坐位是向后方倾斜的状态。此外，如果受试者有某侧麻痹，应向麻痹侧进行调整。即使是间接训练也和直接训练保持一致，另外注意不要误咽唾液，满足这 4 个要点是必要的。

　　图 3.11 表示足部的位置和头颈部、躯干的前后屈的运动关系。此图中还可明确，足跟放在膝部的稍后方和上部颈椎、头关节的屈曲，与不良姿势的改善和吞咽安全姿势的建立相关。

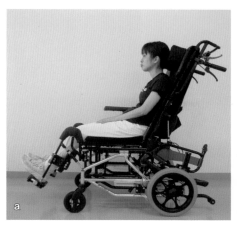
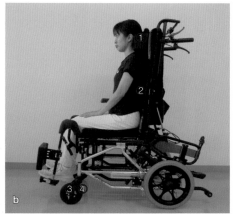

图 3.10　安全吞咽的 4 个要点

a：普通的斜躺轮椅坐位姿势
b：坐位姿势安全吞咽的 4 个要点：①点头位；②躯干直立；③足跟放在膝关节与地面垂线的稍后方；④足底触地

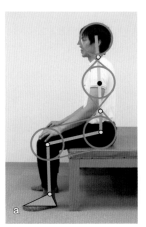
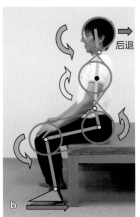
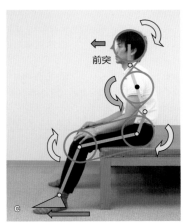

图 3.11　足部的位置与头颈部、躯干前屈后伸运动的关系

a：坐位姿势，将膝关节、骨盆、下部躯干、上部躯干、头部想象为滑轮
b：拉足向后，由于滑轮运动变成下颌后收的姿势（头部后退）
c：足部前移，由于滑轮的运动变成下颌前突的姿势（头部向前）

舌骨上肌群和舌骨下肌群的肌力增强训练

增强舌骨上肌群的肌力，使喉头上抬和食道入口部开大变得容易，可改善廓清咽部和食道的功能。虽然作为肌力增强训练的**头部上抬训练**广为人知，但其由于运动负荷量过大、对圆背等对象实施困难及在卧床时的实施率低等受人诟病。

因此，受试者采用坐位伸展下颌，治疗师的一只手放在实施对象的额头（**吞咽杠杆训练**）。在此状态下指示受试者用额头抵住治疗师的手（**图 3.12**），治疗师施加使受试者做等长收缩的阻力，此时的阻力方向指向头后。与此同时治疗师可用另一只手确认肌肉收缩的状态。

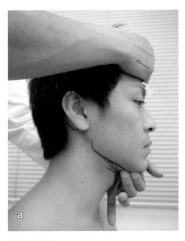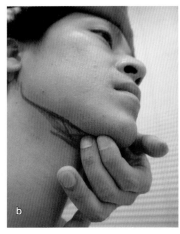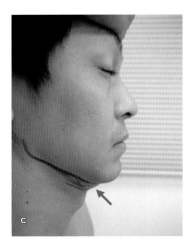

图 3.12 舌骨上肌群和舌骨下肌群的肌力增强训练

a：←是治疗师徒手给予受试者抵抗的方向，⇨指受试者主动运动方向
b：从外侧尾部观察 a，治疗师确认肌肉收缩
c：←显示由于收缩能观察到膨隆的舌骨上肌群

参考文献

[1] 北村清一郎：舌・舌骨・喉頭複合体の動きと嚥下；気道防御と嚥下；下顎の固定，舌骨・喉頭挙上の意義．北村清一郎（監修）：解剖から学ぶ口腔ケア・口腔リハビリの手技と，その実力—オーラルフレイル予防のために．pp66-67，98-99，デンタルダイヤモンド社，2019

[2] 日本摂食嚥下リハビリテーション学会医療検討委員会：訓練法のまとめ（2014 版）．日摂食嚥下リハ会誌 18：55-89，2014

[3] 寒河江委子：間接訓練．稲川利光（編）：摂食嚥下ビジュアルリハビリテーション．pp79-102，学研メディカル秀潤社，2017

[4] Chanmugam PPA, et al（著），広瀬隆（訳）：物理療法のすべて．pp205-235，医歯薬出版，1973

[5] 高田治実：マイオチューニング・アプローチ．竹井仁，他（編）：系統別・治療手技の展開．改訂第 3 版，pp225-260，協同医書出版，2014

[6] 横山貴司，他：プレーティング．竹井仁，他（編）：系統別・治療手技の展開．改訂第 3 版，pp261-270，協同医書出版，2014

[7] 舘村卓：臨床の口腔生理学に基づく摂食嚥下障害のキュアとケア．医歯薬出版，2017

[8] 金尾顕郎：口腔リハビリにおける姿勢の調整と筋のリラクセーション．北村清一郎（監修）：解剖から学ぶ口腔ケア・口腔リハビリの手技と，その実力—オーラルフレイル予防のために．pp158-172，デンタルダイヤモンド社，2019

[9] 重松孝，他：嚥下障害のリハビリテーション．Brain Nerve67：169-182，2015

I_B 头颈部疼痛的解剖学分析

本节涉及的人体运动结构
▶ 枕下肌群
▶ 半棘肌
▶ 板状肌

头颈部疼痛主要为**头痛**和**肩关节僵硬**。肩关节僵硬见**第 1 章**（→第 2 页），本节将介绍头痛。

根据国际头痛协会的分类，头痛包括原发性头痛和继发性头痛等。在日本人群中多见的是原发性头痛中的紧张性头痛。**紧张性头痛**中重的钝痛在枕下肌群中产生，同时向颅侧部和眼窝后部扩散。

头颈部疼痛的原因

近年来，由于人们对电脑、手机等电子设备的广泛使用，颈部长期被强制在屈曲位，多诱发支撑头部的颈后部和背部肌肉的疼痛。这些疼痛多为紧张性头痛。

成人头部的重量约为体重的 10%，脊柱承受的负担依据颈部的角度变化。**图 3.13** 展示了人们使用手机时对颈椎产生的负担。与正常的力线相比，颈部前倾 15° 负担增至约 2 倍，前倾 30° 约 3 倍，前倾 45° 约 4 倍，前倾 60° 约 5 倍。随着颈部的前倾，颈椎承受的负担不断增加。使用手机时，颈椎负担增加的状态长时间被固定，又会导致负担进一步增加。

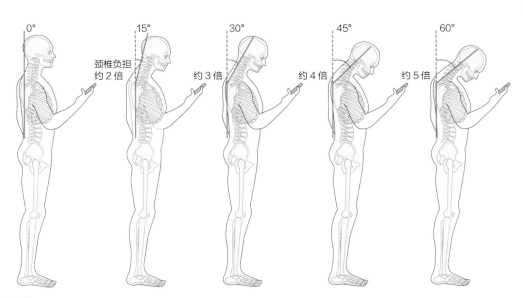

图 3.13 使用手机对颈椎产生的负担

姿势异常对肌肉骨骼的影响

使用手机引起的姿势异常，会加重脊柱受到的力学负担，久而久之会使周围肌肉的紧张度增加。这会引起以下部颈椎前弯降低（也就是**负担颈**）和头关节（寰椎头后关节和寰枢关节）伸展增加为特征的慢性姿势异常［**头部前倾姿势（FHP）**］。FHP 是头关节伸展，下部颈椎和上部颈椎屈曲，头部位于躯干前方的姿势（**图 3.9 →第 278 页**）。头关节的伸展，会使得位于颈后部的斜方肌上部、肩胛提肌和头后下肌群等挛缩（收缩、紧张）。位于前方（拮抗侧）的颈长肌、头长肌和斜角肌等伸展，且肌力（肌紧张）低下。下部颈椎和上部胸椎的屈曲与颈椎变直和胸椎后凸相关。伴随着这些，肩胛骨外展并向下方回旋，锁骨向前突出。最终结果不仅是位于躯干前面的胸大肌和胸小肌缩短（收缩、紧张）并失去收缩性，而且是位于后面（拮抗肌）的中部、下部斜方肌和大小菱形肌等伸展并肌力低下（**图 3.14**）。伴随着这些姿势变化的肌肉不平衡，被命名为**上交叉综合征**。

肌紧张对神经的影响

头颈部骨骼和肌肉间狭窄的间隙存在重要的神经和血管。因此，骨排列变化及伴随其的肌紧张变化，会影响周围的神经和血管并产生症状，其中之一就是紧张性头痛。与紧张性头痛关系密切的神经是头后部最粗且分布范围最广的**枕大神经**。由于颈椎筋膜的变形和枕大神经的受压，引起的头后部疼痛和麻痹为**枕大神经痛**。支配颜面痛温觉的三叉神经纤维和枕大神经的痛温觉神经纤维在脊髓上部的同一部位终止，两神经间存在信号传递。压迫枕大神经的压痛点（头后外隆起外侧 2~3 cm 的部位），疼痛会放射到同侧三叉神经第 1 支（眼神经）的区域，伴有头晕、恶心、呕吐、眼睛疲劳等。这被称为**枕大 − 三叉神经综合征**。

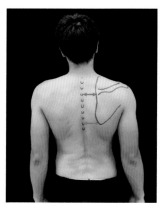 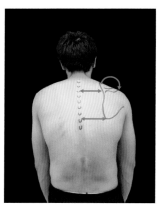 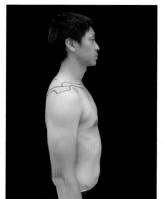 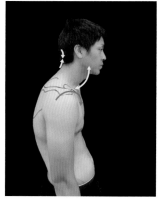

a：正常姿势，冠状面　　　　b：FHP，冠状面　　　　c：正常姿势，矢状面　　　　d：FHP，矢状面

图 3.14 FHP 对头颈部和肩胛带的影响

胸椎棘突、肩胛骨、锁骨用黑线表示。FHP 引起的头颈部力线的变化用 ⇨ 表示，肩胛带力线的变化用 ➡ 表示。由于 FHP 使肩胛骨外展、下方回旋的力线产生变化，引起了收缩侧的肌肉伸展性低下，伸张侧的肌肉肌力低下

枕下部最深层的结构

在枕下部最深层，位于寰椎头后关节和寰枢关节表浅部的 4 对肌肉（头后大直肌、头后小直肌、头上斜肌、头下斜肌）被称为**枕下肌群**（**图 3.15**、**3.16**，**表 3.2**）。

头后大直肌从枢椎棘突向头后骨的下项线，从前内侧尾部向后外侧头部走行；**头后小直肌**从寰椎后结节向下项线，从前方向后方走行；**头下斜肌**从枢椎的棘突向寰椎的横突，从后内侧尾部向前外侧头部走行；**头上斜肌**从寰椎横突向下项线，从前方向后方走行（**图 3.15**）。这些肌肉是头关节的构成要素，在三维空间巧妙地连接着**枢椎**、**寰椎**和**枕骨**。头关节无论朝哪个方向引起的骨间细微运动，这些肌肉都能形成巧妙的肌肉排列。

枕下肌群的额外作用

颈部肌肉比其他部位肌肉的肌梭的密度高。其中枕下肌群肌梭的密度是最高的。肌纤维束伸展后由于肌梭的存在，肌纤维束会反射性收缩。由此可见，头关节不是单一的运动结构，而是具有精细感受器的**调节结构**。

因此，枕下肌群的功能低下，可诱发头关节感受器的调节功能的低下，引起在力线正常时的运动控制不足，最终导致力线异常、头颈部肌肉负担增加的恶循环。

枕下神经通道的狭窄处

枕下肌群中，由头后大直肌、头上斜肌、头下斜肌围起来的区域被称为**枕下三角**（**图 3.15**）。从这个区域深层出现的**枕下神经**（第 1 颈神经后支）运动支在枕下肌群边分支边向表层延伸（**图 3.16a**）。与椎动脉一起通过寰椎后方头后膜在椎管外出行的枕下神经，通过寰椎和头后骨间狭窄的间隙，被椎骨动脉和寰椎后弓夹住并绕行至枕下三角（**图 3.16b**）。

因此，头颈部力线的异常和颈部肌肉负担的增加容易导致枕下神经的绞窄，可能引起枕下肌群的功能低下。

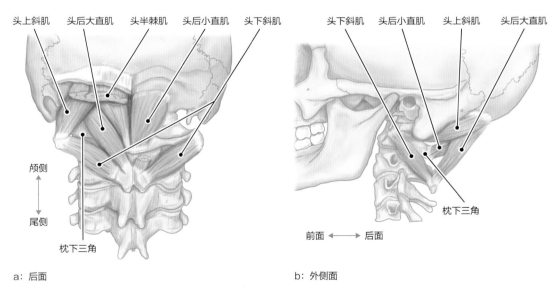

a：后面　　　　　　　　　　　　　　　　b：外侧面

图 3.15　枕下肌群

我们只从后面观察不易理解枕下肌群的三维空间走行，通过从外侧面的观察来理解这些肌肉的走行，对触诊（评估）各条肌肉是重要的

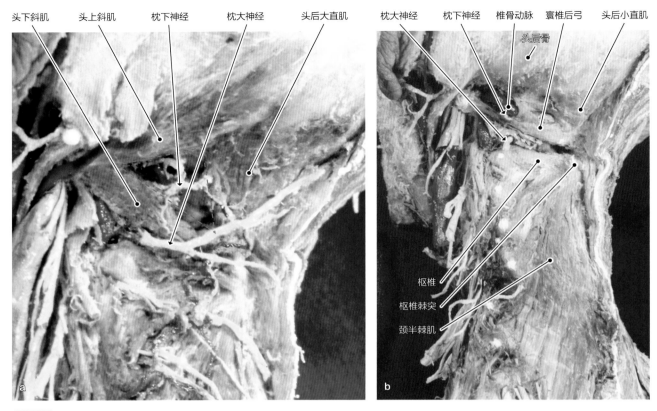

头下斜肌　头上斜肌　枕下神经　枕大神经　头后大直肌　　枕大神经　枕下神经　椎骨动脉　寰椎后弓　头后小直肌

头后骨

枢椎
枢椎棘突
颈半棘肌

图 3.16 头后下部的最深层

a：枕下三角。枕下神经从头后大直肌、头上斜肌和头下斜肌围成的枕下三角（红虚线部分）出行

b：头后小直肌。除去形成枕下三角的肌肉，剖出在头后大直肌深层的头后小直肌。枕下神经、枕大神经分别通过枕骨和寰椎间、寰椎和枢椎间的狭窄间隙出行

表 3.2　枕下肌群

肌肉	起点	止点	支配神经	收缩 ⇒ 伸展动作	受损时受限的动作	临床相关
头后小直肌	寰椎的后结节	头后骨下项线内侧部的下方	枕下神经的内侧支（C1）	寰椎枕关节的伸展，单侧运动时头关节向同侧侧屈	颈部的屈曲	紧张性头痛，颈椎功能不全等
头后大直肌	枢椎棘突	头后骨下项线的外侧部	枕下神经的内侧支（C1）	寰椎枕关节和寰枢关节的伸展，单侧活动时头关节向同侧侧屈、回旋	颈部的屈曲和头关节向对侧侧屈、回旋	
头上斜肌	寰椎横突的前面	头后骨下项线外侧部的外上方	枕下神经的外侧支（C1）	伸展寰椎头后关节，单侧运动时头关节向同侧侧屈，向对侧回旋	颈部的屈曲和头关节向对侧侧屈，向同侧回旋	
头下斜肌	枢椎棘突	寰椎横突的后部	颈神经后支的内侧支	寰枢关节的伸展，单侧运动时头关节向同侧侧屈、回旋	颈部的屈曲和头关节向对侧侧屈、回旋	

枕大神经和枕小神经

枕大神经是第 2 颈神经的后支，支配从头后部到头顶范围的皮肤的感觉。通常，颈神经后支较细，而第 1、2 颈神经（枕下神经和枕大神经）的后支比前支粗。

第 2 颈神经的后支即枕大神经经寰椎枢椎间在颈后部出现（**图 3.16**），绕头下斜肌的尾侧缘出表层后向内侧颅侧（**图 3.17c**），经过头半棘肌和头最长肌等后颈部深层的肌肉后转向外侧颅侧（**图 3.17b**，**表 3.3**），接着经过斜方肌（**图 3.17a**）耳郭下部的高度到达头后部皮下。由于枕大神经改变方向像缝合多重肌层似的之字形走行，肌肉、筋膜的紧张会使该神经在相关部位发生绞窄。发生绞窄的部位为**颈半棘肌和头下斜肌间的筋膜处**（**图 3.17c**），以及**头半棘肌**（**图 3.17b**）、**斜方肌**（**图 3.17a**）的周围。

其他部位也可因头后小神经和第 3 头后神经（**图 3.17a**）发生绞窄而诱发头痛（**枕神经痛**）。**枕小神经**是颈神经丛的皮支之一，分布在从胸锁乳突肌上部后缘到耳郭后面的皮下。**第 3 枕神经**是第 3 颈神经的后支。

头后小直肌是附着在硬膜的肌肉筋膜结合组织。无论哪条头后部肌肉紧张都可引起紧张性头痛。这主要是由头后小直肌紧张严重影响其硬膜附着部产生的结果。

3

I

头颈部

表 3.3 半棘肌和板状肌

肌肉	起点	止点	支配神经	收缩 ⇒ 伸展动作	受损时受限的动作	临床相关
头板状肌	项韧带的下部，第 3 颈椎~第 3 胸椎棘突	颅侧骨乳突，头后骨上项线的外侧部	颈神经后支的外侧支（C1~C5）	**两侧**：头颈部的伸展 **单侧**：颈部的伸展和向同侧的回旋	头部的屈曲，向对侧的回旋	头晕、平衡障碍、紧张性头痛、颈椎扭伤、颈椎关节功能不全等
颈板状肌	第 3~6 胸椎的棘突	第 1~3 颈椎横突的后结节	颈神经后支的外侧支（C1~C5）	**两侧**：颈部的伸展 **单侧**：颈部的伸展和向同侧的回旋	颈部的屈曲，向对侧的回旋	
头半棘肌	第 3 颈椎~第 7 或 8 胸椎的横突	头后骨上项线和下项线间颅侧骨乳突的内侧方	脊神经后支的内侧支和外侧支	**两侧**：头颈部和躯干的伸展 **单侧**：头颈部和躯干向对侧的回旋	头颈部和躯干的屈曲，头颈部和躯干向同侧的回旋	
颈半棘肌	第 1~6 胸椎的横突	第 2~6 颈椎的棘突	脊神经后支的内侧支	**两侧**：头颈部和躯干的伸展 **单侧**：头颈部和躯干向对侧的回旋	头颈部和躯干的屈曲，头颈部和躯干向同侧的回旋	

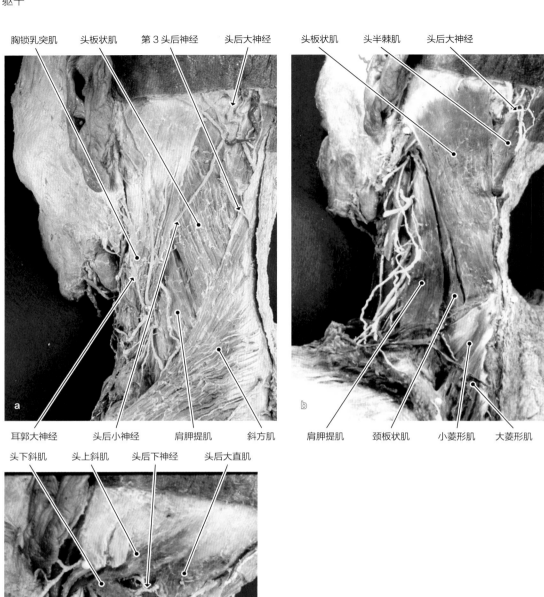

胸锁乳突肌　头板状肌　第 3 头后神经　头后大神经
头板状肌　头半棘肌　头后大神经

耳郭大神经　头后小神经　肩胛提肌　斜方肌
肩胛提肌　颈板状肌　小菱形肌　大菱形肌

头下斜肌　头上斜肌　头后下神经　头后大直肌

枕大神经　颈半棘肌

图 3.17 枕大神经的走行

a：颈后部最浅层的肌肉。头后大神经在耳郭下部的高度经斜方肌外侧缘的正下方出于皮下。第 3 头后神经和头后小神经也被剖出

b：剥离斜方肌。头后大神经在头板状肌的内侧通过头半棘肌从浅层出现

c：剥离头半棘肌。头后大神经绕过头下斜肌的尾侧缘在浅层出现，接着走向内侧颅侧

头颈部后面的治疗性运动

改善枕大神经和枕下神经等绞窄的基本方法，包括力线的改善和含枕下肌群的后颈部肌的调整。由于 FHP，枕下肌群挛缩较为多见，因此放松枕下肌群是有效的。

▌枕下肌群的放松手法

患者仰卧位，治疗师坐在患者的颅侧（**图3.18**）。治疗师双手从后方握持患者的头后部，食指和中指的指腹放在**枕骨下项线**边缘，向头前方牵引患者的头部。治疗师不动指关节、手关节、腕关节及肘关节，仅用躯干向后方拉动的力牵引效果较好。（**图3.18**）。

另外，治疗师用食指或中指的指腹确认**枢椎棘突**和**寰椎横突**（**图3.19**）。治疗师一边确认枢椎棘突和寰椎棘突，一边感受头后下肌群的位置和走行，再对各条肌肉进行垂直于深层骨面的压迫（**图3.19**）。

虽然头后小直肌从寰椎后结节起始，但后结节不容易被触及。因此，应以枢椎棘突正上方的部位为标志。位于枢椎棘突和寰椎棘突连接线中央正上方的**枕下三角**反而由于其凹陷明显更适合作为标志。当治疗师感受到患者颈后部肌肉紧张低下，放松压迫状态，治疗师向颅侧牵引患者头部（**图3.18**）。

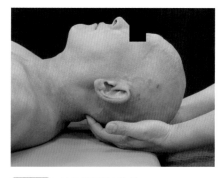

图3.18　枕下肌群的放松

放松枕下肌群的方法。➡是压迫、牵引枕下肌群的方向。治疗师在压迫、牵引时，有必要考虑枕下肌群各肌的走行及与骨的位置关系

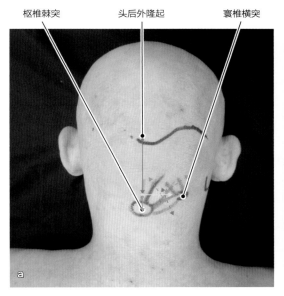
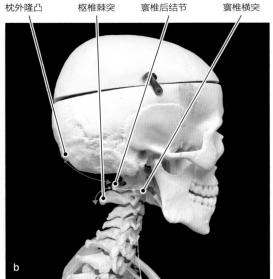

图3.19　枕下肌群触诊时必要的标记

a：枕下肌群的体表标记。头后小直肌用黄线、头后大直肌用绿线、头上斜肌用蓝线、头下斜肌用红线表示。各骨标识用黑线标记，箭头表示拉动的方向。确认头后骨的头后外隆起。在前面或前上方用指边压迫头后外隆起，边向尾侧移动约3~4横指确认凹陷的部位（➡前端：想象寰椎后结节的部位）。在正后方约拇指头大的隆起部位（➡前端：枢椎棘突）约2横指外侧确认凹陷处（➡前端：头后下三角）。在枕下三角的稍外侧再确认寰椎横突。想象围着头后下三角的头后大直肌、头上斜肌、头下斜肌的位置，垂直刺激（各色虚线箭头）各肌

b：用骨标本展示矢状面下治疗师手指移动的方向

继续前屈患者的头部，最后将枕下肌群向同侧回旋。尤其注意头下斜肌尾侧缘的枕大神经迂回部在颈部前屈时容易受到损伤。

头半棘肌的牵伸

在枕大神经痛的原因中，除头下斜肌尾侧缘部受压之外，还有头半棘肌贯穿部的神经绞窄。因此，对头半棘肌的牵伸（**图 3.20**）和放松也是有效的治疗方案。牵伸时治疗师用与治疗侧相对的手固定枕部，用同侧的手固定肩部，对于患者的颈部屈曲并且向对侧轻度施加侧屈、外旋的力（**图 3.20a、3.20b**）。患者自助进行牵伸时，坐位或立位用对侧的手从头前方握持治疗侧的枕部，屈曲头颈部的同时，手轻轻使头部向对侧侧屈、外旋（**图 3.20c**）。

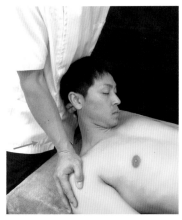
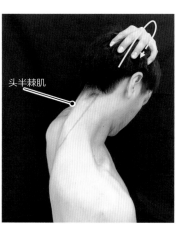

a: 治疗师牵伸头半棘肌　　　　　b: 从 a 的 ➡ 的方向拍摄的相片　　　c: 患者自助牵伸头半棘肌

图 3.20 头半棘肌的牵伸

c 中的绿线表示头半棘肌的位置。另外，b 和 c 的 ⟹ 分别表示牵伸的方向

姿势的改善

FHP 可引起头颈部活动范围受限、肌肉过度紧张或挛缩和肌力低下。颈部前倾位比起颈部中立位，对颈后肌群的负荷增加约 4 倍（**图 3.13** → 第 281 页）。另外，FHP 也能引起**驼背**（胸椎后凸和骨盆后倾的增加）和肩胛骨外展。虽然 FHP 和驼背的发生顺序尚无定论，但太田等报道了 FHP 比驼背先出现的可能性。近年来，FHP 在日常生活中逐渐增加，FHP 的早期预防也可能改善驼背的姿势变化。

图 3.21 显示了力线改善的要点。长时间使用手机等电子设备，容易形成**图 3.21c** 似的 FHP。使用电子设备时尽可能像**图 3.21b** 所示，保持耳垂、肩峰、坐骨结节在同一垂直线。操作电脑时的坐位，低靠背椅子的坐位，不靠背坐沙发，盘腿坐，骑自行车等容易引起 FHP，同样需要注意。当无法避免 FHP 时，也不可长时间采用同一姿势，应适时休息。

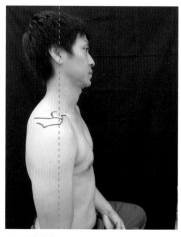 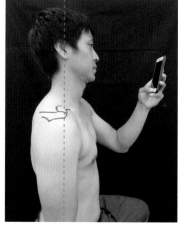 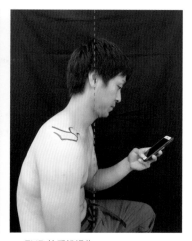

a：正常姿势　　　　　　　　b：正常姿势的手机操作　　　　c：FHP 的手机操作

图3.21 姿势的注意事项（矢状面）

右侧肩胛冈外侧 1/3 及锁骨外侧 1/3 的位置用黑线标记
红色虚线表示连接耳垂、肩峰和坐骨结节的直线

参考文献

[1] 厚生労働省：平成 28 年国民生活基礎調査の概況
https://www.mhlw.go.jp/toukei/saikin/hw/k-tyosa/k-tyosa16/dl/04.pdf（参照：2019 年 3 月 26 日）

[2] Headache Classification Subcommittee（著），日本頭痛学会・国際頭痛分類委員会（訳）：国際頭痛分類第 3 版 beta 版．医学書院，2014

[3] 阿久澤弘：頸部痛のメカニズム．村木孝行（編）：肩関節痛・頸部痛のリハビリテーション．pp176-184，羊土社，2018

[4] Hansraj KK：Assessment of stresses in the cervical spine caused by posture and position of the head．Surg Technol Int 25：277-279，2014

[5] Page P, et al（著），小倉秀子（監訳）：ヤンダアプローチ─マッスルインバランスに対する評価と治療．pp45-59，三輪書店，2013

[6] Piovesan EJ, et al：Convergence of cervical and trigeminal sensory afferents．Curr Pain and Headache Rep 7：377-383，2003

[7] 上原圭司：トリガーポイント注射．森本昌宏（編）：肩こりの臨床─関連各科からのアプローチ．pp169-173，克誠堂出版，2013

[8] 河上敬介，他：大後頭直筋，小後頭直筋，上頭斜筋，下頭斜筋．河上敬介，他（編）：骨格筋の形と触察法．第 2 版，pp76-80，大峰閣，2013

[9] Kulkarni V, et al：Quantitative study of muscle spindles in suboccipital muscles of human foetuses．Neurology India 49：355-359，2001

[10] Boyd-Clark LC, et al：Muscle spindle distribution, morphology, and density in longus colli and multifidus muscles of the cervical spine．Spine 27：694-701，2002

[11] 松岡憲二，他：後頸部．北村清一郎，他（編）：鍼灸師・柔道整復師のための局所解剖カラーアトラス．改訂第 2 版，pp2-8，南江堂，2012

[12] Muscolino JE（著），日高正巳（監訳）：Dr.マスコリーノ Know the Body 筋・骨格の理解と触診のすべて．pp241-298，医歯薬出版，2014

[13] 清水曉：頭蓋表層の解剖学的要因による頭皮神経痛と頭痛─眼窩上神経痛・後頭神経痛・開頭術後頭痛．臨床神経学 54：387-394，2014

[14] 鈴木重行（編）：ID ストレッチング．第 2 版，pp67-173，三輪書店，2006

[15] Muscolino JE（著），丸山仁司（監修），藤田真樹子（訳）：改訂新版　筋骨格系の触診マニュアル─トリガーポイント，関連痛パターンおよびストレッチを用いた治療．第 2 版，pp181-220，エルゼビア・ジャパン，2017

[16] 太田進，他：高齢者の姿勢と歩行．PT ジャーナル 49：21-28，2015

3

Ⅰ

头颈部

胸部

胸廓不稳的解剖学分析

本节涉及的人体运动结构
▶ 竖脊肌群
▶ 横突棘肌群
▶ 肋椎管
▶ 上、下后锯肌
▶ 腰方肌

胸廓具有的不稳定性结构

　　胸廓具有由胸椎、肋骨、胸骨构成的笼状结构，可以保护胸部脏器。目前，胸廓多被当作没有柔韧性的刚性结构。但是，胸廓中存在 136 个关节，这些关节不是单独活动而是多个形成组合活动，整体而言，胸廓的自由度和活动度是高的。因此，胸廓具有形态不稳定的结构。

　　为了维持胸廓的稳定性，附着在胸廓上的很多肌肉的协调性是不可缺少的。某一条肌肉的紧张度异常时都会影响胸廓的稳定性。特别是关于胸廓位置的稳定性，由于重心通过脊柱的前面，从胸廓后面支撑的肌肉变得更为重要。由于胸廓的体积和重量大，其形态不稳定对身体的重心也有不小的影响。另外，对于颈部和上肢的运动而言，胸廓是直接的基础结构，对于下肢的运动而言，胸廓通过从脊柱到骨盆的区域成为间接的基础结构。因此，胸廓形态和位置的不稳定可能引起颈部、上肢和下肢的运动障碍。

背固有肌群

竖脊肌群和横突棘肌群

　　背固有肌群中与胸廓后方支撑有较大关联的是竖脊肌群及其深部的横突棘肌群。**竖脊肌群**占半侧身体宽度的内侧约 1/2 的范围，从外向内按髂肋肌、最长肌、胸棘肌的顺序纵向走行（**图 3.22，表 3.4** →第 294 页）。**横突棘肌群**在后正中线附近从浅层到深层按照半棘肌、多裂肌、回旋肌的顺序排列（**图 3.23，表 3.5** →第 294 页）。

髂肋肌和最长肌的走行

　　髂肋肌和最长肌在头尾方向较长，髂肋肌在尾侧分为腰髂肋肌、胸髂肋肌和颈髂肋肌 3 条，最长肌分为胸最长肌、颈最长肌和头最长肌 3 条（**图 3.24**）。

　　腰髂肋肌连接骶骨至髂骨和下位肋骨，**胸髂肋肌**连接上位肋骨和下位肋骨，**颈髂肋肌**连接上位肋骨和下位颈椎横突。**胸最长肌**起始于髂骨至骶骨和腰椎棘突，止于腰椎副突至胸椎横突（内侧腱列）及腰椎肋骨突起至肋骨（外侧腱列），**颈最长肌**连接上位胸椎横突和颈椎横突，**头最长肌**连接上位胸椎至下位颈椎的横突和侧头骨乳突。

　　另外，**胸棘肌**连接上位腰椎至最下位 2 节胸椎的棘突和其上位的胸椎棘突。

胸廓的区分和连接

胸廓根据运动的同步性可分为上位胸廓、下位胸廓和浮肋部 3 个部分（**图 3.25**）。

上位胸廓是与第 1~6 肋骨（上位肋骨）有关的部分，肋骨分别与胸骨连接。

下位胸廓是与第 7~10 肋骨（下位肋骨）有关的部分。下位肋骨与正上方的肋软骨结合，最终通过第 7 肋软骨与胸廓连接。因此，下位肋骨具有整体的活动性。

浮肋部是第 11、12 肋骨，能够做到其他肋骨不能做到的大幅活动。

柿崎基于这种区分把胸廓运动分为 3 个模式，并在上位胸廓和下位胸廓的边界发现一条动线。

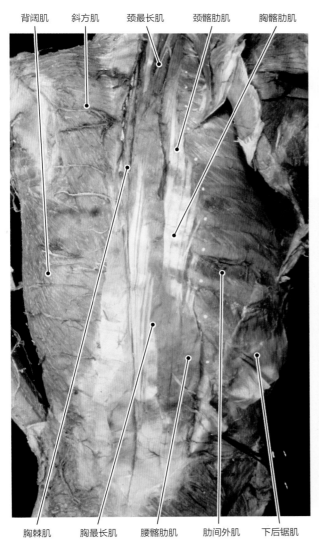

图 3.22 竖脊肌群

从背侧观察躯干。从左侧剖出斜方肌和背阔肌，从右侧切除斜方肌、背阔肌、大小菱形肌和上、下后锯肌，剖出竖脊肌群。构成竖脊肌群的胸棘肌、最长肌、髂肋肌依次从正中向外并行

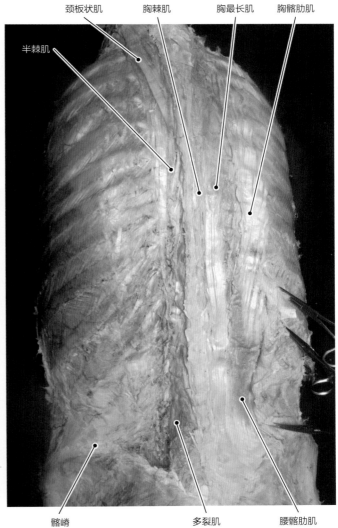

图 3.23 横突棘肌群

保留右侧竖脊肌群。从左侧切除竖脊肌群，剖出横突棘肌群。在上部胸椎附近剖出半棘肌，在腰椎附近剖出多裂肌。位于最深层的回旋肌未被剖出

胸棘肌和最长肌的作用

胸棘肌和最长肌在肋椎关节附近纵向走行（**图 3.24**）。**胸最长肌**连接骨盆和上位至下位的胸廓。在骨盆稳定的状态下，如有腹肌群收缩固定胸椎和肋骨并伸展脊柱，上位和下位的胸廓就能稳定。**胸棘肌**连接上位腰椎到上位胸椎棘突的部位并辅助固定胸廓。虽然腹肌群的收缩固定是必要的，但胸最长肌对稳定胸廓发挥了更大的作用。**头最长肌**、**颈最长肌**、**胸最长肌**以稳定的胸廓为颈部和头部的活动基础。

髂肋肌的作用

髂肋肌在肋椎关节侧面稍离开肋椎关节的位置纵向走行（**图 3.24**）。**腰髂肋肌**连接骨盆和下位胸廓，**胸髂肋肌**连接骨盆和上位至下位的胸廓，**颈髂肋肌**连接骨盆和上位胸廓至颈椎。

在骨盆稳定的状态下，如有腹肌群收缩的协助固定，髂肋肌可在两侧固定伸展的脊柱使胸廓稳定，即维持下图记述的脊柱和胸廓的阶段性稳定。

腰髂肋肌维持下位胸廓的稳定		以稳定的下位胸椎为基础，胸髂肋肌维持上位胸椎的稳定		以稳定的上位胸廓为基础，颈髂肋肌协助颈椎的活动

上位胸廓与颈椎，下位胸廓与骨盆，分别在其运动面与对应节段连接。此外，由于调节上、下位胸廓间运动的要素（胸髂肋肌）存在，离肋椎关节的距离（力臂）长的髂肋肌给予脊柱、胸廓的运动，以及夹在脊柱的颈椎至头和骨盆间的运动，均具有多样性和包容性。

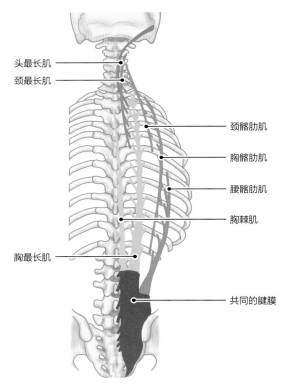

头最长肌
颈最长肌

颈髂肋肌

胸髂肋肌

腰髂肋肌

胸棘肌

胸最长肌

共同的腱膜

图 3.24 髂肋肌和最长肌的区分

竖脊肌群的走行模式图。最长肌和髂肋肌均被分为 3 个部分

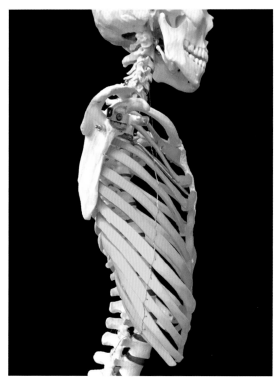

图 3.25 从运动的协调性看到的胸廓的骨骼区分

上位胸廓（第 1~6 肋骨）用紫色表示，下位胸廓（第 7~10 肋骨）用粉红色表示，浮肋部（第 11~12 肋骨）用绿色表示

另外，**腰髂肋肌**单侧对脊柱起到侧屈和回旋的作用。虽然胸最长肌也有侧屈脊柱的作用，但腰髂肋肌与肋椎关节的横向距离长，因此腰髂肋肌的侧屈作用更大。腰髂肋肌与肋椎关节的后方距离也较长，其对两侧的伸展作用也较大。腰髂肋肌对胸廓的稳定和运动具有较大影响。

横突棘肌群的走行和作用

横突棘肌群从横突起始上行，终止于上位椎骨的棘突。在横突棘肌群上行中越过的椎骨数中，最浅层的**半棘肌**为 4 个以上，**多裂肌**为 2~4 个。最短且在最深层的**回旋肌**终止于正上方 1 个椎骨（**图 3.26**）。

横突棘肌群的两侧作用为伸展脊柱，单侧作用为侧屈或向对侧回旋脊柱，肌肉越过的椎骨的数目越小，这种回旋作用越大。由每块肌肉的局部运动情况，也可推测这些肌肉对应的每个椎骨的稳定情况。胸椎的每个椎体均连接着横突棘肌群，这些肌肉作用于胸椎，而维持胸廓的稳定。

肋间神经　棘突　半棘肌　肋骨

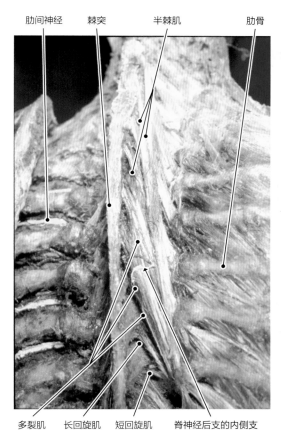

多裂肌　长回旋肌　短回旋肌　脊神经后支的内侧支

图 3.26　横突棘肌群的区分

从横突起始的横突棘肌群在胸椎位剖出。按越过的椎骨数的顺序区分出短回旋肌、长回旋肌、多裂肌、半棘肌。深层也按这个顺序排列

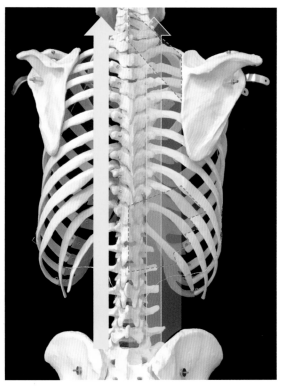

图 3.27　肋椎管

图中的骨标本展示了位于肋椎管的椎旁支持带鞘（PRS）。黄色部分表示背固有肌群的走行。右侧的肋椎管用蓝色表示，PRS 用绿色表示。另外，覆盖其上的上、下后锯肌用红色虚线表示。肋椎管和 PRS 是连续的结构

3

II

胸部

表 3.4　竖脊肌群

肌肉	起点	止点	支配神经	收缩 ⇒ 伸展动作	受损时受限的动作	临床相关
髂肋肌	腰：髂骨的髂嵴，骶骨后面，髂腰筋膜 胸：第 7~12 肋的肋角 颈：第 3~6 肋的肋角	腰：第 4~12 肋的肋角 胸：第 1~6 肋 的 肋角，第 7 颈椎横突的后结节 颈：第 4~6 颈椎横突后结节	脊神经后支的外侧支（C8~L1）	两侧：颈部和躯干的伸展 单侧：颈部和躯干向同侧侧屈，下拉肋骨	两侧：颈部和躯干的屈曲 单侧：颈部和躯干向对侧侧屈，上拉肋骨	作为整体肌与躯干、胸廓的稳定有关（肌肉位于正中线越外侧影响越大）
最长肌	胸：第 2~5 腰椎的棘突，髂骨的髂嵴，骶骨的后面，胸腰筋膜 颈：第 1~6 胸椎横突 头：第 4~7 颈椎关节突，第 1~6 胸椎横突	胸：全胸椎横突，第 1~5 腰椎的肋骨突起和副突起，第 3~12 肋骨的肋骨结节外侧部 颈：第 2~6 颈椎横突后结节 头：侧头骨的乳突	脊神经后支的外侧支（C1~L5）	两侧：头颈部和躯干的伸展 单侧：头颈部和躯干向同侧回旋、侧屈	两侧：头颈部和躯干的屈曲 单侧：头颈部和躯干向对侧回旋、侧屈	
棘肌	胸：第 11、12 胸椎的棘突，第 1~2 腰椎的棘突 颈：第 5 颈椎~第 1 胸椎的棘突 头：上部胸椎、下部颈椎的棘突	胸：第 1~9 胸椎棘突 颈：第 2~4 颈椎棘突 头：头半棘肌的内侧缘	脊神经后支的内侧支（C2~T12）	两侧：颈部和躯干的伸展 单侧：颈部和躯干向同侧侧屈	两侧：颈部和躯干的屈曲 单侧：颈部和躯干向对侧侧屈	

表 3.5　横突棘肌群

肌肉	起点	止点	支配神经	收缩 ⇒ 伸展动作	受损时受限的动作	临床相关
半棘肌	胸：第 7~12 胸椎的横突 颈：第 1~6 胸椎的横突 头：第 3~7 颈椎，第 1~6 胸椎的横突	胸：第 6 颈椎~第 4 胸椎的棘突 颈：第 2~6 颈椎的棘突 头：后头骨上项线和下项线之间侧头骨乳突的内侧	胸：颈脊神经后支的内侧支（C1~T7） 头：脊神经后支的内侧支和外侧支（C1~C4）	两侧：头颈部和躯干的伸展 单侧：头颈部和躯干向对侧回旋	两侧：头颈部和躯干的屈曲 单侧：头颈部和躯干向同侧回旋	作为整体肌与躯干和胸廓的稳定有关
多裂肌	骶骨的后面，全腰椎的乳突，全胸椎的横突，第 4 或 5~7 颈椎的关节突	第 2 颈椎~第 5 腰椎的棘突	脊神经后支的内侧支（C3~S3）	两侧：颈部和躯干的伸展 单侧：颈部和躯干向对侧回旋	两侧：颈部和躯干的屈曲 单侧：颈部和躯干向同侧回旋	
回旋肌	全腰椎的乳突，全胸椎的横突，第 2~7 颈椎的关节突	长：隔着 1 个椎骨的上位椎骨的棘突 短：正上方椎骨的棘突	脊神经后支的内侧支（C3~S3）	两侧：颈部和躯干的伸展 单侧：颈部和躯干向对侧回旋	两侧：颈部和躯干的屈曲 单侧：颈部和躯干向同侧回旋	
上后锯肌	第 4 或 5 颈椎~第 1 或 2 胸椎的棘突和项韧带	第 2~5 肋骨的肋角及其外侧部	第 1~4 肋间神经（C8 或 T1~T4）	第 2~5 肋骨的上抬	第 2~5 肋骨的下降	上部胸廓的刚性结构，辅助吸气，调整上位肋椎管内压
下后锯肌	通过胸腰筋膜的第 10 胸椎~第 2 腰椎的棘突	第 9~11 或 12 肋骨的外侧下缘	第 9~12 肋间神经（T9~T11 或 T12）	向内侧尾部拉第 9~12 肋骨	第 9~12 肋骨向外侧头部运动	下部胸廓的刚性结构，辅助呼气，调整下位肋椎管内压

肋椎管和上、下后锯肌

在背部，从肋角开始经肋椎关节、胸椎横突再到棘突形成的凹面是肋椎沟。两侧的**肋椎沟**被胸腰筋膜浅层覆盖，它的深层存在**肋椎管**（图**3.27**）。胸椎处的背固有肌群被包围在肋椎管内（图**3.28a**，图**3.52a**→第315页）。肋椎管的上端和下端分别位于**上后锯肌**和**下后锯肌**，被胸腰筋膜浅层覆盖（图**3.27**、**3.29**）。

肋椎管的浅层除上、下后锯肌之外的部分被较浅层的菱形肌、背阔肌和斜方肌等背肌群覆盖（图**1.1**→第2页）。

胸腰筋膜浅层和 PRS

覆盖背固有肌群背侧的**胸腰筋膜浅层**，在颈椎处覆盖板状肌和头半棘肌后到达枕骨，在正中处连接项韧带，在侧方与颈椎筋膜前层相连。另外，背固有肌群走行于腰椎胸腰筋膜浅层和深层之间形成的椎旁支持带鞘（PRS）内（图**3.28b**、**3.30**，图**3.52b**→第315页）。包围背固有肌群的肋椎管和 PRS 是相连的结构（图**3.27**、**3.29**）。胸腰筋膜浅层在腰椎处与下后锯肌筋膜和背阔肌筋膜重叠结合，明显变厚形成**腰背筋膜**（图**3.30**）。PRS 在第315页也有补充描述。

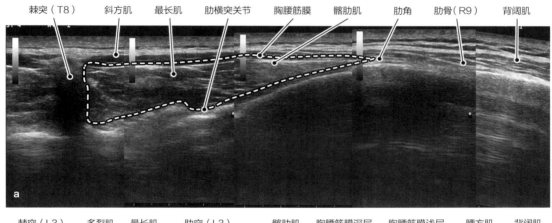

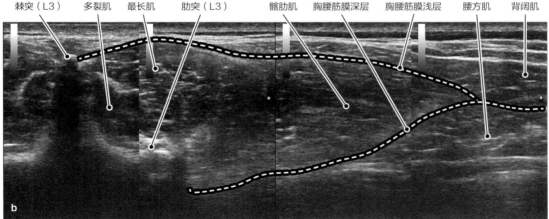

图3.28 肋椎管（a）和 PRS（b）的超声图像

a：肋椎管。拍摄从第8胸椎棘突到第9肋肋角附近的右侧肋椎管的横断超声图像。连接由内向外的5张图像。可观察到胸椎处肋椎管（图中虚线）中背固有肌群被包裹的样子

b：PRS。第3腰椎棘突到第12肋骨前端附近的右侧——PRS 的超声图像。连接由内向外的4张图像。可观察到腰椎处 PRS（图中虚线）中背固有肌群被包裹的样子

背固有肌群各部位的作用

　　背固有肌群的结构，在脊柱前凸的颈椎和腰椎部位厚而复杂，在后凸的胸椎部位薄而简单。厚而复杂的背固有肌群在**颈椎部**与上位胸廓和颈椎至头部相连，在**腰椎部**与下位胸廓和骨盆相连。

　　容纳胸椎部薄的背固有肌群的是**肋椎管**。**胸椎部**的脊柱前面连着胸廓（12 对肋骨和 1 块胸骨），这种结构可防止肋骨脱离脊柱，从而维持胸廓的稳定。棘突和肋角之间膨胀成为顶板的**胸腰筋膜**和上、下后锯肌相当于这种结构。前者发挥静态稳定作用，后者发挥动态稳定作用。为充分发挥这些部位的作用，肋椎管内的肌肉不应过厚。另外，上、下后锯肌的收缩也可使肋椎管内压增高，有助于维持结构稳定。

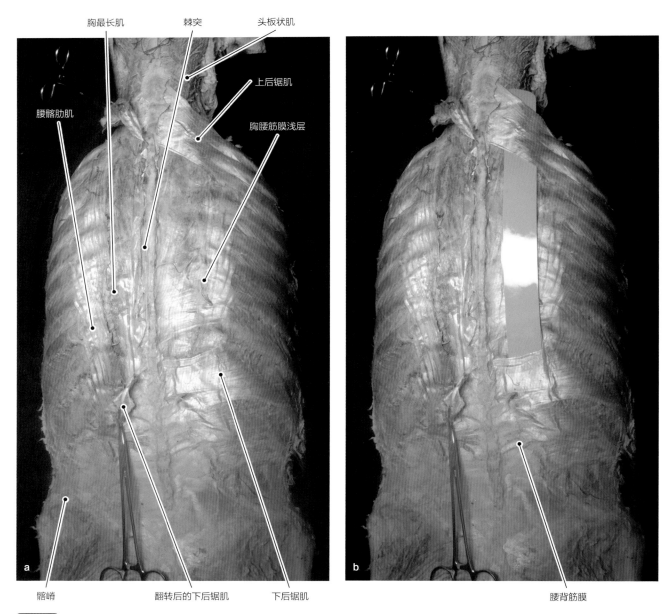

图 3.29　肋椎管和上、下后锯肌

a：在躯干右侧，上、下后锯肌和胸腰筋膜浅层被剖出。在左侧，这些部分被切除，竖脊肌被剖出
b：接着在躯干右侧，在上、下后锯肌的深层，从颅侧插入板状薄片。这个薄片的位置代表肋椎管。肋椎管在尾侧进入腰背筋膜的深层，与 PRS 相连

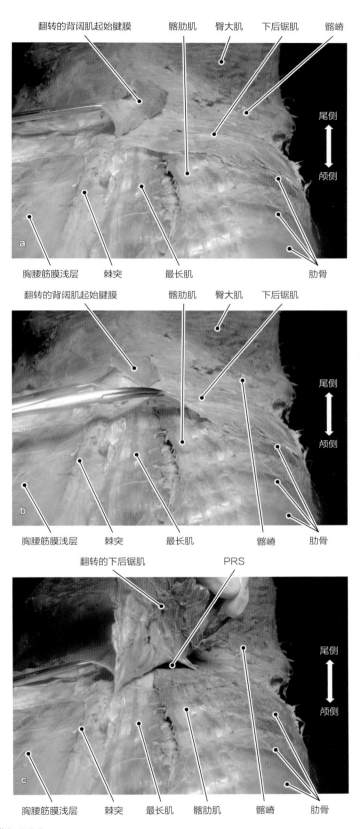

翻转的背阔肌起始腱膜　　髂肋肌　臀大肌　下后锯肌　髂嵴

尾侧

颅侧

a

胸腰筋膜浅层　棘突　　最长肌　　　　肋骨

翻转的背阔肌起始腱膜　　髂肋肌　臀大肌　下后锯肌

尾侧

颅侧

b

胸腰筋膜浅层　棘突　　最长肌　　髂嵴　　肋骨

翻转的下后锯肌　　PRS

尾侧

颅侧

c

胸腰筋膜浅层　棘突　最长肌　髂肋肌　髂嵴　　肋骨

图3.30 腰背筋膜和 PRS

a：从背部颅侧观察下后锯肌和竖脊肌被剖出后的左侧腰背部。胸腰筋膜浅层被切除。可观察到下后锯肌覆盖着胸廓下部竖脊肌群

b：接着向背侧拉起下后锯肌的起始腱膜。可观察到下后锯肌的腹侧最长肌和髂肋肌走向尾侧

c：最后在起始部切断下后锯肌并将其向背内侧翻转。腰椎部的下后锯肌和背阔肌的筋膜重合构成强韧的腰背腱膜。该腱膜腹侧的 PRS 被打开。从肋椎管通过的最长肌和髂肋肌再从这一开口进入 PRS

腰方肌

腰方肌属于腹后肌，在腰椎的两侧，从髂嵴和髂腰韧带起始，附着于第 12 肋骨（**图 3.31a**，**表 3.6**），其内侧部的背面存在连接腰椎肋突和第 12 肋的肌束，以及连接髂嵴和肋突的肌束。

腰方肌的作用一般为单侧侧屈腰椎，双侧伸展腰椎。特别是其和腹侧垂直方向走行的**腰大肌**（**图 3.31a**）两侧同时强力收缩，可使腰椎相当稳定。另外，由于附着在各腰椎的肋突，腰方肌在冠状面分段制约腰椎和骨盆的运动。根据柿崎的报道，腰方肌附着在髂嵴的内侧，胸部固定时收缩腰方肌，可使髂骨在冠状面向上提，在水平面向外移。因此，左侧腰方肌收缩使左侧髂骨向外，右侧腰方肌收缩使右侧髂骨向内，骶骨内侧均转向正面，使胸廓保持中立位。腰方形肌被认为是"胸廓运动系统的核心要素"之一。

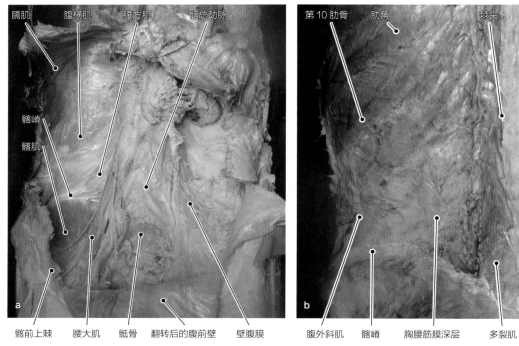

图 3.31 腰方肌（a）和胸腰筋膜深层（b）

a：从腹侧观察腹后壁。在右侧腹后壁，腰大肌附着在腰椎的侧面，腰方肌显露在腰大肌的外侧。左侧腹后壁残存壁腹膜

b：从背侧观察右腰部。切除背阔肌、腹外斜肌、髂肋肌和最长肌，位于第 12 肋骨和髂嵴之间的胸腰筋膜深层被剖出。红色虚线表示位于胸腰筋膜深层的腰方肌的位置和范围

表 3.6　腰方肌

肌肉	起点	止点	支配神经	收缩 ⇒ 伸展动作	受损时受限的动作	临床相关
腰方肌	髂嵴和髂腰韧带，第 2 或 3~5 腰椎的肋突	髂嵴，从髂腰韧带起始的肌腹：第 1~3 或 4 腰椎的肋突和第 12 肋骨 腰椎的肋突起始的肌腹：第 12 肋骨的下缘	腰神经丛的肌支（T12~L3）	两侧：腰部的伸展 单侧：骨盆的上抬，腰部向同侧侧屈	两侧：腰部的屈曲 单侧：骨盆的下降，腰部向对侧侧屈	躯干的稳定性，呼吸功能，步行（摆动相初期）

胸廓不稳的治疗性运动

竖脊肌和横突棘肌群的紧张度变化与胸廓不稳有关。一般而言，后正中线附近的横突棘肌群和棘肌为**局部稳定肌**，远离后正中线且力臂长的最长肌和髂肋肌为**整体稳定肌**。改善胸廓不稳，调节整体稳定肌的紧张度更为重要。

针对髂肋肌的治疗

最长肌和髂肋肌的两侧共同作用可使脊柱伸展，单侧作用使脊柱侧屈、回旋并使胸廓左右不对称。位于外侧髂肋的侧屈回旋作用更大。这些胸廓的非对称阻碍了胸廓的运动。治疗师应先确认髂肋肌的紧张度，有左右差异时再努力改善。

▶ 髂肋肌的牵伸

患者采取端坐位，在两侧的髂肋肌和最长肌伸展时，使躯干和颈部前屈。一侧的髂肋肌伸展时，躯干向对侧侧屈并回旋。此时，由于骨盆后倾产生更进一步的紧张感，对侧下肢前伸时可使双下肢交叉（**图 3.32a**）。腰部疼痛时，可使用健身球调整伸展的程度（**图 3.32b**）。患者边确认感到紧张的部位，边向感到更紧张的方向进行牵伸。

▶ 髂肋肌的放松

患者取俯卧位，腹部垫三角枕，治疗师在治疗部位的对侧站立（**图 3.32c**）。治疗师右手的手指（**图 3.32c 的黑圆点**）并拢放在患者的髂肋肌的外侧缘，沿着髂肋肌的轮廓滑入深层。接着治疗师左手的手指（**图 3.32c 的圆圈**）与右手的手指重叠，此时治疗师的手边沿着患者头尾方向晃动，边沿着髂肋肌的外侧缘移动，使髂肋肌放松。

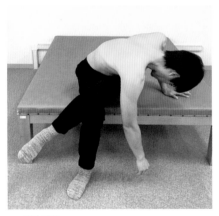

a：自助牵伸

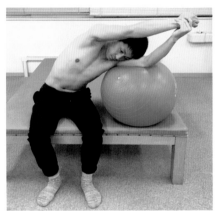

b：使用健身球的自助牵伸

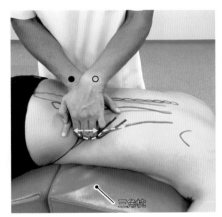

c：放松髂肋肌的手法

图 3.32 髂肋肌的牵伸和放松

c：骨标志用黑线、最长肌用红线、髂肋肌用蓝线在体表表示。→表示治疗师手指滑入的方向，◁▷表示手晃动的方向，虚线表示手指移动的方向

3

II

胸
部

针对腰方肌的治疗

腰方肌单侧起作用可使脊柱侧屈，从而使胸廓左右不对称。

治疗师评估腰方肌的紧张度，确认第 12 肋骨和髂嵴间距离的左右差异。另外，找到髂嵴上髂前上棘和髂后上棘的中点，通过一侧骨盆中央的矢状面与第 12 肋骨的交点，在这两点的连线上触诊腰方肌前外侧缘附近的肌腹为宜（**图 3.33a**）。在这个部位，腰方肌背侧面的一部分（外侧部）只被胸腰筋膜浅层覆盖，没有被其他肌肉覆盖（**图 3.64 →第 326 页**），容易触诊到腰方肌。

对上述触诊部位的肌腹直接牵伸（**图 3.33b**）以调节腰方肌的紧张度，治疗时使患者采取侧卧位为宜（**图 3.33c**）。

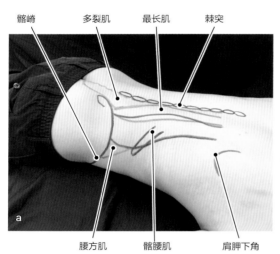
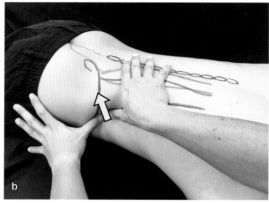

髂嵴　　多裂肌　　最长肌　　棘突

腰方肌　　髂腰肌　　肩胛下角

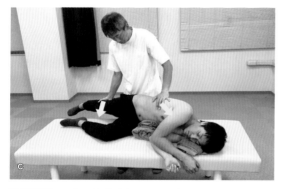

图 3.33　腰方肌的体表标记、触诊和直接牵伸

a：体表标记。骨的视觉标志用黑线、腰方肌和多裂肌用绿线、最长肌用红线、髂腰肌用蓝线表示

b：腰方肌的触诊及直接牵伸。⇨表示向前内侧尾部按压的方向

c：侧卧位右腰方肌的牵伸。患者取侧卧位，腰部垫入毛巾，治疗师站在患者的背侧，用放在胸部、膝部的手，分别向图中用⇨表示的方向按压、牵伸

针对下后锯肌的治疗

　　覆盖下后锯肌浅层的背阔肌比较薄，且该肌肉与肩胛骨无关联，对其在体表的操作手法比较容易实现。

　　调整下后锯肌紧张度的方法。患者取俯卧位，腹部垫枕头，患侧肩关节屈曲（**图 3.34a**）。治疗师的左手（**图 3.34b 中的**①）放在第 10 胸椎棘突和第 2 腰椎棘突之间，右手（**图 3.34b 中的**②）放在第 9 肋骨肋角的稍外侧和第 12 肋骨外侧端之间，前者向内侧尾部放松，后者向前外侧头部放松（**图 3.34b**）。这时，在与肋骨走行交叉的方向伸展肌肉。另外，由于下后锯肌可辅助深呼气，因此随着呼吸节律放松效果更好。

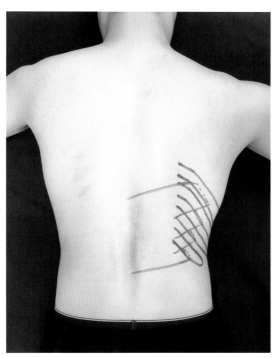
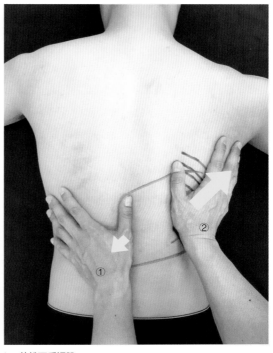

a：下后锯肌的体表标记　　　　　　　　　　　　　b：放松下后锯肌

图 3.34 下后锯肌的体表标记（a）和放松方向（b）

a 中，右侧第 9~12 肋骨（位于肋角外侧）用黑线、下后锯肌用红线标记。b 为放松下后锯肌的示意，图中的⇨表示放松的方向

针对横突棘肌群的治疗

　　剧烈的肌肉收缩，外伤，反复的动作异常或关节力线异常，均会导致横突棘肌群的单侧分节段持续收缩，引起慢性局部椎骨回旋。支配横突棘肌群的**脊髓神经后支**，横突棘肌群的紧张和伴有椎骨回旋的横突间韧带的紧张可导致其发生绞窄。因此，对横突棘肌群的评估和治疗是很重要的。

　　首先确认**棘突的位置**（棘突间距离和椎骨的回旋程度等）（**图 3.35a**），接着确认横突棘肌群有无压痛（**图 3.35b**）。治疗师将手指放在胸椎棘突稍外侧或内侧，向前方施加压力，使手指向内侧或外侧移动可能触及**横突棘肌群**。但是，触诊判断各个横突棘肌是困难的。对棘突间狭窄、椎骨回旋以及压痛部位的横突棘肌群进行直接牵伸，是有效的操作方法。

3

Ⅱ

胸
部

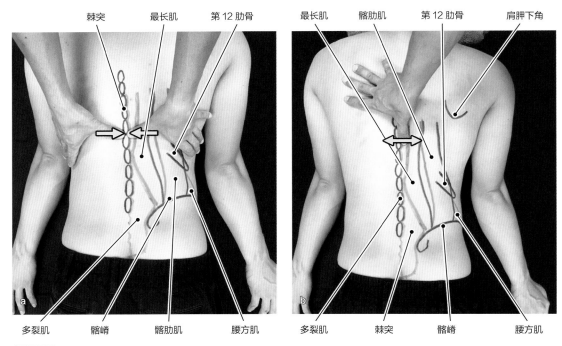

棘突　　最长肌　　第 12 肋骨　　　　最长肌　　髂肋肌　　第 12 肋骨　　肩胛下角

多裂肌　　髂嵴　　髂肋肌　　腰方肌　　　　多裂肌　　棘突　　髂嵴　　腰方肌

图 3.35 横突棘肌群的牵伸

a：确认棘突的排列并检查脊柱的力线。依据⇨的方向确认棘突，治疗师用两手的拇指从两侧推向棘突间。难以辨认时，可在患者腹部垫枕头使脊柱前凸程度降低

b：确认横突棘肌群有无压痛。治疗师在横突稍外侧与横突之间形成的凹陷处，用拇指边向外侧或内侧前方按压，边向内侧或外侧移动来确认压痛的部位

参考文献

[1] 福士宏紀：立ち上がり動作における体幹運動の運動学的分析. 東北理学療法学 18: 49-53, 2006

[2] 森下一幸，他：脳卒中片麻痺患者の胸郭の機能障害と理学療法. 理学療法 32: 605-623, 2015

[3] 井上仁：胸郭の運動学. 理学療法 25: 1672-1677, 2008

[4] 元脇周也，他：体幹と上肢の運動連鎖. 理学療法 23: 1377-1385, 2006

[5] 柿崎藤泰（編）：胸郭運動システムの再建法. 第 2 版，ヒューマン・プレス，2017

[6] Schünke M, et al（著），坂井建雄，他（監訳）：プロメテウス解剖学アトラス　解剖学総論／運動器系. 第 3 版，p150，医学書院，2017

[7] 秋田恵一：固有背筋. 佐藤達夫，他（編）：日本人のからだ. pp64-66，東京大学出版会，2000

[8] 大内弘：筋学. 森於菟，他：分担解剖学 1 －総説・骨学・靱帯学・筋学. 改訂 11 版，pp249-437，金原出版，1982

[9] Neumann DA：体軸骨格：筋と関節の相互作用. Neumann DA（著），嶋田智明，他（監訳）：筋骨格系のキネシオロジー. 原著第 2 版，pp419-467，医歯薬出版，2012

[10] 河上敬介，他：腸肋筋，最長筋，棘筋，半棘筋，多裂筋，回旋筋，肋骨挙筋. 河上敬介，他（編）：骨格筋の形と触察法. 第 2 版，pp58-72，大峰閣，2013

[11] 平山哲郎：胸背部. 小関博久（編）：外来整形外科のための運動器症候学の理学療法. pp289-343，医歯薬出版，2019

II B 胸廓运动受限的解剖学分析

本节涉及的人体运动结构
▶ 肋椎关节
▶ 横膈膜
▶ 肋间肌

　　胸廓不仅保护胸部脏器，还保障了呼吸功能的正常运行。为了保障呼吸功能正常，良好的胸廓力线是必要的。

年老姿势导致的力线异常

　　最常见的是**驼背（胸椎后凸）**。伴随着年老的驼背，与上位胸廓肋骨的下降（前方回旋）和下位胸廓肋骨的上抬（后方回旋）相关（**图3.36**）。上位肋骨的下降拮抗吸气运动并阻碍呼吸。下位肋骨的上抬引起横膈平坦化（**图3.37**）。

　　横膈的运动占安静时呼吸运动的70%~80%，也与胸腰筋膜（包含腰部的竖脊肌和多裂肌的筋膜）、盆底肌、腹横肌一起形成**深层肌肉－筋膜紧身衣**（**图3.64、3.76→第326、334页**）发挥着稳定躯干的作用。因此，横膈平坦化引起呼吸功能低下和姿势控制能力低下。

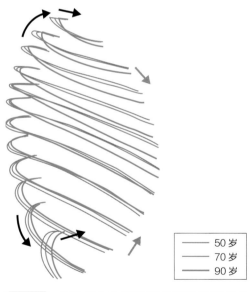

	50岁
	70岁
	90岁

图3.36 伴随着年老胸椎后凸和肋骨倾斜的变化

在矢状面描记50岁、70岁、90岁右侧肋骨的形状模型。在胸廓的背侧用 ➡ 表示由于年老胸椎后凸的变化。在腹侧用 ➡ 表示由于年老肋骨倾斜的变化。伴随着胸椎后凸的增加，上位肋骨下降（前方回旋），下位肋骨上抬（后方回旋）

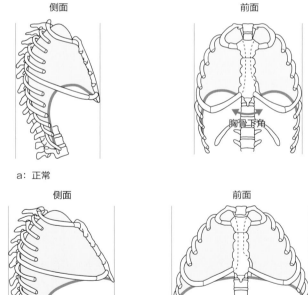

a: 正常

b: 上抬位

图3.37 下位肋骨的上抬和横膈的平坦化

伴随下位肋骨的上抬，横膈平坦

3

II

胸部

303

左右非对称的胸廓力线

关于胸廓的运动性，胸椎部脊柱持续侧屈和回旋等造成的胸廓力线左右非对称是重要影响因素。由于胸椎和肋骨用**肋椎关节**（肋骨头关节和肋横突关节）连接而产生连锁运动。因此，胸椎位脊柱侧屈时，脊柱凹侧的肋骨头下降，凸侧的肋骨头向上滑动，上下肋骨间隙的凹侧狭窄，凸侧增宽。另外，回旋时，回旋侧肋骨向后方移动，非回旋侧肋骨向前方移动并向前方回旋。

柿崎定义"胸廓力线存在的明确的非对称性最小的状态"为中间位置，这时胸廓运动系统能够发挥正常的功能。

肋椎关节

肋椎关节的结构和功能

肋椎关节由肋骨头关节和肋横突关节 2 个关节组成，以连接这 2 个关节中心的线为运动轴，使肋骨回旋（**图 3.38a**）。运动轴的稳定性由轴一端的**肋骨头关节**（肋骨头陷入肋骨窝这一椎体凹陷）保持，由关节内肋骨头韧带和放射状肋骨头韧带辅强（**图 3.38b**）。运动轴另一端的**肋横突关节**（肋骨结节面向称为横突肋骨窝的横突凹陷），由上肋横突韧带从正上位横突吊起下面的肋骨，轴在这个凹陷回旋（**图 3.38b**）。因此，肋横突韧带和外侧肋横突韧带以对拉肋骨头和肋骨结节的形式发挥保持稳定的作用（**图 3.38a**）。另外，在这些韧带的稍浅层存在肋骨提肌。**肋骨提肌**从横突起始向外侧尾部，附着在正下方（短肋间提肌）或 2 个椎体下面（长肋骨提肌）的肋骨角（**图 3.39**）。从肋骨提肌在肋横突关节与上肋横突韧带相似的局部关系可以看出（**图 3.38b**），肋骨提肌也可能与同关节动态稳定相关。

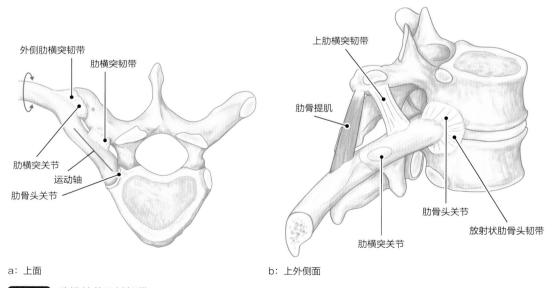

a: 上面　　　　　　　　　　　　　　　　　b: 上外侧面

图 3.38 肋椎关节及其韧带

a 的红线是肋椎关节的运动轴

肋骨头关节的连接形式和胸椎的运动

第 1~10 胸椎，在椎体侧面上下后端有半圆形的**上肋骨窝**和**下肋骨窝**（**图 3.40**），在相邻的上下肋骨合成的肋骨窝，第 2~10 肋骨头分别嵌入其中（**图 3.38b**）。跨过第 1~10 胸椎的椎间部存在肋骨头制动器，从两侧连接并抑制相邻椎骨间的运动。这也是维持胸椎稳定的结构之一。

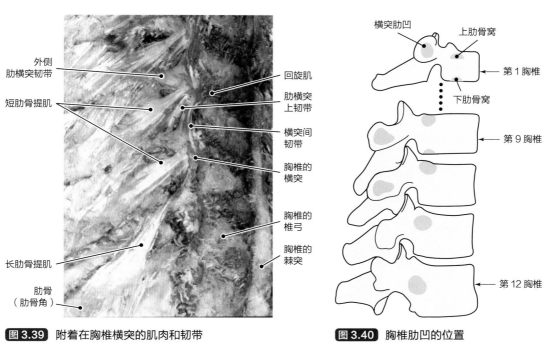

外侧
肋横突韧带

短肋骨提肌

长肋骨提肌

肋骨
（肋骨角）

回旋肌

肋横突
上韧带

横突间
韧带

胸椎的
横突

胸椎的
椎弓

胸椎的
棘突

图 3.39 附着在胸椎横突的肌肉和韧带

在胸椎横突很多肌肉和韧带附着。这里展示了肋骨提肌连接横突和下位肋骨的样子。肋骨提肌在肋横关节的稍外侧，在同样的关节显示了肋骨提肌与肋横突上韧带类似的位置关系

横突肋凹　　　　上肋骨窝

第 1 胸椎

下肋骨窝

第 9 胸椎

第 12 胸椎

图 3.40 胸椎肋凹的位置

第 11、12 胸椎，其肋骨窝不分为上下 2 个，在椎体后缘中央只有 1 个凹陷（**图 3.40**）。第 11、12 肋骨头嵌入其中，对于椎体的运动没有制动器的作用。

虽然**第 1 肋骨头**也嵌入 1 个肋骨窝里 [第 1 胸椎肱骨窝（**图 3.40**）]，但第 1 胸椎和第 2 胸椎之间的凹槽夹着第 2 肋骨头。因此，肋骨头嵌入椎间，胸椎的活动性受限。另外，在胸椎伸展位时，肋骨头关节开大，胸廓的活动性变大。这些对维持脊柱和胸廓的稳定性是重要的。

肋椎关节的运动轴

关于肋椎关节的运动轴（**图 3.38a**），从上位胸椎接近头前面，下位胸廓接近矢状面可知，肋骨上提可使上位胸廓的前后径增大，下位胸廓横径增大（**图 3.41**）。关于肋骨的运动，上位胸椎像水泵的手柄的运动被称为**泵柄运动**，下位胸廓像水桶的手柄的运动被称为**桶柄运动**。

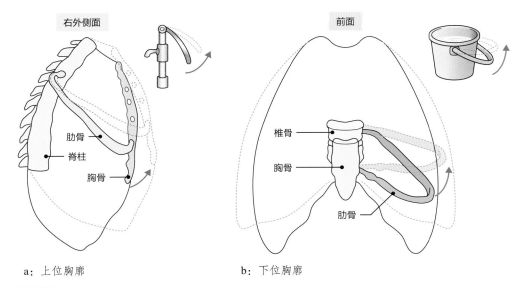

a：上位胸廓　　　　　　　　　　　　　b：下位胸廓

图 3.41 肋椎关节肋骨的运动

肋骨上位胸廓进行泵柄运动，下位胸廓进行桶柄运动

胸椎的触诊

　　图 3.42 是从胸廓后面正中越过右侧的背部。**棘突**容易被触及，**横突**难以被触及。胸椎，特别是下位胸椎，棘突向后尾方，横突顶端位于颅侧。例如，第 8 胸椎横突的外侧端位于离正中线 2~3 横指外侧，第 6 胸椎和第 7 胸椎棘突顶端之间的高度。第 8 肋骨的肋横突关节在第 8 胸椎横突的颅侧，肋骨头关节位于横突的稍前内侧。这些都是触诊胸椎时应注意的事项。

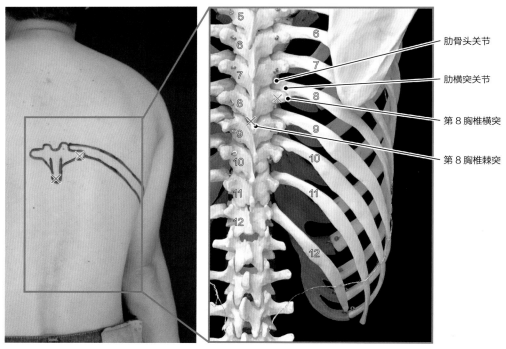

a：第 8 胸椎和第 8 肋骨的体表标记　　　b：同部位的骨骼标本

图 3.42 胸椎横突的高度，比同一胸椎棘突顶端的高度高

照片中的数字表示各个胸椎和肋骨。✕ 表示第 8 胸椎棘突顶端，✕ 表示第 8 胸椎横突外侧端的位置

横膈

横膈是胸腔和腹腔界限的膜状肌，向胸腔呈穹隆状（**图 3.43b**）。横膈从胸膈下口周围起始，止于中央的腱膜（**腱中心**）（**表 3.7**→第 310 页）。

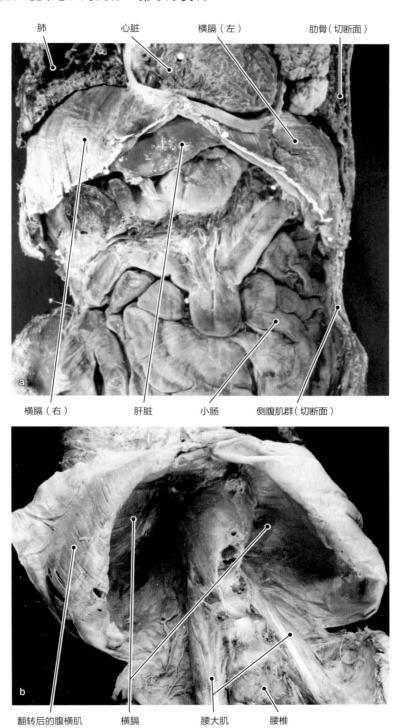

肺　　心脏　　横膈（左）　　肋骨（切断面）

横膈（右）　　肝脏　　小肠　　侧腹肌群（切断面）

翻转后的腹横肌　　横膈　　腰大肌　　腰椎

图 3.43 横膈

a：从前方观察横膈。前腹壁和前胸壁大部分被切除
b：从腹腔侧观察横膈。打开腹腔，切除腹部内脏

3

Ⅱ

胸
部

横膈和呼吸运动

腹式呼吸时的**吸气**是横膈向心收缩扩大胸腔带动的。下位胸廓固定，横膈收缩向尾部拉腱中心使胸廓的纵径增加。接着，由于纵隔结构性紧张和被压缩腹腔内脏器的抵抗，腱中心被固定，横膈肋骨部收缩上提下位肋骨使下位胸廓的横径增大（**桶柄运动，图 3.41b**）。另外，通过胸骨上提上位肋骨，上位胸廓的前后径增加（**泵柄运动，图 3.41a**）。

横膈的收缩全用于吸气，因其使垂直、内外、前后胸腔容积增大，横膈是效率最高的吸气肌，发挥着吸气活动 70%~80% 的作用。横膈向心性收缩时固定下部胸廓的是下后锯肌、腰方肌及髂肋肌等。抵抗下压横膈的胸部脏器与离心收缩的**腹壁肌**（腹直肌、腹内斜肌、腹外斜肌；**图 3.44**）有关。

安静呼气是源于胸廓和肺的弹性回缩力，腹式呼吸时的**强制呼气**是腹壁肌的收缩上推腹腔内脏和横膈带动的。这时腹壁肌呈向心性收缩，横膈呈离心性收缩。

驼背和横膈

伴随年老的驼背，下部胸廓逐渐外凸（**图 3.36、3.37 →第 303 页**）。拮抗外凸的动作是内凹，即向身体中轴方向拉下部胸廓，提高下部胸廓的刚性，从而发挥提高横膈收缩效率的作用。

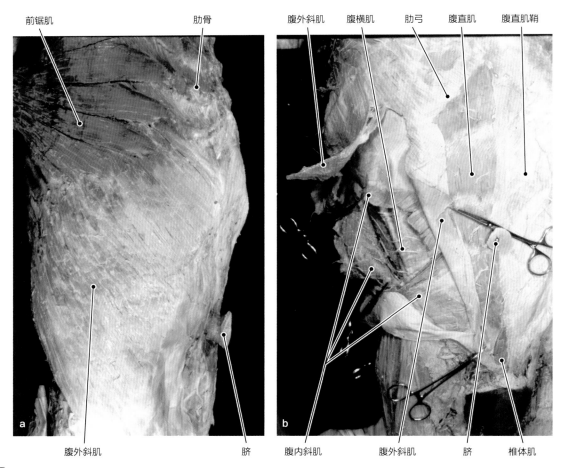

图 3.44 腹壁肌

a：从外侧前方看的右侧躯干的下位胸廓和腹部。位于浅层的前锯肌和腹外斜肌等被剖出
b：从前面看右侧躯干的下位胸廓和腹部。右侧的腹前壁腹直肌鞘的前叶被切除，腹直肌被剖出。另外，腹外斜肌和腹内斜肌的一部分被切除后翻转，从浅层腹侧壁按腹外斜肌、腹内斜肌和腹横肌的顺序组成腹壁肌

依据横膈向心性收缩时下位胸廓部分固定的作用，作为内凹相关的肌肉，包括腹壁肌、背阔肌肋骨部肌束、下后锯肌。驼背引起的下部胸廓的上提是内凹作用减弱的原因或结果。

肋间肌

肋间肌填充在肋间隙连接上下相邻的肋骨（**图3.45a**），从浅层到深层分为肋间外肌、肋间内肌、肋间最内肌3层（**图3.45b，表3.7**）。

肋间外肌的后端从肋骨结节附近起始，前端止于肋软骨附近，前端的前面形成肋间外膜并止于胸骨缘。其肌束在后部从内侧头方向外侧尾方，中部从颅侧后方向尾侧前方，前部从头外侧向尾内侧分别走行。

肋间内肌的前端起始于胸骨缘，后端止于肋骨角附近，后端的后面形成肋间内膜并止于肋骨结节附近。其肌束的走行与肋间外肌直交，前部从外侧尾部向内侧头部，中部从尾侧后方向颅侧前方，后部从尾内侧向头外侧走行。

肋间最内肌的前端从肋软骨与肋骨移行部附近起始，后端止于肋骨角附近。其肌束的走行与肋间内肌相同，而在两者之间有静脉和肋间神经走行。

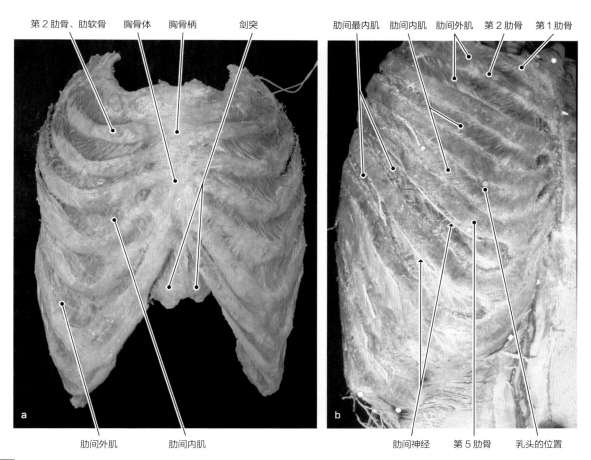

第2肋骨、肋软骨　胸骨体　胸骨柄　剑突　　肋间最内肌　肋间内肌　肋间外肌　第2肋骨　第1肋骨

a　　　　　　　　　　　　　　　　　　　　b

肋间外肌　　肋间内肌　　　　　　　　　肋间神经　第5肋骨　乳头的位置

图3.45　肋间外肌、肋间内肌和肋间最内肌

a：为了观察肋间肌的3层结构，在第1、2肋间隙剖出肋间外肌，在第3、4肋间隙剖出肋间内肌，在第5、6肋间隙剖出肋间最内肌

肋间肌的作用

▶ 呼吸时

肋间肌与**胸式呼吸**有关，在吸气时肋间外肌上提肋骨扩大胸廓。仅在强制呼气时，肋间内肌和肋间最内肌下降肋骨缩窄胸廓。由于胸廓和肺的弹性回缩力起了作用，因此在自然呼气时肋间肌不起作用。并且，肋间内肌的胸骨近旁部有上提肋软骨的作用，其在吸气时运动。另外，肋间肌群收缩时伴有横膈向心性收缩，可在胸腔内压减少时防止部分肋间肌贴近胸壁，即在吸气时稳定胸廓。这就是肋间隙的稳定结构。

▶ 躯干回旋时

肋间肌也有对呼吸以外的作用，比如对躯干的轴回旋。肋间外肌的外侧部在躯干向对侧回旋时活动最强，肋间内肌的外侧部（这个部分肋间最内肌也存在）在躯干向同侧回旋时活动最为强烈。因此，与腹内斜肌和腹外斜肌的情况一样，躯干向右回旋时左侧肋间外肌和右侧肋间内肌共同作用，躯干向左回旋时右侧肋间外肌和左侧肋间内肌共同作用。

躯干、胸廓的运动和肋间隙

脊柱侧屈时，脊柱凸侧的胸廓上抬、**肋间隙扩大**、胸廓膨大，凹侧则有相反的现象产生。根据水田报道，**躯干回旋**时肋间隙在回旋侧扩大而在非回旋侧缩小。另外，相对于骨盆，胸廓的**前方并进**伴随着脊柱的伸展使肋间隙扩大；胸椎的**后方并进**伴随着脊柱的屈曲使肋间隙缩小。相对于骨盆的**侧方并进**，脊柱 S 状侧屈，即腰椎向同侧侧屈的同时胸椎向对侧侧屈，肋间隙在并进侧扩大，在非并进侧缩小。

无论对于何种运动，肋间隙的扩大和缩小都是必要的，肋间组织的伸展和收缩对脊柱和胸廓的运动功能均有影响。并且，从躯干回旋侧的肋间内肌和非回旋侧的肋间外肌的活动增加可知，扩大的回旋侧肋间隙的肋间内肌呈离心收缩，缩小的非回旋侧肋间隙的肋间外肌呈向心收缩。

表 3.7　肋间肌群和横膈

肌肉	起点	止点	支配神经	收缩 ⇒ 伸展动作	受损时受限的动作	临床相关
肋间外肌	上位肋骨的下缘	下位肋骨的上缘	肋间神经（T1~T11）	上拉肋骨扩大胸廓（吸气）	下拉肋骨	呼吸运动，胸廓的活动性
肋间内肌	下位肋骨的上缘和内面	上位肋骨肋间隙的下缘	肋间神经（T1~T11）	下拉肋骨缩小胸廓（呼气）	上拉肋骨	
肋间最内肌	下位肋骨的上缘和内面	上位肋骨肋间隙的上缘	肋间神经（T1~T11）	下拉肋骨缩小胸廓（呼气）	上提肋骨	
横膈	**胸骨部**：剑突的后面，一部分为腹横肌腱膜的内面 **肋骨部**：肋弓（第 7~12 肋软骨）的内面 **腰椎部**：第 1~4 腰椎的椎体，内侧、外侧弓状韧带	腱中心	膈神经和副膈神经（C3~C5）	胸腔向下方移动，扩大胸腔（吸气）	胸腔底的上方移动	呼吸运动，胸廓和躯干的稳定

胸廓运动受限的治疗性运动

矢状面、冠状面、水平面任意一条胸廓力线的异常，均代表附着在胸廓的对应肌肉的起始、终止的位置关系发生改变，或者说肌肉的长度发生改变。由于肌肉的长度对肌肉的张力也产生影响，胸廓力线的异常也可能与附着在胸廓的肌肉的功能不全有关。另外，关于起始、终止位置的慢性变化，起始、终止距离缩短时对应肌肉挛缩且变硬，变长时对应肌肉伸展且弱化。治疗的基础原则是使变硬的肌肉软化，使弱化的肌肉强化。

胸廓力线的异常，在胸廓整体异常时容易被评估，但是分段异常被漏掉的可能性比较高。因此，除了整体评估和治疗胸廓，也有分段进行评估、治疗的必要。

胸廓中除肋间肌群以外有竖脊肌群（**图3.22**→第291页）和横突棘肌群（**图3.23**→第291页，**图3.26**→第293页）。还有分节状的背固有肌群（棘间肌、横突间肌、肋骨提肌，**图3.39**→第305页），腹壁肌群（**图3.44**），此外有上肢和颈部的肌肉附着于胸廓。胸廓力线的异常，也与这些肌肉异常有关，在这里，主要介绍对胸骨下角的非对称性的治疗性运动。

胸廓力线的评估（胸骨下角和肋间距）

在胸廓下口的前方，肋软骨的内侧缘形成的弓形是**肋骨弓**。由从剑突的根部向左右延伸的肋骨弓形成的角度是**胸骨下角**（**图3.37**→第303页）。首先治疗师放两手（从拇指到大鱼际）在肋骨弓，评估受试者安静时的胸骨下角（**图3.46**），胸骨下角正常角度为70°~90°，同时也应确认左右是否存在差异。接着确认受试者深呼吸是否会引起胸骨下角的变化。胸骨下角的减小意味着下位胸廓向内，增大意味着下位胸廓向外。胸骨下角在下位胸廓向内减弱时增大，这是受到了与向内移动有关的腹壁肌（**图3.44**）的肌紧张的影响，因此也应评估腹壁肌的紧张度。

另外，应触诊各**肋间距离**（肋间隙的高度）。治疗师在肋间放入手指，确认有无各肋间隙高度、紧张度的左右差等。从前面观察肋骨时，治疗师在锁骨中线附近向内侧头部观察内侧，向外侧头部观察外侧。另外，第4肋和第5肋的肋间距离稍大。治疗师在触诊时应考虑这些特征（**图3.47**）。

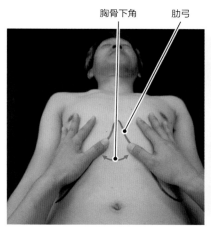

图3.46 胸骨下角的评估

左右肋骨弓用黑线标记。治疗师双手的拇指放在左右肋弓，评估胸骨下角

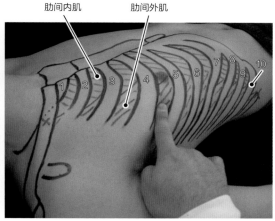

图3.47 肋间距离和肋间隙紧张度的评估

胸廓右侧触诊可能的骨性标志用黑线表示，肋间内肌的区域用蓝线表示，肋间外肌的区域用红线表示。通过触诊胸大肌来评估肋间内、外肌

肋骨向前方回旋

在胸骨下角扩大的一侧，常能观察到下位肋骨向后方回旋（上提）（**图 3.37**→第 303 页）。因此，有必要使胸骨下角扩大一侧的下位肋骨向前方回旋。受试者取仰卧位，治疗师站在治疗侧的对侧，手放在受试者下位侧胸部（**图 3.48b**）。此时，治疗师的手指沿着受试者的肋间，手掌沿着受试者胸廓放置，在此基础上，合着受试者的呼气（肋骨向前方回旋）实施拧胸廓似的手法，颅侧的手向后颅侧移动，尾侧的手向前尾侧移动（**图 3.48b**）。

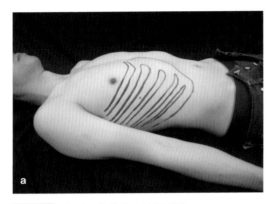
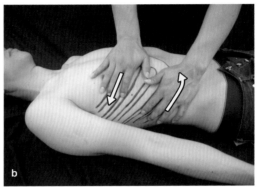

图 3.48 使肋骨向前方回旋的手法

a：右下部胸廓（肋骨）的体表标记，从前外侧面观察
b：对 a 受试者的下部胸廓，施加手法，使肋骨向前方回旋。⇨表示治疗师手掌移动的方向。治疗师手指放在各肋间使手法更高效

肋间肌的牵伸

在体位变化引起肋间隙变窄的部位，肋间外肌发生短缩的可能性较高。因此，充分进行肋间外肌的牵伸是必要的。不仅应进行整体牵伸，治疗师也应将手指放在各肋间个别部位进行定向牵伸。与肋骨向前方回旋的手法一样，治疗师应有意识地将手指放在受试者肋间（**图 3.49**）。

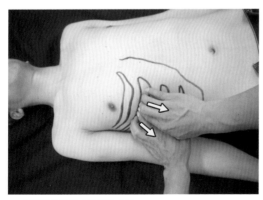
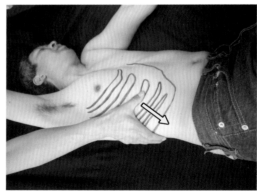

a：两手的指腹放在肋间的牵伸

b：拇指整体放在肋间的牵伸

图 3.49 肋间肌的牵伸

右下部胸廓（肋骨）用黑线标记。⇨表示牵伸时治疗师牵引的方向

腹壁肌肌紧张的调整

胸骨下角的角度受**腹壁肌**（腹外斜肌、腹内斜肌、腹横肌，**图3.44**→第308页）肌紧张的影响。已知在不稳定平面的坐位，腹直肌、腹外斜肌、腹内斜肌及腰部多裂肌的肌肉活动度高。对这些肌肉的功能改善，**健身球治疗**（**图3.50**）是有效的。因为健身球治疗在提供不稳定支持面的同时，对肌肉活动量的增加和肌力的改善效果优异。但是，不恰当的健身球疗法，容易导致在健身球落下时的代偿动作及错误运动模式。因此，治疗师有必要进行适当的指导和设定合适的难易度。

例如，要求受试者保持坐位时，骨盆后倾会引起驼背。**驼背**的原因有以腹肌群为主的躯干前面肌肉的短缩和收缩不全，躯干后面脊柱附近最长肌和多裂肌的活动度低下，以及离脊柱远的髂肋肌活动度增大。在**骨盆中间位**，由于重心降到坐骨结节，以坐骨结节为支点，重心容易移动（**功能坐位**）。但是，在**骨盆后倾位**，由于重心移动到坐骨结节之后，以坐骨结节为支点的重心移动变得困难（**非功能坐位**：也叫**骶骨坐位**）。

在难易度设定方面，难度过高会使**整体稳定肌**（腹外斜肌、腹内斜肌）的活动度过大。在促进**局部稳定肌**（腹横肌）的活动方面，合适的难度设定是有必要的。其目标是使整体稳定肌和局部稳定肌实现协调性的肌紧张。

另外，**腹横肌**与横膈有肌肉连接（**图3.51**）。在调整腹横肌紧张度时，有必要考虑横膈的紧张状态。吸气时横膈呈向心性收缩，但腹横肌呈离心性收缩。强制呼气时，腹横肌呈向心性收缩，横膈呈离心性收缩。使受试者意识到这一点（尤其是离心收缩）是重要的。并且，由于下位肋骨上提会引起腹部平坦化和腹腔脏器的上顶，在驼背时横膈就会变成收缩不全的状态。

综上所述，考虑用健身球疗法保持坐位进行腹横肌肌紧张调整时，应使受试者意识到使骨盆前倾（不驼背）和用坐骨结节支持的重心移动，避开难度过高的动作。不仅应使受试者意识到腹横肌和横膈的向心收缩，也应使受试者意识到腹横肌和横膈的离心收缩。

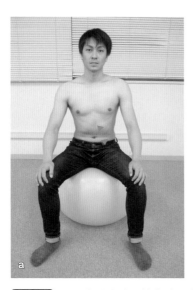
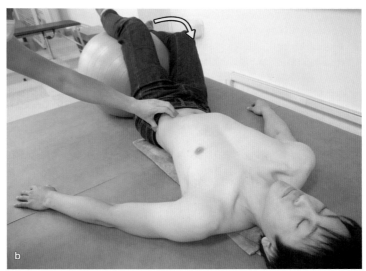

图3.50　用健身球疗法调整腹壁肌群的肌紧张

a：坐位腹壁肌群肌紧张的调整方法。▶表示能观察到的腹外斜肌

b：仰卧位腹壁肌群肌紧张的调整方法。▶表示触诊腹外斜肌的位置，⇨表示受试者移动健身球的方向

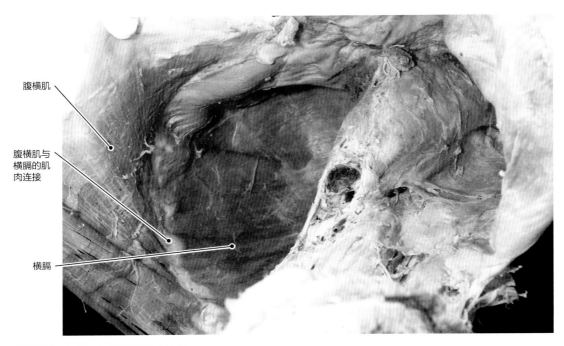

腹横肌

腹横肌与
横膈的肌
肉连接

横膈

图 3.51 腹横肌与横膈的肌肉连接

从右前下方观察左侧部横膈走向

参考文献

[1] Ashley A, et al: Morphometric analysis of variation in the ribs with age and sex. J Anat 225:246-261, 2014

[2] 佐竹將宏, 他: 呼吸筋訓練. 本間生夫 (監修): 呼吸運動療法の理論と実践. pp140-151, メジカルビュー社, 2003

[3] 長谷川正哉: 胸骨と肋骨の運動連鎖. 嶋田智明, 他 (編): 脊柱機能の臨床性重要性と上下肢との連関. pp38-45, 文光堂, 2011

[4] 柿崎藤泰 (編): 胸郭運動システムの再建法. 第 2 版, pp71-83, ヒューマン・プレス, 2017

[5] Gunji M, et al: Functional cervicothoracic boundary modified by anatomical shifts in the neck of giraffes. Royal Society Open Science 3: 150604, 2016

[6] Kapandi AI (著), 塩田悦仁 (訳): カパンジー機能解剖学—III 脊柱・体幹・頭部. 原著第 6 版, 医歯薬出版, 2008

[7] Neumann DA: 咀嚼と換気の運動学. Neumann DA (著), 嶋田智明, 他 (監訳): 筋骨格系のキネシオロジー. 原著第 2 版, pp469-502, 医歯薬出版, 2012

[8] 水田諒, 他: 体幹回旋に伴う胸郭の並進動態に肋間筋ストレッチが与える影響. 理学療法科学 33: 807-810, 2018

[9] 鈴木哲, 他: 不安定面上座位における体幹筋活動と重心動揺との関係. 理学療法科学 24: 115-119, 2009

[10] 鈴木俊明 (監修), 大沼俊博, 他 (編): 体幹の構造と機能. 体幹と骨盤の評価と運動療法. pp14-74, 運動と医学の出版社, 2018

[11] 河上敬介, 他: 外腹斜筋, 内腹斜筋, 腹横筋. 河上敬介, 他 (編): 骨格筋の形と触察法. 第 2 版, pp143-153, 大峰閣, 2013

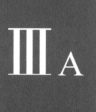
III A

躯干不稳——腰部固有背肌群的解剖学分析

本节涉及的人体运动结构
▶ 胸最长肌
▶ 腰髂肋肌
▶ *腰背筋膜*
▶ *胸腰筋膜*
▶ 多裂肌

在腹部和腰背部，支撑胸廓和骨盆的骨骼只有后方的腰椎，所以这些部位有特别不稳的特征。**腰椎**不仅要承受上半身的体重和搬运重物的负荷，还要拥有满足躯干运动的较大的活动度，所以腰椎被要求具有坚固的力学结构和一定的活动度。腰椎不仅比颈椎、胸椎的尺寸大，还具有由椎间关节的关节囊、腹侧的**黄韧带**、背侧的**多裂肌**组成的静态稳定结构，以及由许多其他肌肉组成的动态稳定结构。其中典型的结构是，将腰椎两侧的固有背肌群和腹部的**侧腹肌群**连接起来的筋膜和腱膜。

本节将介绍背侧固有背肌群中的**竖脊肌**、**胸腰筋膜**和多裂肌（图 3.52）。

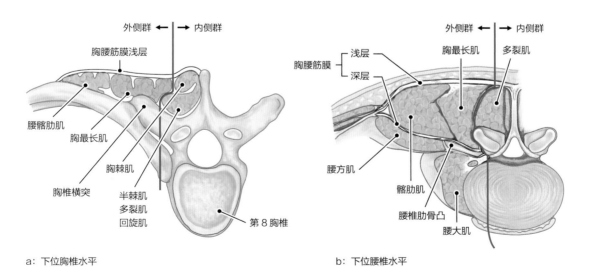

a：下位胸椎水平　　　　　　　　　　　　　　b：下位腰椎水平

图 3.52 固有背肌群：外侧肌群与内侧肌群的分布（水平断面）

a：胸椎、肋骨和胸腰筋膜浅层包围的区域叫作肋椎管（第 295 页）
b：腰椎和胸腰筋膜浅层、深层包围的区域叫作椎旁支持带鞘（PRS）（第 295 页）
肋椎管和 PRS 是相连的区域（第 293 页），容纳连续的固有背肌群

固有背肌群的功能作用

固有背肌群分为受脊髓神经后支支配的**外侧肌群**和受脊髓神经内侧支支配的**内侧肌群**（图3.52、3.53）。外侧肌群由横突外侧的**髂肋肌、最长肌**和**颈夹肌**组成。内侧肌群由横突内侧的**棘肌和横突棘肌**（半棘肌、多裂肌、回旋肌）组成。

通过各肌群的走行可推测其功能作用。外侧肌群占固有背肌群表层的大部分，走行跨过多个椎骨之间，作为**浅层肌群**可以抵抗外界对身体带来的负荷并保持脊柱稳定。外侧肌群也是脊柱运动的发力点。

内侧肌群也被称为深层肌群，走行于横突和棘突之间。内侧肌群富含肌纤维，能将椎体间的位置变化传导至中枢神经系统，并使各椎体保持稳定，还能调节椎体间细小的运动。

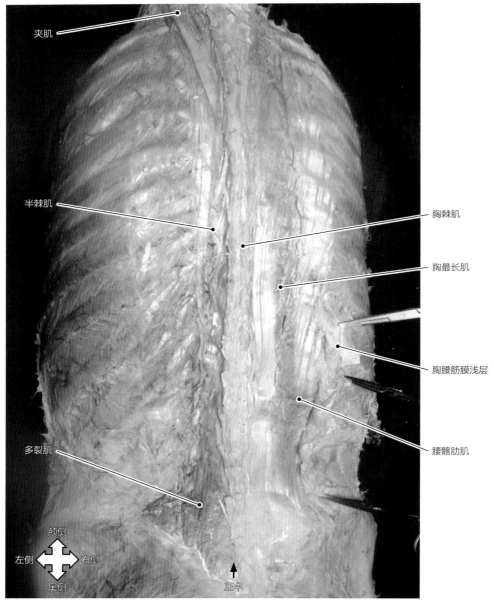

夹肌

半棘肌

多裂肌

胸棘肌

胸最长肌

胸腰筋膜浅层

腰髂肋肌

颅侧

左侧　右侧

尾侧

正中

图 3.53　固有背肌群：外侧肌群和内侧肌群

躯干的背面观。除去两侧上肢与其相关肌肉（上、下后锯肌）。躯干右侧被剖开，浅层固有背肌被暴露，左侧颈夹肌以外的浅层肌被去除，深层的固有背肌被暴露。浅层肌大部分属于外侧肌群，深层肌则属于内侧肌群

脊柱强力的发力点——竖直肌

竖直肌和颈夹肌共同组成固有背肌的浅层肌群。竖直肌由**髂肋肌**（腰髂肋肌、胸髂肋肌、颈髂肋肌），**最长肌**（胸最长肌、颈最长肌、头最长肌）和**胸棘肌**组成（**图 3.53**）。本节主要介绍与腰椎运动相关的腰髂肋肌和胸最长肌。

▶ **腰髂肋肌**

腰髂肋肌（**图 3.54**）纵向走行于竖脊肌最外侧，起自骶骨后面和髂骨棘，稍偏外侧向上走行，附着于下位肋骨的肋骨角。腰髂肋肌可以利用胸廓使脊柱伸展，因其附着于肋骨外侧的肋骨角，并稍向内旋转，单侧收缩可以使脊柱侧屈和回旋。（**表3.8**→第 322 页）腰髂肋肌在髂骨棘和第 12 肋骨间的部分有很粗的肌腹（**图 3.54**），这个部分承担了大部分侧屈、回旋的作用。

▶ **胸最长肌**

走行于中央的**胸最长肌**，起自骶骨后面和髂骨棘，终止腱分成内外 2 个部分（**表 3.8**）。外侧肌腱（**图 3.55a**）附着在所有腰椎的肋骨突和第 3 肋以下的肋骨，内侧肌腱（**图 3.55b**）附着在所有腰椎的副突起和所有胸椎横突。胸最长肌从骨盆后向上经过肋骨、腰椎和胸椎，能够伸展脊柱。

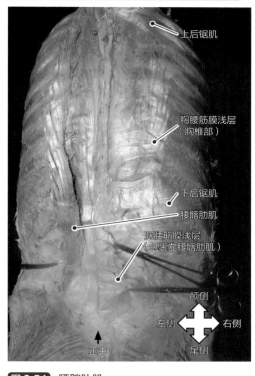

图 3.54 腰髂肋肌

躯体左侧的胸腰筋膜浅层被剥离，露出腰髂肋肌。右侧保留了下后锯肌和胸腰筋膜浅层，髂肋肌和最长肌组成的竖脊肌被胸腰筋膜浅层覆盖

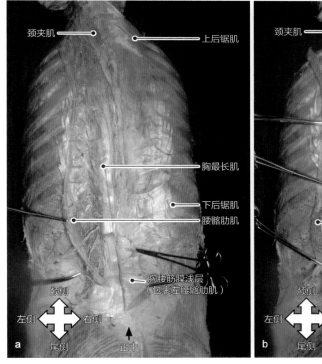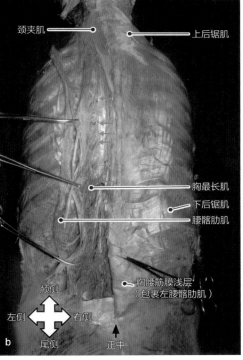

图 3.55 最长肌

a：外侧肌腱。剥离腰髂肋肌、胸髂肋肌和胸最长肌之间的致密性结缔组织，将腰髂肋肌向外侧翻转。➡表示附着于肋骨外侧的胸最长肌的外侧肌腱

b：内侧肌腱。将胸最长肌的起始部切断向外侧翻转。⬅表示附着于胸椎横突的内侧肌腱

3

Ⅲ

腰部和骨盆部

　　第 1 腰椎棘突的超声图像显示，最长肌在躯干伸展时，腰髂肋肌在躯干回旋和侧屈时，肌肉厚度均会发生巨大变化。

竖脊肌的治疗性运动

　　腰髂肋肌和胸最长肌因为走行存在差异，故而功能特性也不相同。要针对不同的功能特性选择不同的治疗手法，从而去除挛缩以获得稳定性。

　　腰髂肋肌挛缩时，受试者侧卧位，治疗师相对于下位肋骨侧屈和回旋方向、相对于骶骨伸展方向施加三维的抵抗力。治疗师手指放在各个肋骨上，改变肌束的收缩（**图 3.56a**）。

　　胸最长肌挛缩时，受试者取侧卧位髋关节屈曲位。治疗师减少腰椎前屈以牵伸起始腱，同时在骶骨和肋骨分别施加向尾侧和颅侧的压力，使最长肌拉长（**图 3.56b**、**3.56c**）。治疗师徒手施加压力以抵抗肌束的收缩力，进行肌肉收缩的再治疗。

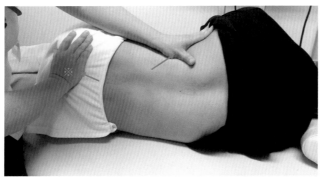

a：腰髂肋肌。治疗师相对于下位肋骨，伸展上部躯干，施加向同侧侧屈、回旋的抵抗力

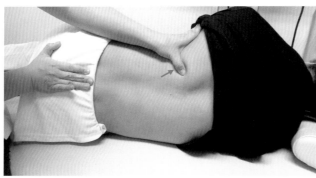

b：胸最长肌的外侧肌腱。治疗师相对于肋骨（肋骨角和横突的中点），施加上部躯干伸展方向的抵抗力

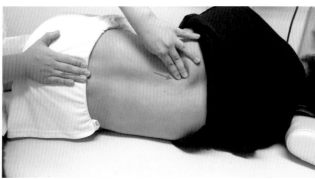

c：胸最长肌的内侧肌腱。治疗师相对于横突，施加上部躯干伸展方向的抵抗力
上述手法，都是针对第 5 骶骨棘突，向后倾方向压迫骶骨，使竖脊肌的共同筋膜提前被牵伸

图 3.56　腰髂肋肌和胸最长肌的手法

辅助加强竖脊肌的筋膜结构

　　将浅层背肌斜方肌、背阔肌、菱形肌翻转，能观察到包裹着竖脊肌的薄薄的纤维即胸腰筋膜（**图3.57**）。**胸腰筋膜**是覆盖了包括颈夹肌在内的全部竖脊肌的后方的筋膜。在腰椎水平（**图3.52b**→第315页），包裹竖脊肌腹侧的筋膜被称为**胸腰筋膜深层**，包裹背侧的筋膜被称为**胸腰筋膜浅层**。背阔肌和下后锯肌重叠的筋膜和浅层的胸腰筋膜浅层相融合，在腰椎水平形成更加深厚的腰背筋膜。

腰背筋膜的功能

　　腰背筋膜在腰椎后伸时被动收紧，有保持腰背部静态稳定的作用，也有维持动态稳定的作用。将左右的腰背筋膜看成一个功能联合体，这个联合体被背阔肌向上外侧前方牵引，臀大肌向下外侧前方牵引，像船帆一样被拉紧（**图3.76a**→第334页）。例如，在做"负重深蹲"动作时，腰背腱膜把腰椎从后向前推，使腰椎保持在伸展位，从而维持腰背部的稳定。

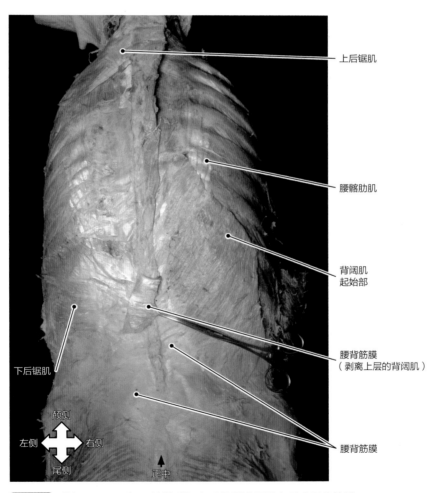

　　　　　　　　　　　　　　　　　　　　　　　　　　　　　上后锯肌

　　　　　　　　　　　　　　　　　　　　　　　　　　　　　腰髂肋肌

　　　　　　　　　　　　　　　　　　　　　　　　　　　　　背阔肌
　　　　　　　　　　　　　　　　　　　　　　　　　　　　　起始部

　　　　　　　　　　　　　　　　　　　　　　　　　　　　　腰背筋膜
　　　　　　　　　　　　　　　　　　　　　　　　　　　　　（剥离上层的背阔肌）

下后锯肌

颅侧

左侧　　右侧　　　　　　　　　　　　　　　　　　　　　　腰背筋膜

尾侧　　　　正中

图3.57　背阔肌和下后锯肌的筋膜与胸腰筋膜浅层融合形成腰背筋膜

从躯干后面观察，在背阔肌的右侧切除了筋膜中央靠近颅侧的部分，左侧切除了腰背筋膜靠近颅侧的部分。左右背阔肌的起始腱膜合并在一起形成菱形的腰背筋膜。背阔肌和下后锯肌的筋膜与胸腰筋膜浅层融合形成腰背筋膜，图中显示向背阔肌远端剥离腰背筋膜停止在了其边缘

3

Ⅲ

腰部和骨盆部

胸腰筋膜浅层的功能

胸腰筋膜浅层在胸椎的胸椎横突和肋骨之间，在腰椎的胸腰筋膜深层与腰椎椎弓之间，分别形成间隔（肋椎管和 PRS），并包裹着竖脊肌（**图 3.52 →第 315 页**）。胸腰筋膜浅层紧张度增加，会使竖脊肌的间隔**内压**上升。有研究表示，腰背部肌肉的肌内压在脊柱前屈位（腰椎后伸位）比生理前屈位高，这是引起肌肉筋膜性腰痛的原因。除此之外，肌内压的升高，会在步行和负重等肌肉承受持续性负荷的动作时，使竖脊肌的血流量下降，即竖脊肌肌群内的血管被压迫（**图 3.58**）。在这种情况下，腰部会产生倦怠感、不适感和钝痛等症状。

在腰椎水平，第 1～3 腰神经后支外侧支的**臀上皮神经**从腰背筋膜中穿过，分布在上臀部皮下（**图 3.58b**），因此腰背筋膜的紧张有可能是臀上皮神经受压引起的。

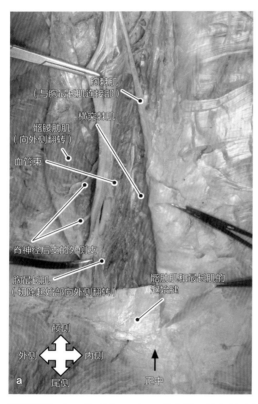
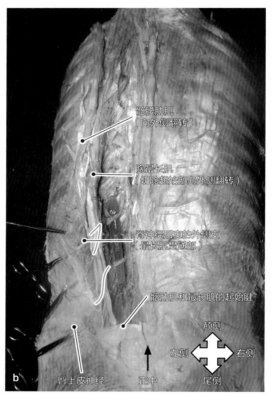

图 3.58 胸腰筋膜浅层更深层的血管、神经的走行

a：向外侧翻转腰髂肋肌和胸最长肌的内侧缘，腰髂肋肌和胸最长肌之间分布着脊髓神经后支的外侧支，最长肌和横突棘肌之间分布着血管束

b：向外侧翻转腰髂肋肌和胸最长肌的内侧缘，在腰椎水平，第 1～3 腰神经后支外侧支的臀上皮神经从胸最长肌、腰髂肋肌中穿过，分布在臀上部皮下（穿过最长肌的部位由青色线表示，最长肌和横突棘肌之间走行的部位由插入的镊子柄来表示）

稳定腰椎的重要肌肉

横突棘肌的分类

横突棘肌紧贴于竖脊肌深层（**图 3.59**）。**横突棘肌**起自横突向上走行，止于上位椎骨的棘突。若横突棘肌的起点和止点跨越了 4 节以上椎骨则被称为**半棘肌**，跨越 2 ~ 4 节椎骨则被称为**多裂肌**。垂直向上走行且起止点跨越了 1 节椎骨被称为**回旋肌**（**图 3.26**→第 293 页）。起止点跨越的椎骨数量越多的横突棘肌，其功能与竖脊肌越接近，即使脊柱伸展和侧屈；反之，则使椎骨向对侧回旋的作用更明显。

半棘肌位于胸椎水平以上，回旋肌位于胸椎水平，二者均不在腰椎水平。而多裂肌分布在脊柱的各个水平，尤其在腰椎水平最为发达。

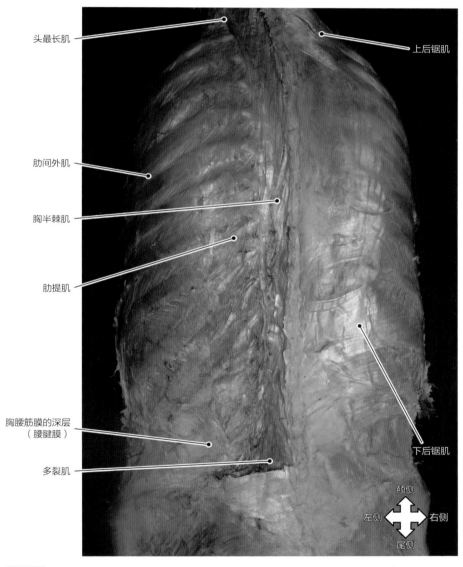

头最长肌

上后锯肌

肋间外肌

胸半棘肌

肋提肌

胸腰筋膜的深层
（腰腱膜）

下后锯肌

多裂肌

颅侧

左侧　　右侧

尾侧

图 3.59 横突棘肌

将左侧表层的固有背肌群除去，剖出深层的横突棘肌（半棘肌、多裂肌）。回旋肌在更深层，此图中未显示

多裂肌的功能和结构

腰部两侧多裂肌同时收缩时有伸展腰部的作用，可使腰椎前凸增强，一侧多裂肌收缩时可使腰椎向对侧回旋（**表 3.9**）。然而多裂肌自身短小，其伸展作用不如髂肋肌和最长肌强大。因此，多裂肌不适合躯干的动态运动。然而，多裂肌拥有大量的肌纤维，能在脊柱各个椎节间调整细微的运动和位置变化，因此在构建腰部重要的动态稳定结构时多裂肌参与其中。从这个角度思考可以得知，背肌运动伴随大幅的脊柱运动时，离不开多裂肌功能的提高。

多裂肌起自骶骨背面、髂后上棘和腰椎的乳突，在骶骨水平，能观察到一部分纤维起始于髂肋肌和最长肌的共同筋膜处（**图 3.60a**）。其起始部非常坚固，能够提高牵引腰椎向后方的力。

腰部多裂肌在棘突附近分开，每一束肌纤维将分别聚集在整个棘突（**图 3.60b**）。有报道表明，止于同一棘突的所有多裂肌肌纤维受同一神经支配，从不同高度的乳突发出的肌纤维的收缩力集中于一个棘突。

脊神经后支的内侧支从多裂肌中穿出（**图 3.60b**）。在椎间关节性腰痛的病例中，会合并出现后支的内侧支引起的多裂肌反射性挛缩。

腰部椎间关节的关节囊在背侧与多裂肌以纤维性的形式相结合。有报道表明关节囊的上端和下端存在着**纤维性脂肪组织半月板**，可起到保护关节面的作用。林的研究表明，与椎间关节囊结合的多裂肌有防止半月板陷进关节腔的作用。

表 3.8　胸最长肌和腰髂肋肌

肌肉	起点	止点	支配神经	收缩 ⇒ 伸展动作	受损时受限的动作	临床相关
胸最长肌	骶骨后面，髂嵴，第 2～5 腰椎棘突	**外侧肌腱**：全腰椎的肋骨突起和第 3～5 以下的肋骨　**内侧肌腱**：全腰椎的副突和全胸椎的横突	第 5 腰神经以上的脊神经后支的外侧支	**两侧**：脊柱伸展　**单侧**：同侧侧屈	脊柱的屈曲、侧屈	对抗保持抗重力姿势的躯干屈曲力矩
腰髂肋肌	骶骨后面，髂嵴，胸腰筋膜	下位肋骨的肋骨角	第 1 腰神经以上的脊神经后支的外侧支	**两侧**：脊柱伸展　**单侧**：同侧侧屈	脊柱的屈曲、侧屈	/

表 3.9　腰部多裂肌

肌肉	起点	止点	支配神经	收缩 ⇒ 伸展动作	受损时受限的动作	临床相关
腰部多裂肌	骶骨后面，髂后上棘，腰椎的乳突	起始点向上 2～4 节椎体的棘突	附着在棘突的高位脊神经后支的内侧支	**两侧**：脊柱伸展　**单侧**：同侧侧屈、对侧回旋	脊柱的屈曲、对侧侧屈、同侧回旋	为腰部最重要的稳定脊柱的结构

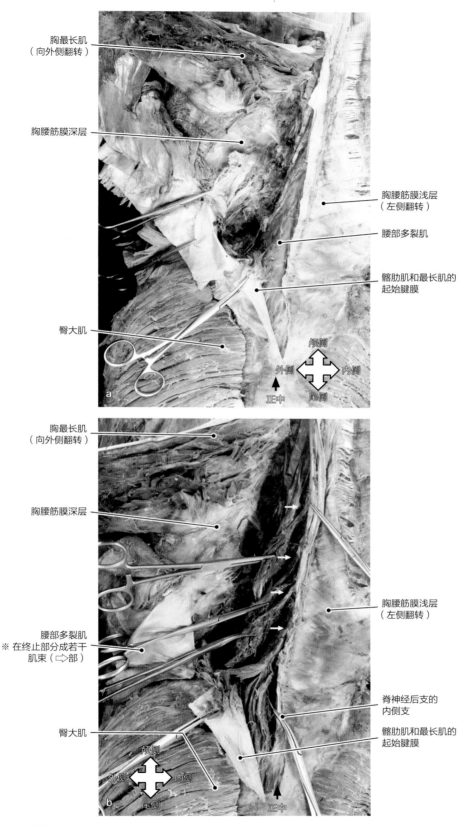

胸最长肌
（向外侧翻转）

胸腰筋膜深层

胸腰筋膜浅层
（左侧翻转）

腰部多裂肌

髂肋肌和最长肌的
起始腱膜

臀大肌

颅侧
外侧 内侧
正中 尾侧

a

胸最长肌
（向外侧翻转）

胸腰筋膜深层

胸腰筋膜浅层
（左侧翻转）

腰部多裂肌
※ 在终止部分成若干
肌束（▷部）

脊神经后支的
内侧支

臀大肌

髂肋肌和最长肌的
起始腱膜

颅侧
外侧 内侧
尾侧

b

正中

图3.60 多裂肌

a：在骶骨，将附着在胸腰筋膜浅层的髂肋肌和最长肌的共同腱膜向外侧翻转，剖出深层
的腰部多裂肌。能观察到多裂肌起始于上述肌肉的共同腱膜

b：多裂肌在棘突（▷）附近分开，能观察到它们一束一束地集中在每个棘突上。在右边
钳子的顶端可以观察到，脊神经后支的内侧支穿过了多裂肌的肌纤维

3

Ⅲ

腰部和骨盆部

多裂肌的治疗性运动

根据前文所述，椎间关节损伤的治疗里很重要的一点是让多裂肌分节段收缩。有研究表明腰部多裂肌的活动性在腰椎的生理的前屈位最高、后伸位最低。多裂肌有两种肌纤维，一种是起止点间隔 1 个椎骨的**短纤维**，一种是跨越了 2 ~ 4 个椎骨的**长纤维**，前者相当于**回旋肌**，后者是符合定义的**多裂肌**。

治疗师在实施对于多裂肌的治疗性运动时，让受试者取侧卧腰椎中立位，沿着多裂肌各纤维束的走行固定棘突，在腰椎肋突和骶骨施加抵抗，诱发腰椎伸展（**图 3.61**）。

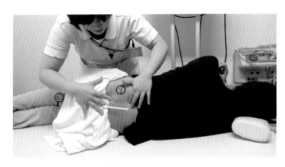
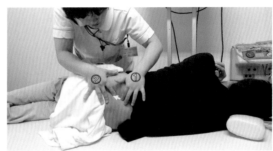

a：多裂肌长纤维的收缩舒张
①治疗师近端手固定棘突
②治疗师远端手沿着多裂肌长纤维的走行施加能使皮肤牵伸的压力，引导其向骶骨后倾方向运动，让受试者做抵抗运动

b：多裂肌短纤维的收缩舒张
①治疗师近端手固定棘突
②治疗师远端手沿着多裂肌短纤维的走行放在间隔 1 个椎骨的地方，施加能使皮肤牵伸的压力，引导骶骨比 a 的后倾方向做略微向腹侧回旋的运动，让受试者做抵抗运动

图 3.61　多裂肌的收缩舒张

多裂肌治疗性运动的效果评价

吉尾表示髋关节的活动度中单纯髋关节的屈曲角度大约是 90°，90° 以上的角度包括了骨盆的运动幅度（**图 3.62**）。因此，作为多裂肌治疗性运动的效果评价，治疗前后髋关节屈曲活动度需要通过关节活动度终末端的**终末感**来确认。若受试者有疼痛和应激反应，会出现**肌肉痉挛终末感**。例如，髋关节被动运动时，治疗师在快达到受试者本来拥有的屈曲最大活动度时会感受到坚硬的终末感，这时，受试者会主诉臀部、腰背部（偶尔是对侧腰背部）的疼痛和不适。肌肉、关节或软组织由于紧张度低下造成的过剩运动表现为活动度超过正常范围。上述情况如果是多裂肌的原因，治疗性运动可以正常化终末感。换句话说，坚硬的终末感会向柔软的终末感转化，疼痛或不适会得到改善，过剩运动的终末感会变得紧张度适中。

主动直腿抬高（active straight leg raise test；ASLR）试验，是由 Mens 提出的作为围产期骨盆功能障碍的评价方法。Lee 表示，除了妊娠或分娩，ASLR 试验还可以运用在各种疾病的评价当中。进行 ASLR 试验时，增加一项对骨盆的特异性压迫操作，可以尝试定位到功能障碍的部位。如果要定位多裂肌，可以在两侧的骨盆施加压迫。ASLR 试验也适用于对多裂肌治疗性运动的效果的评价。因为受试者的主观运动感觉为评价指标，所以治疗前后受试者自我感觉的改善很容易实现，随后也更容易接受生活、运动指导（**图 3.63**）。

青（0°）：基本轴
青到绿（70°）：髋骨大腿关节（髋关节）组合体的柔韧性
绿到黄（23°）：髋关节前方软组织的厚度和柔韧性
黄到红（40°）：影响骨盆后倾的以腰椎为中心的脊柱的动作或肌肉
　　　　　　　　活动
上述角度之合就是一般的髋关节的屈曲角度（133°）

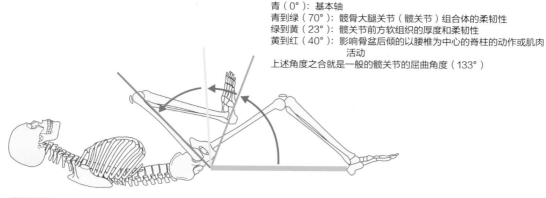

图 3.62　髋关节活动度的构成

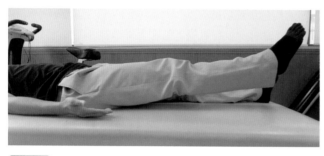

下肢伸展位仰卧，两脚分开 20 cm；膝伸展位单腿
向上抬高，离床约 20 cm
　0：完全不困难
　1：有一些困难
　2：困难
　3：很困难
　4：非常困难
　5：不能完成
受试者用 6 个等级回答抬高下肢时的困难程度，两侧
分别回答算出总分

图 3.63　ASLR 试验

参考文献

[1] 川村和之：胸腰部. 工藤慎太郎（編著）：運動機能障害の「なぜ？」がわかる評価戦略. pp170-173, 医学書院, 2017

[2] 斎藤昭彦：体幹機能障害の分析および治療—腰椎の分節安定性. 理学療法科学 22：1-6, 2007

[3] 川村和之：腰痛. 胸腰部. 工藤慎太郎（編著）：運動療法の「なぜ？」がわかる超音波解剖. pp84-97, 医学書院, 2014

[4] 大内弘：筋学. 森於菟, 他：分担解剖学 1 総説・骨学・靱帯学・筋学. p278, 金原出版, 1984

[5] Neumann DA（著）, 嶋田智明, 他（監訳）：筋骨格系のキネシオロジー. 原著第 2 版, pp452-453, 医歯薬出版, 2012

[6] 菊池臣一：腰椎背筋群におけるコンパートメント症候群の病態と治療. リハ医 32：531-541, 1995

[7] Schünke M, et al（著）, 坂井健雄, 他（監訳）：プロメテウス解剖学アトラス 解剖学総論運動器系. 第 3 版, p150, 医学書院, 2017

[8] Macintosh JE, et al：The morphology of the human lumbar multifidus. Clin Biomech 1：196-204, 1986

[9] 林典雄：多裂筋から考える腰痛の運動療法. 理学療法京都 41：25-29, 2012

[10] Twomey LT, et al：Age Changes in the Lumbar Articular Triad. Aust J Physiother 31：106-112, 1985

[11] Claus AP, el al：Different ways to balance the spine：subtle changes in sagittal spinal curves affect regional muscle activity. Spine34：208-214, 2007

[12] 吉尾雅春：解剖の真実—セラピストの治療を変える解剖学. Sportsmedicine 148：4-16, 2013

[13] 竹井仁：関節モビライゼーション. 理学療法学 34：378-380, 2007

[14] Mens JMA, et al：The active straight leg raising test and mobility of the pelvic joints. Eur Spine J 8：468-473, 1999

[15] Lee D（著）, 石井美和子（監訳）, 今村安秀（監修）：骨盤帯—臨床の専門的技能とリサーチの統合. pp201-204, 医歯薬出版, 2013

[16] 奥佐千恵：妊婦に対して行う評価. 上杉雅之（監修）, 山本綾子, 他（編）：理学療法士のためのウィメンズ・ヘルス運動療法. pp98-107, 医歯薬出版, 2017

3

Ⅲ

腰部和骨盆部

ⅢB 躯干不稳——腹肌群的解剖学分析

本节涉及的人体运动结构
▶ 腹直肌
▶ 腹横肌
▶ 腹内斜肌
▶ 腹外斜肌
▶ 腰方肌

支撑**腹肌群**所在的胸廓和骨盆的骨骼只有腰椎，这些部位不仅需要活动度，还需要拥有稳定性。因此，在腹壁存在着被称为**深层肌肉－筋膜紧身衣**的稳定结构。这个紧身衣从前腹壁正中的白线出发向两侧延伸形成**腹直肌鞘**（包裹腹直肌），接着经过**侧腹肌群**从**胸腰筋膜**（容纳竖脊肌和多裂肌）延伸到**腰椎椎弓**（**图 3.64**），从腹部前侧包绕到后侧。

紧身衣的背侧部分（胸腰筋膜浅层和深层、竖脊肌、多裂肌等）已在上一节被介绍。本节主要介绍紧身衣的腹侧部分。

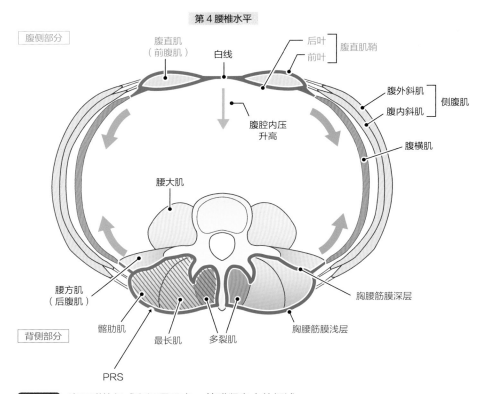

图 3.64 腹肌群的组成和深层肌肉－筋膜紧身衣的概述

➡️ 表示腹横肌的收缩方向。腹横肌的收缩在腹侧使腹直肌鞘紧张，在背侧使胸腰筋膜紧张，腹内压升高。多裂肌收缩使 PRS 刚性增高，从而使腰椎稳定性增加

腹直肌和腹直肌鞘

前腹肌的**腹直肌**是在白线两侧纵向走行的多腹肌（**图 3.65**），通过被称为腱划的中间腱将肌腹分为 4～5 节（**图 3.66**）。

侧腹肌群的腱膜融合形成的腹直肌鞘包裹着**腹直肌**（**图 3.64**）。

腹直肌鞘的前面被称为**腹直肌鞘前叶**，覆盖腹直肌前面（**图 3.65**），腱划只在前面存在并与腹直肌鞘前叶相连（**图 3.67**）。腹直肌的短缩或拉长会影响前叶的紧张程度。前叶与**腹外斜肌**和**腹内斜肌**的腱膜相连，经过腹直肌的腹侧到达白线。

腹直肌鞘的后面被称为**腹直肌鞘后叶**，连接腹直肌的深层（**图 3.68**）。后叶由**腹内斜肌**和**腹横肌**的腱膜结合形成，经过腹直肌的背侧到达白线。但是下腹部缺少后叶，此处腹横肌的腱膜加入并形成前叶。后叶的尾侧缘呈弓状（**弓状线**），尾侧的腹直肌却是通过腹膜相接的。后叶可能是为了容纳骨盆脏器的膨大而形成的结构。

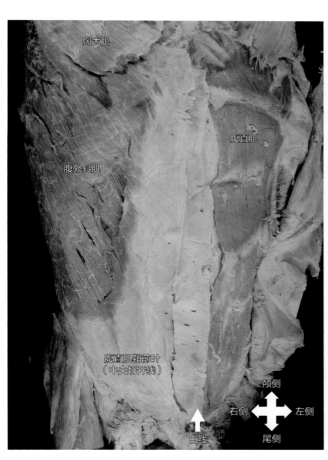

图 3.65 腹直肌鞘和侧腹肌群

腹直肌鞘是包裹腹直肌的鞘状囊袋，前叶位于鞘的前面。右侧躯体展示的是侧腹肌群最浅层的腹外斜肌在腹直肌鞘前面会合的样子。将左侧前叶沿白线切开并向外侧翻开，可以观察到腹直肌鞘内纵向走行的腹直肌

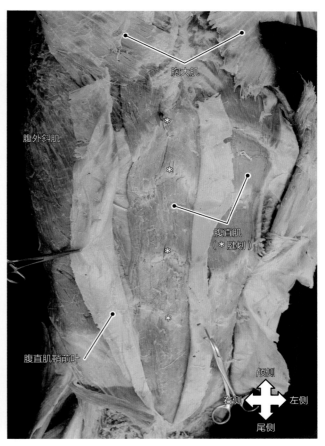

图 3.66 腹直肌的起止点

从中央切开右侧腹直肌鞘前叶并向左右翻转，可以观察到右侧的腹直肌

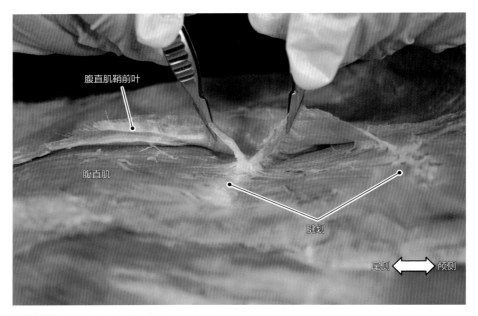

图 3.67　腱划和腹直肌鞘前叶

可以观察到腹直肌的腱划与腹直肌鞘前叶相连

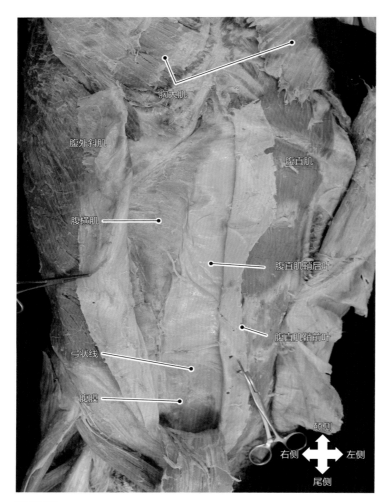

图 3.68　腹直肌鞘后叶

从图 3.66 的状态将右侧腹直肌切除，可以观察到腹横肌与其腱膜的移行部存在腹直肌鞘后叶。腹直肌鞘后叶的尾侧缘被称为弓状线，在更靠近尾侧的地方可以看到深层的腹膜

白线

白线是左右侧腹肌群的腱膜组成腹直肌鞘后在正中结合而成的强韧的线状结缔组织（**图 3.69**），结缔组织纤维从各种方向相互交叉，连接到**剑突前面**和**耻骨联合上缘**。这种交叉排列使得白线具有非常大的强度，使左右的**腹直肌**在正中线上强力结合，可以让腹直肌高效地使腹部收缩、腹内压上升。

妊娠和分娩会导致腹壁被剧烈地牵伸，左右腹直肌分离，白线的宽度增加。Lee 表示，即使左右腹直肌之间的距离不能改善，也能通过锻炼改善其功能。因此，改善左右腹直肌分离，重要的是通过侧腹肌群（主要是腹横肌）的收缩，借白线的张力使腹直肌的作用得到发挥。

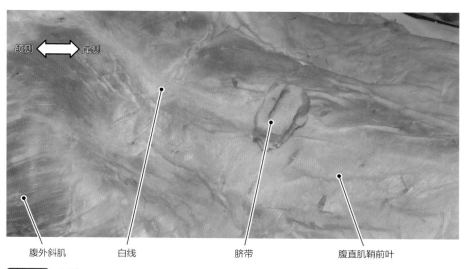

图 3.69 白线

左右腹直肌鞘前叶的中央，可以观察到白色线状的结缔组织即为白线

腹横肌

组成侧腹肌群的腹外斜肌、腹内斜肌、腹横肌，与白线、下位肋骨、胸腰筋膜、髂嵴、腹股沟韧带相连接。由于各肌肉的起点和止点不同，它们的走行也不同（**图 3.70**）。

腹横肌是最深层的肌肉（**图 3.71**），起自第 7～12 肋软骨内面、胸腰筋膜、髂嵴、腹股沟韧带，在前方横向走行并止于白线（**图 3.70c，表 3.10**）。

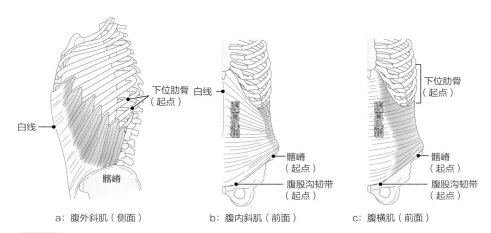

a：腹外斜肌（侧面）　　b：腹内斜肌（前面）　　c：腹横肌（前面）

图 3.70 侧腹肌群的起止点和走行

　　腹横肌不是引起关节运动的主动肌，而是与腹直肌和腹内、外斜肌协同使**腹压上升和强制呼气**的肌肉。作为保持姿势和稳定躯干的肌肉，和多裂肌同样，是维持动态稳定的结构，而像卷腹那样伴随脊柱较大幅度的运动并不能提高腹横肌的功能（**图 3.72**）。

腹横肌的作用

　　深层肌肉－筋膜紧身衣的作用是在两侧腰部竖脊肌收缩引起腰椎前屈和骨盆前倾时，维持两侧**多裂肌**的收缩。**胸腰筋膜浅层**横向牵拉使得紧张的肌肉在后方支撑腰椎前屈，以确保腰背部的稳定。胸腰筋膜浅层的横向牵拉对两侧腹横肌的收缩作用大，而齐藤指出**腰部多裂肌**的等长收缩也与这种牵拉相关。两侧腹横肌收缩引起的腹压上升可以防止腰椎过度前屈，腹横肌在这个方面也发挥了保持腰背部稳定的作用。

　　为发挥深层肌肉－筋膜紧身衣的作用，还需要保持其上面的**横膈膜**和下面**盆底肌**的紧张性。

胸腰筋膜深层

　　在腰部存在着包裹竖脊肌腹侧面的筋膜（**图 3.64** →第 326 页，**图 3.59** →第 321 页），相对于包裹在背侧面的胸腰筋膜浅层（→**第 319 页**），被称为胸腰筋膜深层。它连接第 12 肋骨和腰椎的肋骨突起及髂嵴，在外侧缘的背侧接续胸腰筋膜浅层，外侧接续腹横肌（**图 3.73**）。

　　胸腰筋膜深层是将腹横肌的张力传达到腰椎的结构，因此腹部的肌肉收缩和腹腔内压的上升是通过胸腰筋膜深层来控制脊柱节段的。

表 3.10　躯干的肌群

	起点	止点	支配神经	收缩 ⇒ 伸展动作	受损时受限的动作	临床相关
腹直肌	耻骨联合和耻骨嵴	剑突和第 5～7 肋软骨	肋间神经 [（T6）T7～T12]（髂骨下腹神经 L1）	躯干（腰椎）的屈曲 下拉胸廓前部 上提骨盆前部	躯干的伸展 胸廓的扩张	女性因妊娠和分娩引起腹直肌分离
腹横肌	髂嵴，胸腰筋膜，第 7～12 肋软骨后面，腹股沟韧带	经过腹直肌鞘到达白线	肋间神经 髂骨下腹神经 髂腹股沟神经 阴部大腿神经 T5～L2	双侧：固定其他腹肌群的附着部，腹腔加压，增加胸腰筋膜的张力	腹腔内压低下 腰椎的体位保持困难	腹横肌通过胸腰筋膜与固有背肌相连接
腹内斜肌	髂嵴，腹股沟韧带，胸腰筋膜	第 10～12 肋骨的下缘，通过腹直肌鞘到达白线	肋间神经 髂骨下腹神经 髂腹股沟神经 T10～L1（L2）	双侧：躯干屈曲，骨盆后倾，胸腰筋膜张力增加，腹腔内压上升 单侧：躯干的侧屈和向同侧回旋	躯干的伸展，回旋，侧屈，腰椎的体位保持困难	与腹横肌一样通过胸腰筋膜与固有背肌相连接 与前锯肌相连，和对侧腹外斜肌有关
腹外斜肌	第 5～12 肋骨的外侧	髂嵴，腹股沟韧带，白线，对侧的腹直肌鞘	肋间神经 T5～T12 髂骨下腹神经 L1	双侧：躯干屈曲，骨盆后倾 单侧：躯干侧屈和向对侧回旋	躯干的伸展，回旋，侧屈	与前锯肌相连，和对侧腹内斜肌有关
腰方肌	主体：髂嵴和髂腰韧带 内侧部：第 2～5 腰椎的肋骨突起	第 12 肋骨下缘，第 1～4 腰椎的肋骨突起	腰神经束 T12～L3	双侧：腰椎伸展 单侧：躯干向同侧侧屈	躯干的屈曲，躯干向对侧侧屈	位于胸腰筋膜深层的腹侧，作为后腹壁肌肉承担躯干后壁的作用

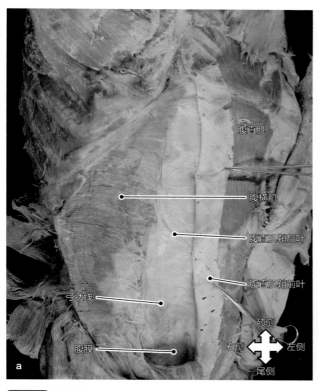

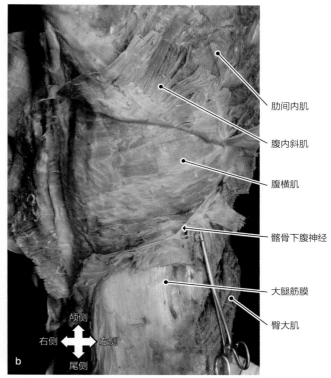

腹直肌

肋间内肌

腹横肌

腹内斜肌

腹直肌鞘后叶

腹横肌

腹直肌鞘前叶

髂骨下腹神经

弓状线

大腿筋膜

腹膜

臀大肌

颅侧

右侧 左侧

尾侧

颅侧

右侧 左侧

尾侧

a

b

图 3.71 腹横肌

a：从前面观察，上接图 3.68，将左侧腹直肌鞘前叶和与之相接的腹内、外斜肌除去，展示出腹横肌和腹直肌鞘后叶的全貌

b：从侧面观察左侧腹部，可见腹横肌和其表层的腹内斜肌之间的脂肪组织，下位肋间的血管神经束和髂骨下腹神经在其中走行

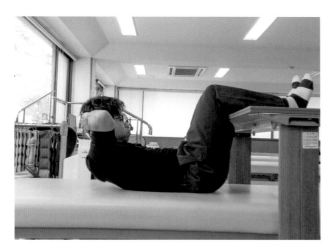

图 3.72 卷腹运动

仰卧位，髋关节和膝关节屈曲位使腰部贴地，上半身像抱团一样卷起

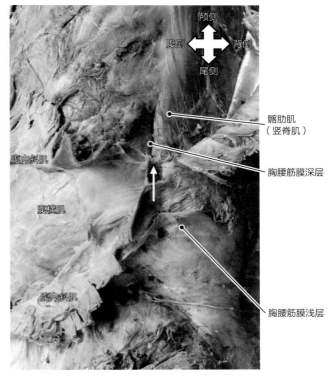

颅侧

腹侧 背侧

尾侧

髂肋肌
（竖脊肌）

腹内斜肌

胸腰筋膜深层

腹横肌

腹内斜肌

胸腰筋膜浅层

图 3.73 胸腰筋膜的移行部

从图 3.71b 的背侧观察。图片中央腹侧是将腹内斜肌切开，剖出被脂肪结缔组织包裹的腹横肌。在背侧，腹内斜肌的纤维移行于胸腰筋膜浅层，腹横肌筋膜移行于胸腰筋膜深层，能观察到（介部位）这两层包裹着的竖脊肌

3

Ⅲ 腰部和骨盆部

331

腹内斜肌

　　腹内斜肌是侧腹肌群中层的肌肉（**图 3.74**），起自胸腰筋膜、髂嵴、腹股沟韧带，向前上方走行，止于第 10 ~ 12 肋骨下缘和白线（**图 3.70b，表 3.10**）。因为腹内斜肌的后方腱膜与**腹横肌**的后方腱膜相连（**图 3.64 →第 326 页**），所以腹内斜肌有辅助腹横肌牵引外侧胸腰筋膜的作用。

　　与腹直肌和腹外斜肌一样，作为核心肌的腹内斜肌，除了参与脊柱的前屈、侧屈和回旋，还有对于重心摇摆时稳定脊柱的弹力网的作用。

　　腹内斜肌的肌纤维，从脐部到尾部是横向走行的（**图 3.70b**）。其横向走行的部分（**图 3.74**）与深部的腹横肌一同将髂嵴拉向内侧，提高了骶髂骨间韧带的张力，稳定了骶髂关节。腹内斜肌被认为与坐位姿势下的限制骨盆前倾有关。大腿被固定住的情况下，限制骨盆前倾需要靠腹内斜肌的张力，肌肉被拉长的同时发挥作用（离心性收缩），再通过抑制竖脊肌的前倾，帮助骨盆前倾运动顺滑地进行。另外，腹直肌和腹外斜肌对骨盆前倾的限制也是同样的原理。

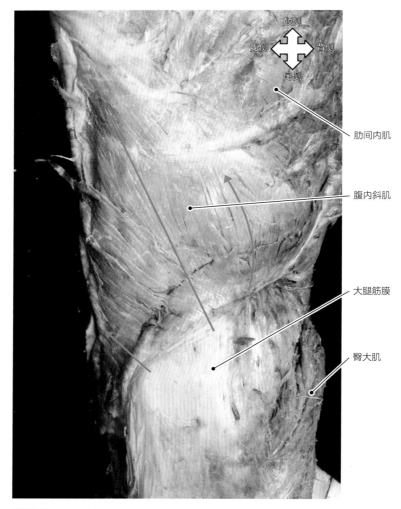

颅侧
腹侧　背侧
尾侧

肋间内肌

腹内斜肌

大腿筋膜

臀大肌

图 3.74　腹内斜肌

从左侧观察腹部。可以确认出中央是腹内斜肌，颅侧是肋间内肌，内侧是大腿筋膜和臀大肌。腹内斜肌根据部位不同走行也不同，髂嵴前方靠近水平方向，后方向垂直方向变化（↑部）

腹外斜肌

腹外斜肌是侧腹肌群最浅层的肌肉（**图 3.65** →第 327 页）。起自下位肋骨外面，向前下方走行，止于髂嵴、腹股沟韧带和白线（**图 3.70a，表 3.10**）。腹外斜肌的起始部呈锯状，与同是锯状的**前锯肌**终止部形成相咬合的肌连接结构（**图 3.75**）。

换句话说，腹外斜肌与上肢运动也存在关联，腹外斜肌收缩可以固定前锯肌的终止部，之后前锯肌收缩就能使肩胛骨固定在躯干上。

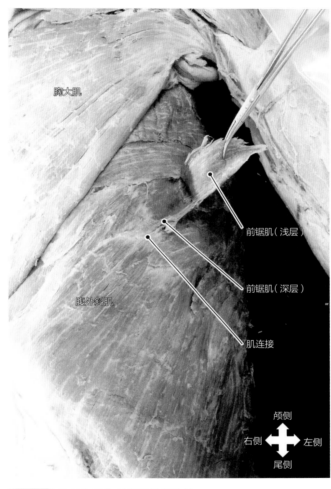

图 3.75 腹外斜肌与前锯肌的肌连接

在左侧观察到腹外斜肌的起始部和前锯肌的终止部，这两个部分以锯状形式咬合相接。前锯肌的终止部呈层状，其深层纤维附着在肋骨上，其浅层纤维的一部分与腹外斜肌之间形成肌连接

腰方肌

腰方肌（**图 3.31** →第 298 页）起自髂嵴，上行止于第 12 肋骨和第 1~4 腰椎的肋骨突起（**表 3.10**）。作为核心肌，腰方肌的单侧作用可使腰椎侧屈，其双侧作用可使腰椎向两侧牵拉，形成相当稳定的结构。

深层肌肉 – 筋膜紧身衣的结构

可根据深层肌肉 – 筋膜紧身衣的功能将其分成 3 个部分（**图 3.76**），分别是**腹侧缓冲垫**（包裹腹直肌的**腹直肌鞘**），**背侧缓冲垫**（包裹竖脊肌、多裂肌的**胸腰筋膜**），和将二者连接起来的**肌肉缓冲垫**（**腹横肌**）。通过调整腹侧、背侧缓冲垫和肌肉缓冲垫的刚性，可调整紧身衣的松紧性。

斜向 4 个方向的周围肌肉会合在一起形成腹侧、背侧缓冲垫。**腹侧缓冲垫**是腹外斜肌和腹内斜肌，**背侧缓冲垫**是背阔肌和臀大肌，均从两侧的头方和尾方穿插进来。这些缓冲垫可根据紧身衣的情况改变伸展性，为了紧身衣在任何情况下都能发挥功能而进行调节。

同时，在组成紧身衣外壁的**横膈膜**和**盆膈膜**之间，还有避免腹压过度升高的协调结构（**第 350、351 页**）。

躯干因具有动态调节功能的紧身衣结构，其稳定性也得到了完善。

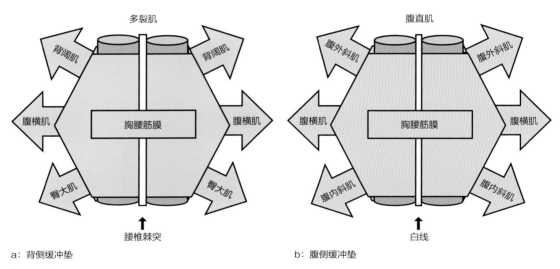

a：背侧缓冲垫　　　　　　　　　　　　　　　　　　b：腹侧缓冲垫

图 3.76　深层肌肉 – 筋膜紧身衣的结构示意图

腹横肌的治疗性运动

　　为了激活深层肌肉 – 筋膜紧身衣，需要进行促进**腹横肌**收缩的治疗性运动。治疗师对腹横肌的下部纤维和上部纤维分别进行手法治疗（**图3.70c**→第329页），同时应注意附着在胸腰筋膜浅层的腹横肌（**图3.64**→第326页），受试者取侧卧位。

　　对于附着在髂嵴的**下部纤维**，让受试者将髂前上棘向脐部靠近，治疗师一只手抵住髂前上棘，施加让骨盆打开的抵抗力（**图3.77a**）。对于附着在第7～12肋骨后面的**上部纤维**，一只手抵住肋骨下缘，施加让上部躯干向后方回旋的抵抗力（**图3.77b**）。不管是对上部还是对下部的手法，都需要另一只手向床的方向压住收缩纤维对应的**棘突**，这是为了防止因为腹横肌的收缩伴随胸腰筋膜浅层紧张而引起的棘突回旋。

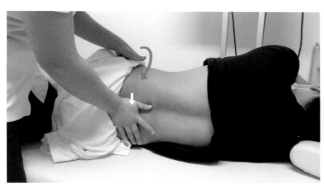

a：对于下部纤维的手法治疗

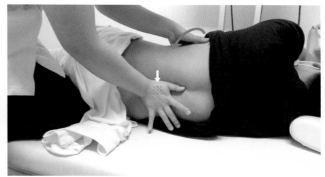

b：对于上部纤维的手法治疗

图3.77　对于腹横肌的手法治疗

对于腹横肌下部纤维，治疗师为了让骨盆打开而在髂前上棘徒手施加抵抗力（a），对于上部纤维，治疗师为了让肋骨下角打开而在下位肋骨徒手施加抵抗力（b）。不论是哪一种手法，均应将所对应节段的棘突压向床的方向（⇩），这是为了防止因为腹横肌收缩伴随胸腰筋膜紧张而引起的棘突回旋（※）

参考文献

[1]　Neumann DA（著），嶋田智明，他（監訳）：筋骨格系のキネシオロジー．原著第2版，pp430-431,医歯薬出版，2012

[2]　Lee D（著），石井美和子（監訳），今村安秀（監修）：骨盤帯—臨床の専門的技能とリサーチの統合．pp126-129,医歯薬出版,2017

[3]　斎藤昭彦：体幹機能障害の分析および治療—腰椎の分節安定性．理学療法科学22: 1-6,2007

[4]　芦原光明：Fascia（ファッシャ,筋膜）．福林徹，他（監修），蒲田和芳，他（編）：脊柱疾患のリハビリテーションの科学的基礎．pp44-56,ナップ出版,2017

[5]　川村和之：片麻痺—体幹屈筋群の筋活動について．工藤慎太郎（編著）：運藤療法の「なぜ？」がわかる超音波解剖．pp98-111, 医学書院，2014

[6]　Phillips S, et al：Anatomy and biomechanics of quadratus lumborum. Proc Inst Mech Eng H222: 151-159,2008

骶髂关节不稳的解剖学分析

本节涉及的人体运动结构
▶ 骶髂关节
▶ 骶结节韧带

骶髂关节的结构和功能

骶髂关节（**图 3.78**）是位于**骶骨**耳状面和**髂骨**耳状面之间的**半关节**。由于两骨的耳状面贴合，因此骶髂关节腔狭小，活动度小。

骶髂关节承受从头部到骶骨的**重力**与从下肢传导上来的地面**反作用力**，是**负重应力**集中的部位。这个部位不需要太大的活动度，虽然其关节腔狭小，但其周围有韧带固定，可以形成一种减轻负重应力的减震结构。同时，坚固的骶髂关节作为下肢的起点，能够使下肢保持稳定。

尽管骶髂关节的活动度小，但它的位置特殊，可因两腿不等长的不良肢位，易受到来自腰椎或骨盆异常负荷，是腰痛的主要原因之一。

从骶髂关节的形状来了解其稳定性

骶骨相当于嵌在左右髂嵴之间的楔子（**图 3.78**），从支撑骶髂关节的韧带垂吊下来连接到髂骨翼。将骶骨插进髂骨翼之间的剪切应力越强，髂骨翼被打开地越宽，韧带就越紧张（稳定性增加）。

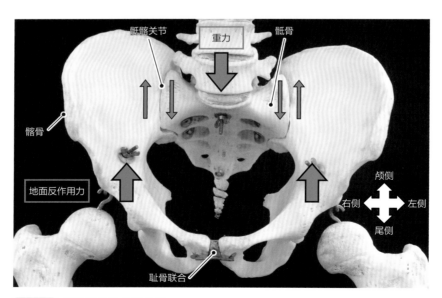

图 3.78 骶髂关节的位置关系

336

骶髂关节的运动

骶髂关节的运动包括**前倾运动**和**后倾运动**（**图 3.79**）。前倾运动时，骶骨宽度较宽的上部插入髂骨翼之间，产生**剪切应力**。因此，骶髂关节的稳定性在前倾运动时增高。

前倾运动时，髂骨上的骶骨向前方回旋，骶骨上的髂骨向后方回旋，或者两者同时发生。后倾运动时，髂骨上的骶骨向后方回旋，骶骨上的髂骨向前方回旋，或者两者同时发生。换句话说，通过髂骨相对于**骶骨向前方回旋**，或者骶骨相对于**髂骨向后方回旋**，可以使骶髂关节稳定。

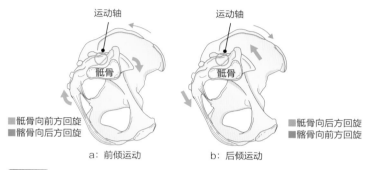

图 3.79 骶髂关节的运动

关于前倾运动的稳定结构

引发骶骨向前方回旋的力的来源有**重力**，肌肉和韧带。重力引起的位置变化（**图 3.80a**）是因为体重使骶骨相对于髂骨向前方回旋，地面反作用力压迫髋关节，使髂骨相对于骶骨向后方回旋。肌肉组成的稳定结构（**图 3.80c**），包括**竖脊肌**使骶骨相对于髂骨向前方回旋，**股直肌和股二头肌**使髂骨相对于骶骨向后方回旋。韧带组成的稳定结构（**图 3.80b**），包括**骶结节韧带**和**骶棘韧带**等骶髂关节的多数韧带在前倾运动时紧张，从而限制过度前倾。骶结节韧带和骶棘韧带附着在躯干和髋关节的肌肉紧张也会引发韧带紧张。

骶髂关节的稳定结构分为形封闭和力封闭两种方式。重力或地面反作用力等外力施加在骶髂关节时引起的形封闭，是骨的形状和关节面的贴合（**图 3.81**），或者是韧带的静态稳定结构。力封闭是肌肉、筋膜的动态稳定结构。然而，因为剪切应力使前倾运动过度发生时，韧带紧张性增强会引发疼痛。

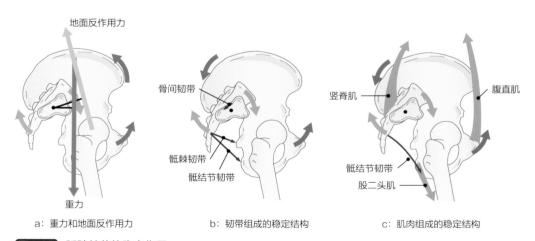

图 3.80 骶髂关节的稳定作用

3

Ⅲ

腰部和骨盆部

关于后倾运动的稳定结构

后倾运动时，骶髂关节的接触面少，关节周围的韧带和关节囊处于松弛状态，骶髂关节处于容易活动的不稳定状态。若上述提到的静态稳定结构出现异常使骶髂关节处于后倾位，关节受到的剪切应力增加，就会引起疼痛。

骶髂关节的个体差异

骶髂关节的退行性病变

骶髂关节的关节囊会随着年龄增加逐渐纤维化，并逐渐失去柔韧性和活动度。另外，骶髂关节会出现骨赘、韧带钙化。**透明软骨**也会逐渐稀薄化或劣化，在 70 多岁的人群中大约有 10% 的人的透明较骨完全骨化。骶髂关节是在步行或因成长体重增加等伴随负荷增大的情况下，富有形变变化的关节。

因此，骶髂关节的形态有很大的个体差异。有的人关节面有丰富的凹凸形状且契合度高（**图 3.81b**），有的人关节面的凹凸形状少（**图 3.81a**）。

个体差异引起的病变

在临床中，常有患者因年龄增加和长期不良生活习惯导致的问题前来就诊。例如，关节面的凹凸形状清晰的病例，在确保形封闭的稳定性后，活动范围的自由度仍减少，提示这种影响很可能传递到了腰椎或髋关节等其他关节。在凹凸形状少的病例中，骶髂关节的稳定性需要力封闭，若出现肌肉或筋膜功能不全，关节囊和韧带的紧张度增强，从而产生疼痛。

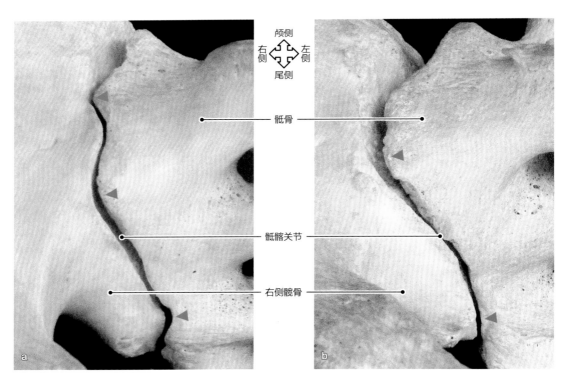

图 3.81 骶髂关节的个体差异

a 的骶髂关节关节面的凹凸形状少，较为平滑（◀部），与之相对的 b 的骨形状相互契合（◀部），由力封闭带来的稳定性更强

组成骶髂关节的韧带

与骶髂关节相接的韧带

与骶髂关节相接的韧带有骶髂前韧带、髂腰韧带、骶髂骨间韧带和骶髂后韧带。

骶髂前韧带（**图 3.82a**）连接骶骨和髂骨的各个耳状面的前缘，加强固定关节囊前面。

髂腰韧带（**图 3.82a**）连接第 4、5 腰椎肋骨突和髂嵴后端。**骶髂骨间韧带**是连接对侧骶骨粗面和髂骨粗面的强力的短韧带。

骶髂后韧带（**图 3.82b**）的作用是加强固定关节囊后面，被分为深层和浅层。在**深层**，骶髂骨间韧带延伸，连接到骶骨外侧骶骨嵴和髂骨翼的内面后部。在**浅层**，骶髂骨间韧带从外侧骶骨嵴的下部上行至髂后上棘，浅层外侧部的一部分与骶结节韧带相交。骶髂关节周围的韧带多数在骶髂关节前倾运动时发生紧张，但骶髂后韧带在后倾运动时发生紧张。

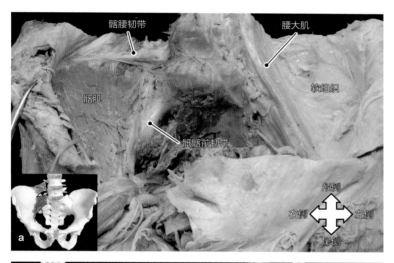

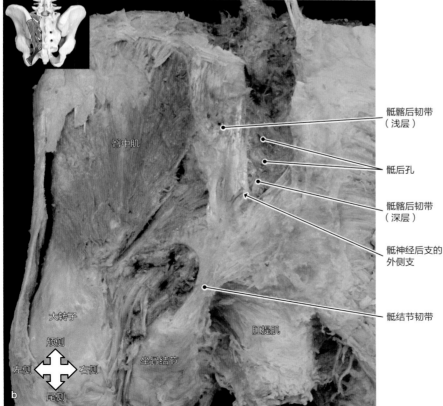

图 3.82 骶髂关节的韧带

a：骶髂前韧带和髂腰韧带。从腹侧观察骨盆。切除在椎体腹侧走行的髂骨动、静脉和腰神经支。在左侧保留了腰大肌和覆盖于髂肌的软组织，在右侧去除了腰大肌和软组织，剖出深层的髂腰韧带和骶髂前韧带

b：骶髂后韧带。观察左骨盆部背面。骶神经后支的外侧支从骶后孔穿出，接着贯通骶髂后韧带

远离骶髂关节的韧带

骶结节韧带和骶棘韧带位于远离骶髂关节的位置，连接骶骨和坐骨。**骶结节韧带**强韧地连接在骶骨和髋骨的外侧缘与髂后上棘和坐骨结节之间（**图 3.83a**）。**骶棘韧带**连接在骶骨和尾骨外侧缘与坐骨棘之间。（**图 3.83b**）。

前倾运动时，骶髂关节受到剪切应力，骶骨和髂骨之间前面的韧带的紧张度增加。同时连接坐骨和骶骨的骶结节韧带和骶棘韧带也被拉长，使骶髂关节的稳定性增强。

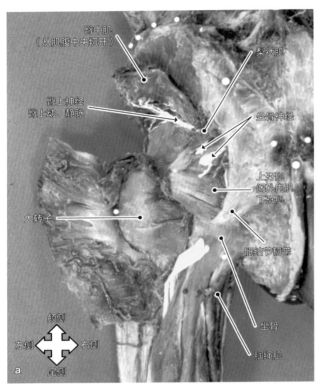 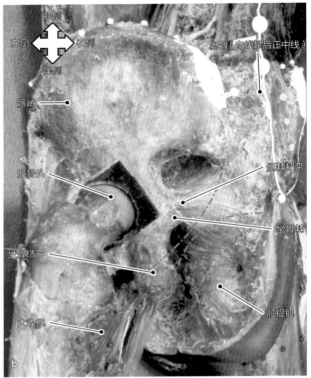

图 3.83　骶结节韧带和骶棘韧带

a：骶结节韧带。除去左臀部的臀大肌，观察深部的结构。连接骶骨外侧缘与坐骨结节的就是骶结节韧带，附着在坐骨结节的腘绳肌的一部分筋膜跨过坐骨结节附着在骶结节韧带的筋膜上
b：骶棘韧带。除去左臀部的肌肉剖出骨盆壁和盆膈膜。连接坐骨棘和骶骨侧缘的就是骶棘韧带。红色虚线表示的是被去除了的骶结节韧带的位置。由此可知这些韧带会因骶骨的前倾运动而被拉长

妊娠、分娩与骶尾联合、耻骨联合

骶尾联合和耻骨联合

与骨盆的形成相关的骨连接，除了左右的骶髂关节以外，还有骶尾联合和耻骨联合。骶尾联合和耻骨联合都是不成对的。**骶尾联合**是插入骶骨尾侧端和尾骨之间椎间圆板的纤维软骨联合，其发生骨融合的情况较多。

被薄薄的透明软骨左右包绕的耻骨联合面在骨盆前面正中相连接，在这之间的纤维软骨性的**耻骨间圆板**就是**耻骨联合**（**图 3.84**）。圆板内有腔但没有滑膜，通常基本没有活动度。骶髂关节在承受由重力引起的剪切应力（**图 3.78**→第 336 页）时，骨盆前方左右髋骨的连接要确保足够坚固，换句话说，耻骨联合需要拥有最小限度的弹性和最坚固的连接。

腹股沟韧带　　　　　　腹直肌　　　　　　腹直肌鞘前层

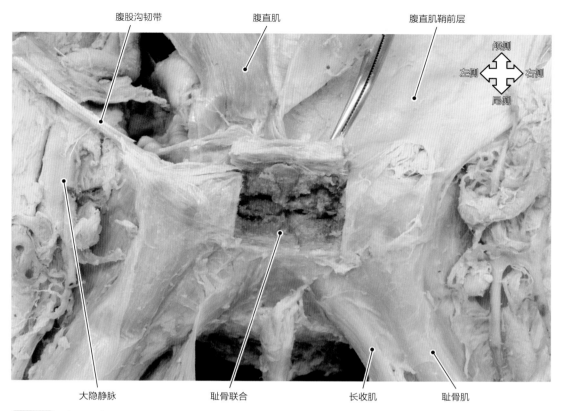

大隐静脉　　　　　　耻骨联合　　　　　　长收肌　　　　耻骨肌

图3.84 耻骨联合

切开耻骨中央的一部分并将其翻开，能观察到中央的纤维性的耻骨联合

雌激素引起的关节松弛作用

　　女性在妊娠后期会分泌松弛素，使骨盆的韧带松弛，骨盆关节活动度增加，尾骨更容易向后方移动。由于骶髂关节和耻骨联合同时松弛，骨盆腔的直径（包含坐骨棘之间的距离主要是横径）增加10%～15%，使通过骨产道的胎儿更容易通过。

　　在**雌激素**浓度很高的排卵期前期，有报道显示膝关节的柔韧性增加。这提示了伴随月经周期变化的激素的平衡可能会影响关节松弛度。

　　骶髂关节本来拥有形封闭这样坚固的稳定结构，但是在妊娠和分娩的前提下则须另当别论。年龄增长或日常负荷引起的骶髂关节变性，使得本来为了帮助胎儿通过而松弛的结构在分娩时却不发生松弛，容易引发因机械压力产生的疼痛。

　　在妊娠和分娩期间的骶髂关节，构成力封闭的肌肉和筋膜功能减退，会引起骶髂关节、腰椎和耻骨联合的疼痛。在临床上，治疗师可通过问诊、姿势评估、肌力或关节活动度评估，判定患者功能不全发生的部位和原因（过度牵伸、疼痛引起的反射性收缩不全等），选择合适的治疗性运动。

3

Ⅲ　腰部和骨盆部

骶结节韧带周围的组织

股后皮神经走行于骶结节韧带外侧与**坐骨神经**之间的下方（**图 3.85b**）。股后皮神经分为直接在大腿后面向下走行的**主干**，经过骶结节韧带浅层向会阴发出的**会阴支**（**图 3.85b**），以及绕到臀大肌下缘在下臀部皮下分布的**臀下皮神经**（**图 3.85a**）。在临床上评估骶结节韧带压痛时，也需要考虑在浅层的股后皮神经被压迫的可能性。

骶神经后支贯穿骶髂后韧带（**图 3.82b**）。由于骶髂后韧带的炎症或短缩，骶神经后支受到机械压力，可能导致疼痛向臀部放射。

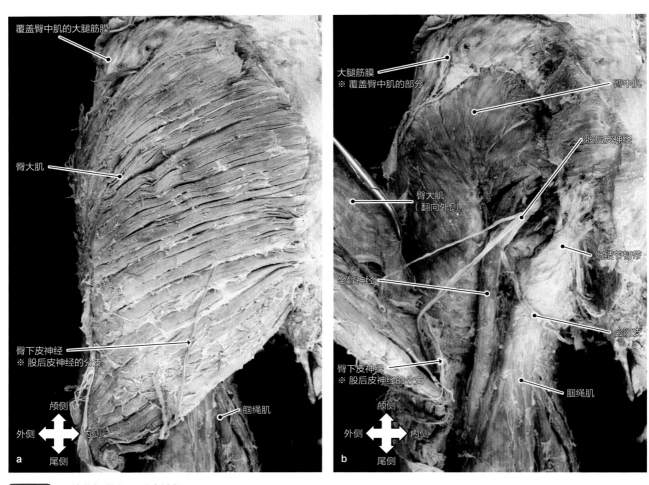

图 3.85 骶结节韧带和股后皮神经

a：左侧臀大肌的后面。臀下皮神经绕到臀大肌下缘，分布在下臀部
b：将臀大肌翻转，沿着坐骨神经走行向大腿后面远端的股后皮神经分成臀下皮神经和会阴支

与骶髂关节力封闭相关的肌肉

在**图 3.80c**（→第 337 页）介绍了产生骶骨前倾扭转力矩的竖脊肌、股二头肌和腹直肌。除此之外，通过**腰背筋膜**联系的同是对侧的**背阔肌**和**臀大肌**（**图 3.86**），通过前腹部筋膜联系的同是对侧的**腹外斜肌**和**髋关节内收肌群**，还有通过胸腰筋膜深层联系的两侧的**腹横肌**（**图 3.71**→第 330 页）参与协调，参与维持骶髂关节的稳定。若考虑附着点，附着于髂骨的腹内斜肌、腹外斜肌、腰方肌、腹直肌等，附着于骶骨的**多裂肌**和**梨状肌**等，都是影响骶髂关节活动的肌肉。

临床上，治疗师可通过基于姿势分析骶髂关节矢状面、冠状面、水平面等各个方面的偏移，同时确定影响骶髂关节运动的肌肉和筋膜，来观察其活动度和压痛以分析病情，选择手法治疗或治疗性运动。

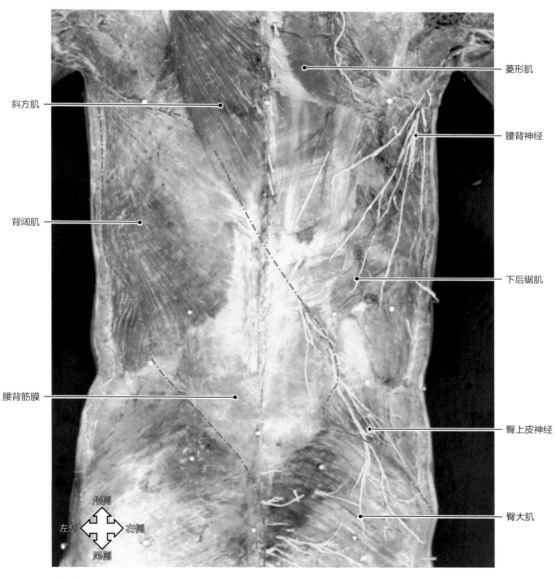

斜方肌

菱形肌

腰背神经

背阔肌

下后锯肌

腰背筋膜

臀上皮神经

臀大肌

头侧

左侧　右侧

尾侧

图3.86　与骶髂关节力封闭相关的肌肉

红线表示通过腰背筋膜联系的同是对侧的背阔肌和臀大肌

3

Ⅲ

腰部和骨盆部

骶髂关节的治疗性运动

治疗师通过对侧卧位受试者的骶髂关节施加压迫或分离操作，来观察关节周围组织被压缩、牵伸产生应力引起的疼痛变化（**图 3.87**）。同时，受试者配合问诊进行评估，设定治疗方案。

受试者安静时疼痛或压迫、分离试验出现易刺激性提示炎症的存在，治疗师在此时进行局部镇痛配合支持带等支具疗法，实施日常生活姿势和动作指导，并观察康复过程。分离试验出现过度的活动度，伴随外伤或在女性月经期、妊娠期等提示关节松弛的情况下，同时使用支具疗法，针对提高骶髂关节闭锁能力的力封闭肌，实施**肌肉再收缩的手法治疗**，并实行提高稳定性的治疗性运动。

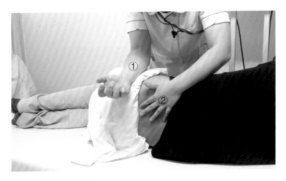

a：骶髂关节压迫试验
①通过用前臂中央压迫髂骨背侧，来压缩骶髂关节
②对侧食指抵住髂后上棘内侧，判断骶髂关节周围组织的紧张

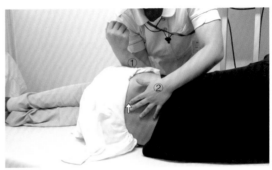

b：骶髂关节分离试验
①通过用前臂中央压迫髂骨背侧，使骶髂关节分离
②对侧食指抵住髂后上棘内侧，判断骶髂关节周围组织的紧张

图 3.87　骶髂关节周围组织的确认方法

参考文献

[1]　Neumann DA（著），嶋田智明，他（監訳）：筋骨格系のキネシオロジー．原著第 2 版，pp397-431，医歯薬出版，2012

[2]　Mitchell B, et al：Sacroiliac joint pain：Diagnosis and treatment. Australasian Musculoskeletal Medicine 17：15-24，2012

[3]　川村和之：胸腰部．工藤慎太郎（編著）：運動機能障害の「なぜ？」がわかる評価戦略．pp166-193，医学書院，2017

[4]　Myers TW（著），板場英行，他（訳）：アナトミー・トレイン―徒手運動療法のための筋筋膜経線．第 3 版，医学書院，2016

[5]　Moore KL（著），佐藤達夫，他（監訳）：臨床のための解剖学．第 2 版，メディカル・サイエンス・インターナショナル，2016

[6]　樋口明奈，他：月経周期における大学女子バレーボール選手の足関節機能の変化．理学療法科学 32：503-507，2017

[7]　Lee D（著），石井美和子（監訳），今村安秀（監修）：骨盤帯―臨床の専門的技能とリサーチの統合．p78，医歯薬出版，2017

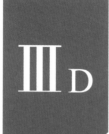

ⅢD 骨盆底部功能低下的解剖学分析

本节涉及的人体运动结构
► 尾骨肌
► 肛提肌
► 盆膈
► 坐骨直肠窝脂肪垫
► 闭孔内肌

骨盆底的结构和功能

　　骨盆底是封闭骨盆下口，形成骨盆腔下壁的结构，它以左右坐骨结节连线为界，由尿道或阴道通过的前方**尿生殖膈**和肛门通过的后方**盆膈**组成（**图 3.88**）。由这些膈膜组成**盆底肌群**（会阴肌）。盆膈由**尾骨肌、肛门提肌**组成，尿生殖膈由**深会阴横肌**组成，但是盆骨肌群还包含存在于这些膈膜浅层和会阴部皮下的肌肉。盆膈膜的浅层有肛门外括约肌，尿生殖膈的浅层有浅会阴横肌、**尿道括约肌和勃起肌**（坐骨海绵体肌和球海绵体肌）。

　　图 3.89 展示的是男性和女性的盆底肌群。男女的不同只存在于外观有很大区别的阴茎和阴道前庭。勃起肌中的球海绵体肌位于女性小阴唇的外侧面，男性阴茎根部的外侧面。如果将左右小阴唇正中的位置当作阴茎根部来考虑的话，基本上球海绵体肌也处于同样的位置。

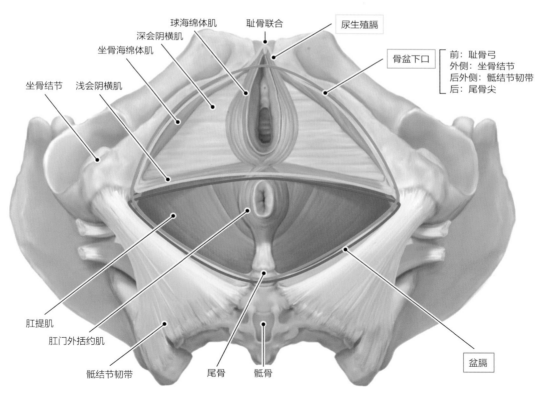

图 3.88 骨盆下口和盆底肌群

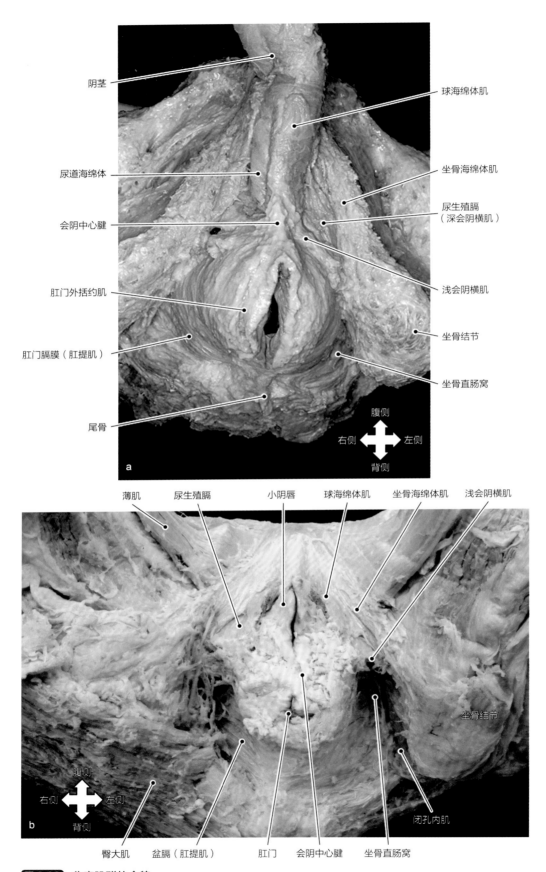

图3.89 盆底肌群的全貌

a：男性。在阴茎根部去除一侧的球海绵体肌，剖出深层的尿道海绵体
b：女性。在左侧去除了臀大肌、坐骨直肠窝内的血管和神经，并去除了小阴唇的皮下组织

尿生殖膈和盆膈的功能

在尿生殖膈和**盆底肌群**的内侧浅层，存在于会阴部皮下的肌肉的功能是控制尿道和肛门，以及辅助生殖。

尾骨夹在左右骨盆侧壁之间，**盆膈**是其间展开的漏斗状结构，功能包括骨盆内脏的支撑、骶骨和尾骨运动的力量来源、与腹肌协作增加腹压、排泄和呕吐、分娩时的阵痛。胸腰筋膜、多裂肌、腹横肌、腹直肌鞘组成的**深层肌肉 - 筋膜紧身衣**，与横膈膜一同组成**内部结构**（**图3.90**），共同维持躯干的动态稳定（→第315、326页）。

同时，浅层会阴部皮下的肌肉和尿生殖膈的肌肉量少，功能上大部分依存于盆膈。因此，对于盆底肌的治疗性运动主要是针对组成盆膈的**肛提肌**和**尾骨肌**。

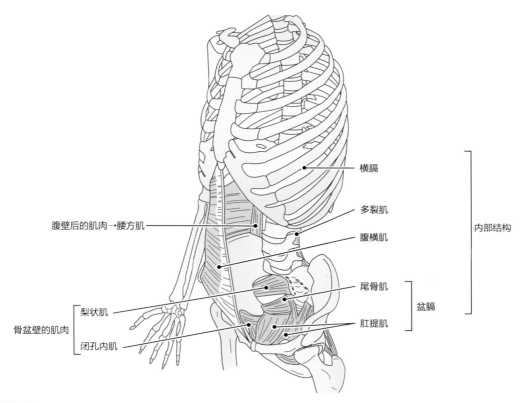

图3.90 内部结构

内部结构由前方侧面的腹横肌，后方正中的多裂肌（胸腰筋膜包裹）组成，上面由横膈、下面由盆膈封闭。此图去除了左侧的腹横肌

肛提肌与尾骨肌

肛提肌分为髂尾肌、耻尾肌和耻骨直肠肌（**图 3.91**，**图 3.94** → 第 351 页，表 3.11）。髂尾肌在最颅侧也是最后方，自坐骨棘和肛提肌腱弓处发出，附着于尾骨和肛门尾骨韧带。肛提肌腱弓在闭孔内肌内侧面筋膜肥厚部（**图 3.92b**），支撑于坐骨棘和耻骨上支之间。耻尾肌在髂尾肌的尾侧前方，起自耻骨上支和闭孔筋膜之间，经过肛门管的两侧，附着在直肠后方的尾骨和骶尾前韧带。耻骨直肠肌在耻尾肌尾侧更前方的位置，自耻骨联合外侧的耻骨上支处发出，在直肠的后方左右合并连接成一个圆圈。

尾骨肌是附着在骶棘韧带内面的薄薄的肌肉，作为肛提肌颅侧的补充（**图 3.93a**）。尾骨肌从坐骨棘发出呈扇状展开，附着在最下部的骶椎和尾椎的侧缘。

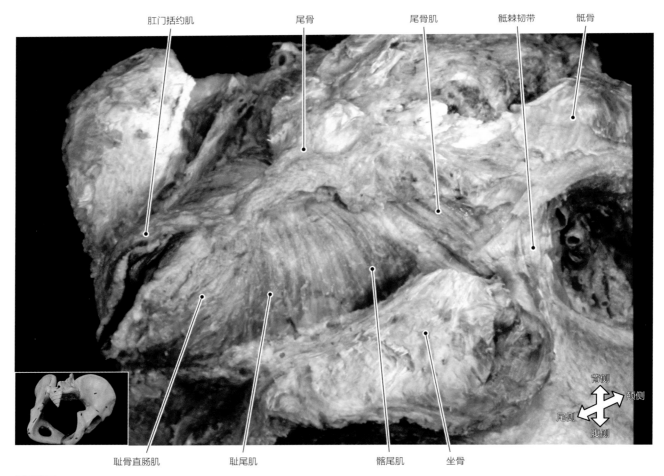

图 3.91 肛提肌分为髂尾肌、耻尾肌和耻骨直肠肌

从骨盆背面的右背侧观察。两侧的骶结节韧带和骶棘韧带已被去除

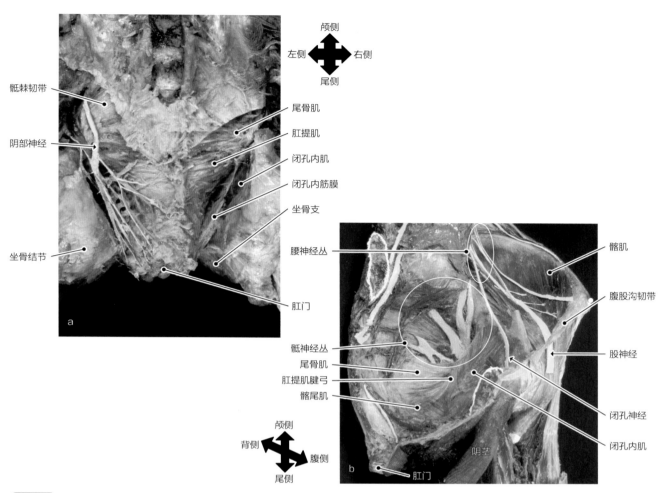

图 3.92 盆膈（肛提肌和尾骨肌）

a：从盆膈外面的背侧观察。去除了左侧坐骨直肠窝脂肪垫（图 3.96 → 第 352 页），剖出了埋在下面的阴部神经及其分支。去除了右侧阴部神经及其分支，剖出了肛提肌。切除了颅侧骶棘韧带，剖出了其深层的尾骨肌

b：盆膈的内侧面。右侧骨盆壁被去除，骨盆内脏也被去除，从左骨盆壁的内面内侧观察。打开闭孔内肌和其尾侧的骨盆下口可以观察到尾骨肌和肛提肌（骶尾肌）。腰神经丛和骶神经丛分别由圆圈标出

表 3.11 骨盆存在的肌肉

	肌肉	起点	止点	支配神经	收缩 ⇒ 伸展动作	受损时受限的动作	临床相关
	尾骨肌	坐骨棘内面（覆盖骶棘韧带的内侧面）	最下面的骶椎和尾骨前侧缘	第 3~5 骶神经前支的分支	尾骨屈曲	尾骨伸展	与肛提肌一起关闭骨盆出口
肛提肌	髂尾肌	肛提肌腱弓和坐骨棘的后部	肛门尾骨韧带和尾骨	第 3~4 骶神经前支的分支上方	提高盆底	不能支撑盆底的提高 甚至脏器脱落	抵抗腹腔内压的上升 支撑盆腔内脏器
	耻尾肌	耻骨体上支和闭孔筋膜	尾骨和骶尾前韧带	第 3~4 骶神经前支分支的上方，第 2~4 骶神经前支到阴部神经下方	提高盆底	不能支撑盆底的提高 甚至脏器脱落	支撑骨盆内脏 承受腹腔、盆腔的压力上升
	耻骨直肠肌	耻骨上支	会阴中心腱，直肠和肛管的后壁	第 2~4 骶神经前支至阴部神经的下方	封闭直肠	直肠闭锁不全	形成尿生殖裂孔的界限，主要作用是抑制排便

3

Ⅲ

腰部和骨盆部

盆膈的功能

躯干的稳定

随意运动时引起姿势不稳，人体具备提前控制姿势的功能，这被称为**预先姿势调整**（anticipatory postural adjustments；APA）。

研究发现在肩关节做快速屈曲、伸展动作之前，盆底肌群会提前收缩。可以考虑盆膈膜与腹横肌、多裂肌、横膈膜等一同参与躯干的动态稳定。

腹压的维持

图 3.93a 显示的是从矢状面观察到的**深层肌肉 - 筋膜紧身衣**。紧身衣的背面由胸腰筋膜和多裂肌组成，前面和侧面由腹直肌鞘和腹横肌组成，上面由横膈膜、下面由盆膈膜组成。

多裂肌的收缩使腰椎前凸的情况下（**图 3.93b**），两侧的腹横肌和横膈膜、盆膈膜同时收缩使**腹压增高**，以防止腰椎过度前凸。此时如果横膈膜或盆膈膜的紧张度低，腹压就向上下分散而无法防止腰椎过度前凸，躯干的稳定性则会受到影响（**图 3.93c**）。

呼吸时的作用

盆膈不单独起作用，盆膈膜收缩时腹部肌群也收缩，腹部肌群的收缩又会使盆膈膜收缩。吸气时，横膈膜向心性收缩下降，盆底肌和腹部肌群受到骨盆内脏和腹部内脏的压迫做离心性收缩，腹腔像充气的气球一样扩张起来。呼气时，盆底肌和腹部肌群同时向心性收缩抬起腹部内脏，横膈膜做离心性收缩。

腹部肌群与**盆膈膜**、**横膈膜**看似互为拮抗作用，但在吸气、呼气时互相协同，为维持腹压的动态稳定而工作。

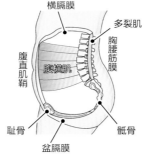

横膈膜
多裂肌
胸腰筋膜
腹直肌鞘
腹横肌
耻骨
骶骨
盆膈膜

a：紧身衣的组成肌肉

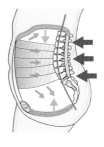

b：上下膈膜功能正常的情况

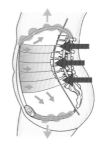

c：上下膈膜功能不全的情况

图 3.93 深层肌肉 - 筋膜紧身衣作用下躯干的稳定

b：多裂肌收缩使腰椎前凸的同时，两侧腹横肌收缩将腹壁拉向背侧。同时上下的膈膜（横膈膜和盆膈膜）也收缩，腹压上升。这种腹压的上升可以防止腰椎过度前凸

c：腹横肌收缩的同时，腹壁被拉向背侧，但在上下的膈膜紧张度低的情况下，腹压向上、下或上下分散，因此腹压上升不足，无法防止腰椎过度前凸

盆膈膜对骨盆内脏的支撑作用

盆膈膜为了支撑骨盆内脏，在休息的时候也在活动，其慢肌纤维的比例高。盆膈膜是薄的肌性膜，它封闭了有尿道和肛门通过的骨盆下口（**图3.94**）。因此，根据部位不同作用也不同。靠近尿道和肛门的**耻骨直肠肌**，在排便和排尿的时候工作。与尿道和肛门有一定距离的**耻尾肌**、**髂尾肌**和**尾骨肌**，参与支撑骨盆内脏。尿道和肛门的开口部周围有较多**快肌纤维**，髂尾肌、耻尾肌和尾骨肌多是**慢肌纤维**。

盆膈膜在前方正中形成裂口，使尿道、阴道、肛门通过，浅层由尿生殖膈闭合（**图3.94**）。**裂孔部**的盆底肌群紧张导致尿道、阴道、肛门受到压迫，考虑可能有协助尿生殖膈支撑骨盆内脏的功能和括约肌的功能。

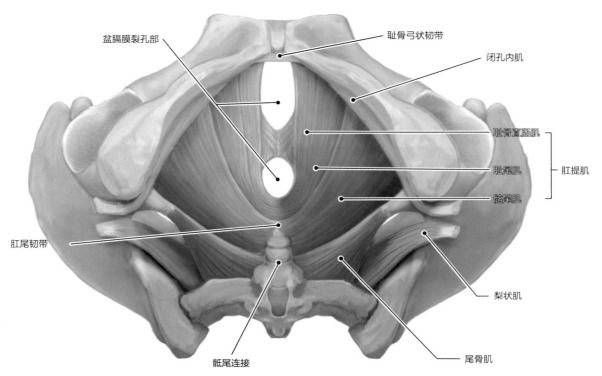

左侧标注（从上到下）：盆膈膜裂孔部、肛尾韧带、骶尾连接

右侧标注（从上到下）：耻骨弓状韧带、闭孔内肌、耻骨直肠肌、耻尾肌、髂尾肌（肛提肌）、梨状肌、尾骨肌

图3.94 盆膈膜裂孔部

从图3.88（→第345页）的状态，又去除了骶结节韧带、尿生殖膈及更浅层的肛提肌。尿道、阴道、直肠通过盆膈膜裂孔部开口于体表。盆膈膜（特别是耻骨直肠肌）收缩造成尿道、阴道、直肠的闭锁压力增高，以帮助禁二便

如果是正常的盆膈膜，尽管腹腔内压上升，腹壁肌也会协同收缩充分支撑腹腔内压（**图3.95a**）。然而，妊娠或分娩会使盆膈膜和腹壁肌过度伸展而功能不全，这种情况下腹腔内压会将腹壁肌和盆底肌向外侧挤压（**图3.95b**），膀胱也受到压迫出现**尿失禁**。在盆膈膜裂孔部的盆底肌群闭锁能力下降，也是导致尿失禁的一个原因。腰椎前凸减少和骨盆后倾与**脏器下垂**有关。同时，若有胸椎后凸，更多的腹压压向盆底，容易发生**脏器脱垂**。不管是哪种情况，盆膈膜裂孔部的支撑力减弱，都可能导致阴道或子宫脱垂。

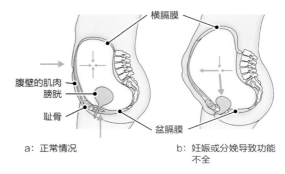

标注：横膈膜、腹壁的肌肉、膀胱、耻骨、盆膈膜

a：正常情况　　　　b：妊娠或分娩导致功能不全

图3.95 盆底肌群、腹壁肌功能不全和腹腔内压

a：盆底肌与腹壁肌协同收缩
b：盆底肌群或腹壁肌的功能不全导致不能抵抗腹压，腹压将其向外面挤压出去

支撑盆底的坐骨直肠窝脂肪垫

坐骨直肠窝（坐骨肛门窝）是坐骨支和盆膈膜之间的三角形空隙（**图 3.89b** → 第 346 页），被脂肪组织（脂肪垫）填满（**图 3.96**）。**坐骨直肠窝脂肪垫**支撑直肠，这种缓冲性使粪便更容易通过。坐骨直肠窝是饥饿状态下最后被消耗的脂肪组织之一，若其被消耗会频繁地引起**直肠脱垂**。

在坐骨直肠窝脂肪垫隐藏了分布在外阴部的阴部神经及其分支（**图 3.92a** → 第 349 页）。从坐骨大孔穿出骨盆外的**阴部神经**经过骶棘韧带背侧，进入阴部管（阿尔柯克管），走行中向盆膈膜外发出许多分支（**图 3.92a**）。阴部管位于坐骨体内侧，是闭孔内筋膜下部的管状肥厚组织，存在于坐骨直肠窝的外侧壁（**图 3.97**）。阴部神经从阴部管穿出，到达尿生殖膈的表层，发出分支到尿生殖膈和附近的皮肤。

在临床上，需要留意坐骨直肠窝脂肪垫对支撑脏器的辅助功能，还有在坐位或排便等施加压力的时候保护阴部神经不被压迫的功能。例如，在过度**消瘦**的病例中，内脏无法得到来自坐骨直肠窝脂肪垫的支撑作用。因此，预防直肠脱垂必须要提高盆膈的支撑性，还需要进行能使其获得代偿功能的治疗性运动。

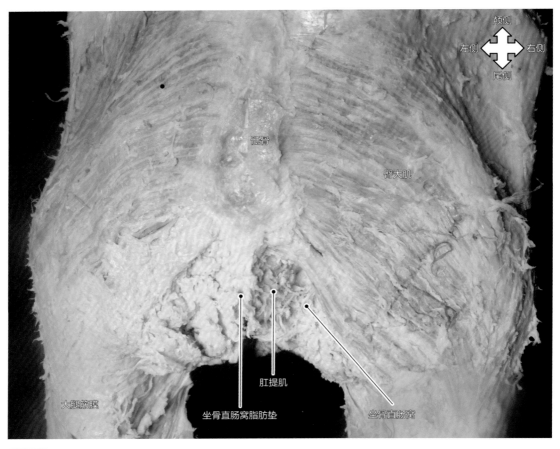

图 3.96 坐骨直肠窝脂肪垫

从尾侧观察臀下部越过肛门的部分。剥去臀部皮肤后，去除右侧臀部的脂肪组织。在肛提肌和右侧坐骨之间能观察到位于三角形间隙的坐骨直肠窝。保留了左侧的脂肪组织，其填充在坐骨直肠窝的间隙

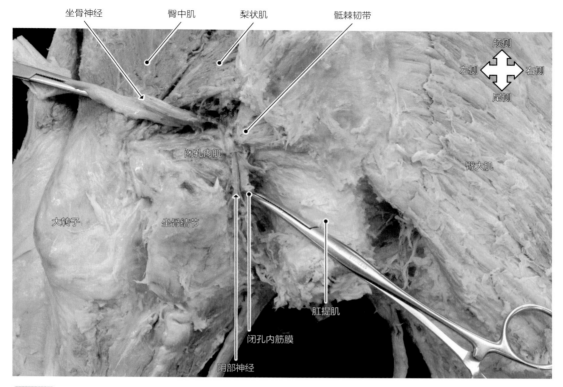

图 3.97 阴部管

除去两侧臀部下半从背侧可以观察到坐骨直肠窝脂肪垫。切除左侧臀大肌，切断从梨状肌下缘穿出的坐骨神经，将近端断端翻转。用止血钳打开闭孔内筋膜管状肥厚部的阴部管，可以观察到越过骶棘韧带的阴部神经（内阴部动、静脉伴行）通过阴部管

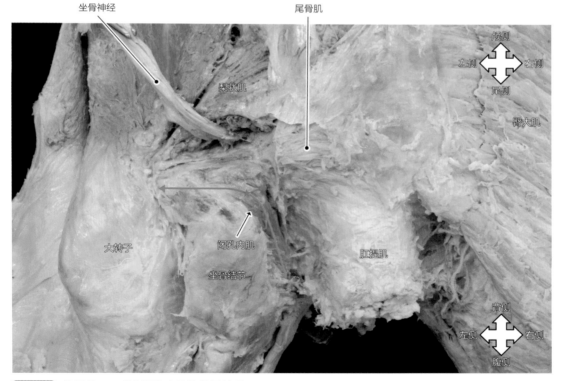

图 3.98 从骨盆下口观察闭孔内肌的位置关系

上接图 3.97，继续去除阴部神经和闭孔内筋膜，能观察到闭孔内肌的走向（←——→）。★表示的是闭孔内肌的肌腱在坐骨棘改变方向的部位

闭孔内肌和肛提肌

闭孔内肌起自骨盆内面的闭孔周边和闭孔膜，在坐骨棘下方的坐骨小孔的边缘直角转弯改变方向，附着于股骨转子窝的上部（**表 3.12，图 3.98**）。**髂尾肌**起自闭孔内肌的筋膜肥厚部的肛提肌腱弓（**图 3.92b →第 349 页**）。

基于两肌之间有软组织连接，增强闭孔内肌肌力会间接强化盆底肌群。因此，治疗包括闭孔内肌在内的髋关节外旋肌群，可能会改善盆底肌群的收缩功能。

表 3.12　闭孔内肌

肌肉	起点	止点	支配神经	收缩 ⇒ 伸展动作	受损时受限的动作	临床相关
闭孔内肌	闭孔周边和闭孔膜	股骨转子窝的上部	发向闭孔内肌的神经支（第 5 腰神经，第 1～2 骶神经）	股骨外旋	股骨内旋	作用于下肢的肌肉，同时也是构成骨盆壁的要素

盆底肌群的治疗性运动

盆底肌群随意收缩时，容易发生使臀缝夹紧的臀大肌，以及与盆底肌群协同收缩的腹部肌群的代偿性收缩。因此，为了盆底肌群的治疗性运动能更有效地进行，治疗师不仅要学习盆底肌群位置和功能的相关知识，还要指导受试者充分把握自己身体的位置关系（**图 3.99**）。

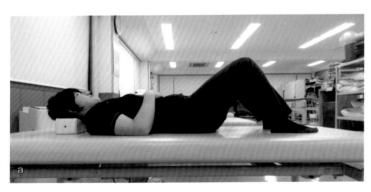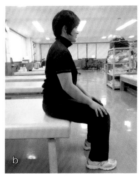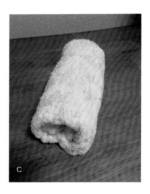

a：触摸受试者的坐骨、耻骨、尾骨等骨性标志，受试者收紧阴道和肛门，用力将阴道拉进骨盆内
b：受试者在坐姿下进行盆底肌群的收缩练习
c：如果受试者难以理解收缩的感觉，治疗师可以在其肛门下放一个筒状毛巾卷，左右坐骨夹着毛巾卷受试者更容易感受到盆底肌群的收缩

图 3.99　对于盆底肌群的治疗性运动

按各肌肉性质考虑的收缩

附着于尾骨的肌肉（**髂尾肌、耻尾肌、尾骨肌**）多是**慢肌纤维**，尿道和肛门开口部周围的肌肉多为**快肌纤维**。因此，我们要按各个肌纤维的种类进行训练。考虑到慢肌纤维的**盆膈**的功能是控制姿势，存在于骨盆下口的吊床样结构应进行持续收缩的运动练习。若是为了促进快肌纤维的**耻骨直肠肌**的收缩，阴道或尿道接壤的区域应进行快速收紧的运动练习。

对于闭孔内肌的手法治疗

治疗师在进行闭孔内肌的手法治疗时，应直接压迫耻骨下肢内侧的起始部，或者联动其他外旋肌进行放松。考虑到表层肌群的紧张，受试者采用侧卧、俯卧屈膝位等容易放松的体位，治疗师在坐骨到耻骨下肢的位置压迫数秒至数十秒来缓解紧张（**图 3.100a**）。通过髋关节外旋肌收缩的放松手法是，治疗师一只手在受试者小腿远端施加抵抗力，另一只手在大转子的转子窝施加抵抗力，使闭孔内肌的张力增大（**图 3.100b**）。

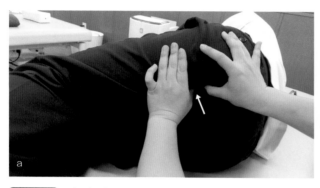
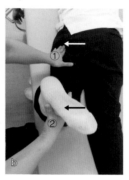

图 3.100 对于闭孔内肌的手法治疗

a：对于闭孔内肌的手法治疗
为了消除臀大肌等表层肌群的紧张，受试者采用侧卧、俯卧屈膝位等容易放松的体位，
治疗师在坐骨到耻骨下肢的位置压迫数秒至数十秒来缓解紧张
b：通过髋关节外旋肌收缩的放松手法
治疗师的左手放在受试者大腿后大转子内侧，在关节近端施加与髋关节外旋相反的抵抗
力，治疗师的右手放在受试者小腿远端内侧，施加与髋关节外旋相反的抵抗力

参考文献

[1] 川村和之：脊椎圧迫骨折．工藤慎太郎（編著）：運動器疾患の「なぜ？」がわかる臨床解剖学．pp84-96，医学書院，2012
[2] 井上倫恵：骨盤底筋群にかかわる解剖学と運動学．上杉雅之（監修），山本綾子，他（編）：理学療法士のためのウィメンズ・ヘルス運動療法．pp14-21，医歯薬出版，2017
[3] 田舎中真由美：骨盤底筋群機能障害に対する評価とアプローチ．理学療法学 35：212-215，2008
[4] 丸岡祥子，他：上肢運動に際した先行随伴性姿勢調節に関する文献的研究．関西医療大学紀要 6：116-122，2012
[5] Smith MD, et al：Postural activity of the pelvic floor muscles is delayed during rapid arm movements in women with stress urinary incontinence. Int Urogynecol J Pelvic Floor Dysfunct 18：901-911，2007
[6] Gasquet B（著），シャラン山内由紀（訳）：理論にもとづくペリネのケア―適切な理解と実践で骨盤底筋群を守る！pp30-34，メディカ出版，2016
[7] Oatis CA（著），山崎敦，他（監訳）：オーチスのキネシオロジー―身体運動の力学と病態力学．原著第2版，pp664-686，Round Flat，2012
[8] Moore KL（著），佐藤達夫，他（監訳）：臨床のための解剖学．第2版，p403，メディカル・サイエンス・インターナショナル，2016
[9] Tuttle LJ, et al：The role of the obturator internus muscle in pelvic floor function. J Women's Health Phys Therap40：15-19，2016
[10] 井上倫恵：泌尿器科疾患に対する運動療法．上杉雅之（監修），山本綾子，他（編）：理学療法士のためのウィメンズ・ヘルス運動療法．pp134-151，医歯薬出版，2017

3

Ⅲ 腰部和骨盆部